HEKTOR
HAARKÖTTER

Küssen

Eine berührende
Kommunikationsart

S. FISCHER

Der S. Fischer Verlag hat sich zu einer nachhaltigen Buchproduktion verpflichtet. Gemeinsam mit unseren Partnern und Lieferanten setzen wir uns für eine klimaneutrale Buchproduktion ein, die den Erwerb von Klimazertifikaten zur Kompensation des CO_2-Ausstoßes einschließt. Weitere Informationen finden Sie unter *www.klimaneutralerverlag.de*

FSC www.fsc.org
MIX
Papier | Fördert gute Waldnutzung
FSC® C014496

Originalausgabe
Erschienen bei S. FISCHER

Satz: Dörlemann Satz, Lemförde
Druck und Bindung: GGP Media GmbH, Pößneck
ISBN 978-3-10-397433-1

»Don’t talk just kiss«.

Right Said Fred

Inhalt

01

Sendschreiben an die Leserin und den Leser

Sei geküsst, lieber Leser! Sei geküsst, liebe Leserin!

Zugegeben: Als Leserin oder als Leser wird man am Eingang eines Buches eher selten geküsst. Bücher dienen schließlich der Kommunikation, der Unterrichtung, der Bildung, vielleicht, wenn es gut läuft, der Unterhaltung. Wozu aber dient das Küssen? Warum küssen Du und ich? Teilt das Küssen womöglich auch etwas mit?

Das Küssen, wie es Dir in diesem Buch vorgestellt wird, ist das Idealmodell einer offenen Zweierbeziehung, ist körperlicher Austausch im Duett, ist eine berührende Kommunikationsart.

In diesem Buch über das Küssen nehme ich Dich, Leserin und Leser, mit auf die Reise durch ein Labyrinth. Indes kennt auch der Schöpfer dieses Labyrinths das Ziel noch nicht – und das sind ja die einzigen Labyrinthe, die den Namen verdienen! Bei labyrinthischen Lektüren hilft auch ein Ariadne-Faden nicht. Denn der Faden weist nur den Weg zurück, den man bereits gegangen ist. Der Faden führt zurück zum *Eingang*, während Du und ich nach vorne, ins Offene streben, den *Ausgang* suchen. Denn nur der gesuchte Ausgang ist die Lösung des Rätsels eines Labyrinths. Küssen, könnten Du und ich vielleicht sagen, ist der Ausgang der Menschen aus ihrer selbstverschuldeten Einsamkeit, ist die Verwandlung von Singular zu Plural einzig durch Berührung. Handelt es sich überhaupt um einen Plural? Du und ich werden auf diese Frage zurückkommen. Du kannst den Faden aufnehmen und Dich einfach in dieses Labyrinth hineintrauen. Du kannst mal diesen, mal jenen Weg gehen, denn indem Du dieses Buch in die Hand genommen hast, ist es zu *Deinem* Labyrinth geworden. Küsse ereignen sich schließlich auch mal hier, mal da, sind selten planbar, manchmal unvorhersehbar, niemals kalkulierbar.

Der Philosoph Søren Kierkegaard forderte einst eine Untersuchung über das Küssen, die er dann selbst aber nicht lieferte. *Beiträge zur Theorie des Kusses, allen zärtlich Liebenden gewidmet*, wollte er diese Schrift nennen. Vielleicht hatte Kierkegaard auch Schwierigkeiten, diese Studie selbst zu schreiben, weil er das Thema unnötig einschränkte und forderte, »daß die Handelnden ein Mädchen und ein Mann sind«[1] – immerhin kennt das Kussiversum in seiner schon Jahrtausende währenden Geschichte die unterschiedlichsten Paarungen für den Austausch von Küssen. Und wo Mann und Frau es sind, die sich küssen, wird, gemäß Kierkegaard, dieses Küssen auch irgendwann schal, wenn die beiden in die Jahre gekommen sind:

> »Das gilt etwa von dem ehelichen Hauskuß, mit dem die Eheleute, in Ermangelung einer Serviette, sich gegenseitig den Mund abwischen, indem man sagt: Wohl bekomm's!«

Kierkegaard beklagt sich auch darüber, dass »über diese Sache noch keine Schrift« existiere. Hier allerdings hat der dänische Philosoph mangelhaft recherchiert: Tatsächlich kursiert ein breites Schrifttum über das Küssen von der Antike bis in unsere Tage. Allerdings, in Zeiten, in denen in der Wissenschaft vorrangig über Hochtemperatursupraleiter, die dynamische Erzeugung der Baryonenasymmetrie im Universum und die Frage, ob Schwanzverlust und anschließende Verstopfung die lokomotorische Leistung von männlichen und weiblichen Skorpionen verringert,[2] diskutiert wird, haben Themen wie das Küssen und andere Kommunikationsarten es in der allgemeinen Wahrnehmung oder den Empfehlungssystemen von Bibliotheken und digitalen Suchmaschinen recht schwer. Außerdem kannte Kierkegaard digitale Suchmaschinen noch gar nicht, was die Buchherstellung im 19. Jahrhundert deutlich erschwert haben muss.

Wer wissenschaftlich schreibt, steht immer auf den Schultern von Riesen. Das gilt auch für die Wissenschaft des Küssens. Die Geschichte des Küssens ließe sich gar nicht erzählen, wenn nicht zuvor schon Leute sie mitgeschrieben und aufgeschrieben hätten. Einige dieser Schriften werden Du und ich im Gange unserer eigenen Untersuchung auch näher kennenlernen. Und doch lohnt sich ein neuer, ein aktueller Blick auf das Phänomen des Küssens, weil es in den zurückliegenden Jahren und Jahrzehnten massiv seine Bedeutung und seine Geltung in der Öffentlichkeit verändert hat. Diese Veränderung nachzuzeichnen und ihren mäandernden Wegen durch eine globale Kultur und Gesellschaft zu folgen, ist das Anliegen dieses Buches. Vielleicht ist dieses Buch selbst ein letzter Kuss, ein letzter Gruß für eine Kommunikationsart, die es heute schwer hat. Fühle Dich also ein letztes Mal geküsst, liebe Leserin und lieber Leser, und komme mit auf diesen Weg, der noch einmal den Zauber des Küssens beschwören soll.

02

Über den elegischen Ton dieses Buchs über das Küssen.

Wenn dieses Buch über das Küssen womöglich in einem elegischen Ton gehalten ist, so hat dies auch damit zu tun, dass das Küssen wie alles Historische, also wie jeder Sachverhalt, der historisiert werden kann, ein Ende hat. Enden machen traurig, Abschiede sind herzzerreißend, fühlst Du es auch, fühlst Du den Blues? Denn an diesem Ende sind Du und ich angekommen. Nur vom Ende her können wir Rückschau auf das Phänomen halten, schon deswegen muss es also auch ein Ende haben. Prozesse, die noch andauern, sind ausgesprochen schwer unter die historische Lupe zu nehmen, schon allein deswegen, weil Du und ich aufgrund dieses Prozesshaften eben noch nicht wissen können, wie Entwicklungen ausgehen, welche Entwicklungslinien sich verschränken und verknoten, auseinanderlaufen oder abreißen. Wenn auf das Küssen Rückschau gehalten wird, bedeutet das schon aufgrund unserer Perspektive, dass das Ende nah, vielleicht schon da ist, Du und ich es vielleicht längst erlebt oder erlitten haben.

Immer wieder haben Menschen sich auch intellektuell mit dem Küssen auseinandergesetzt, in der Literatur vor allem (und in der Poesie zumal), in der Kunst, aber auch in der Rechtsprechung und in der Wissenschaft. Philematologie wird dieser Zweig der Wissenschaft nach dem altgriechischen Wort für den Kuss genannt. Obwohl, von einem »Zweig der Wissenschaft« kann eher nicht die Rede sein, eher von den äußersten Enden des Blattwerks, von einzelnen Ranken oder Trieben im entlegensten Geäst der Theoriebildung.

Diese Elegie über das Küssen entsteht in einer Zeit, die Lockdowns und Sozialbeschränkungen, Kontaktnachverfolgungen und Besuchsverbote hinter sich hat. Konferenzen sind seitdem nicht mehr persönliche Treffen, bei denen es in den Pausen Filterkaffee und eine bestimmte Art von Keksen (die »Konferenzkekse«) gibt, sondern Intermezzi am Bildschirm, mit denen Du und ich unsere sonstige Bildschirmarbeit unterbrechen und bei denen wir uns nur noch in kleinen Videokacheln sehen. Meetings sind seitdem keine Gelegenheit mehr, die Stille der Arbeit im Büro zu verlassen, um mal andere Menschen als Kolleginnen und Kollegen *in personam* wahrzunehmen, sondern eine neue Form des *digital lifestyle*, bei der wir die digitale Arbeit gar nicht mehr unterbrechen müssen. Um Kinofilme zu sehen, gehen Du und ich nicht mehr ins Kino, sondern aufs Sofa, um sie zu streamen. Schule ist kein Gebäude mehr, sondern ein nichtanaloger Zeitvertreib. Zweierbeziehungen werden per App hergestellt.

Wo bleibt da das Küssen? Eine nur allzu berechtigte, eine notwendige Frage.

Dass es mit dem Küssen ein Ende hat, wird all diejenigen mit ebenjenem elegischen Gefühl beschlagen, in dem der einen oder dem anderen auch der Ton dieses Buches gehalten scheint, die selbst noch warme, noch positive, noch traute Gefühle für das Küssen hegen, die noch Erinnerungen ihr Eigen nennen, in denen das Küssen einen Bruch mit dem tristen Alltag darstellen konnte, Bedeutungen konstituierte, die vermutlich mit keiner anderen menschlichen Handlung herzustellen und zu erfahren waren. Dieses Buch ist ein letzter Kuss, ein Kuss für den Leser und die Leserin, weil nicht mehr geküsst wird, wie einmal geküsst wurde, als mit Küssen noch Tiere sich in Prinzen und Prinzessinnen verwandeln konnten, Könige zu Göttern und Damen zu Diven erhoben, ja Tote mit ihm erweckt wurden. Diese Elegie, die Du und ich hier gemeinsam anstimmen werden, ist eine Art Biographie des Küssens: Es will die Geschichte des Küssens *als* Geschichte *in* Geschichten erzählen. Diese Geschichten kommen als freie Meditationen daher, das heißt als Versuche, Essays, Gedankensplitter, die sich gewisse Freiheiten nehmen. Dazu zählt vor allem die Freiheit, einmal in etwas grundsätzlicherer Weise übers Küssen, seine Entstehung, sein Herkommen, seine Bedeutung, seine gesellschaftliche Funktion, seine politischen, künstlerischen und ästhetischen Implikationen und schließlich sein Ende nachzudenken. Dieses Buch, diese Elegie, dieser Abgesang auf den Kuss, er ist selbstredend auch eine Hymne, ein Lobgesang, ein Liebeslied, und die Geschichte des Küssens – was soll sie anderes sein denn eine Liebesgeschichte? Was das Küssen nicht zuallerletzt zeigt, ist: Nicht nur allen Anfängen, auch vielen Enden wohnt ein Zauber inne.

03

Experiment: Du kannst dieses Buch küssen

Vielleicht hast Du es auch schon geküsst. Vielleicht ist dieses Buch, das Du gerade in Händen hältst, nicht nur ein Buch *über* das Küssen, vielleicht ist es auch ein Buch *zum* Küssen. Versuche es doch einmal! Schließe jetzt die Buchdeckel, zwischen denen das Geschriebene steht, das Du gerade liest, und führe dieses Buch zart, wenn nicht gar zärtlich an Deine Lippen. Du kannst beispielsweise einen Finger an der Stelle belassen, an der Du diese, zugegeben: etwas ungewöhnliche Aufforderung gerade liest. Nach dem Kuss kehrst Du bitte hierher zurück. Ich warte so lange und möchte mich anschließend mit Dir über diesen Kuss austauschen.

Nun? Wie war es?

So ungewöhnlich, wie Dir jetzt dieser Gedanke oder dieser Kuss, wenn Du ihn wirklich ausgeführt hast, vorkommen könnte, ist er freilich nicht. Menschen küssen Gegenstände, und Bücher zählen nicht zu den am seltensten geküssten Artefakten.

Stellen wir uns vor, dass Du gerade in der Straßenbahn sitzt, während Du dieses Buch liest. Zwischen Poststraße und Bahnhofstraße hat der Autor Dich gerade aufgefordert, das Buch zu schließen und es zu küssen. Du hast es getan, in aller Öffentlichkeit. Die neben Dir Sitzenden und die um Dich herum Stehenden haben

Dich dabei beobachtet. Was mögen die Leute, die Dich beim Küssen beobachtet haben, über Dich gedacht haben? Welche Informationen entnehmen sie dem etwas ungewöhnlichen Umstand, dass Du in ihrem Beisein ein Buch geküsst hast? Vermutlich werden die Mitreisenden denken, dass Dir dieses Buch besonders gut gefällt, dass es ein besonders wichtiges Buch ist, dass Du Dich zu ihm hingewandt fühlst, dass Du ihm positive, ja, wer weiß: zärtliche Gefühle entgegenbringst. Der Kuss mithin, den Du diesem Buch gegeben hast, ist ein Zeichen, ist ein Kommunikant, hat anderen und, wer weiß, gar Dir selbst etwas mitzuteilen, ist interpretierbar, hat Implikationen, steht im gesellschaftlichen Raum und konstituiert, wie jeder Kommunikant, eine singuläre gesellschaftliche Situation.

Aber ausgerechnet ein Buch küssen?

Ja. Wenn Du und ich schon Gegenstände küssen und nicht uns oder andere Menschen, dann gehört das Buch zu den in der Geschichte am häufigsten geküssten Objekten. Brian Cummings hat eine Studie vorgelegt, in der er das Küssen von Büchern von der Antike bis in unsere Tage untersucht hat. Bis ins 19. Jahrhundert war es beispielsweise in England vor Gericht üblich, einen Eidesschwur durch das Küssen der Bibel zu bekräftigen, und das, obwohl eine solche Kusspraxis im protestantischen England eigentlich als Aberglauben abgetan wurde.[1]

Du und ich können und müssen überlegen, wo und was noch überall in der Öffentlichkeit geküsst wird, ob Küssen überhaupt etwas Öffentliches oder etwas Privates ist, ob das Küssen etwas Natürliches, gar Biologisches ist, *was* das Küssen *wem* mitteilt, wer und was alles aus welchen Gründen geküsst wird, welche Regeln dabei herrschen, wer diese Regeln aufstellt und wer überhaupt beim Küssen beteiligt ist. Und am Ende, zu guter Letzt, das vielleicht gar nicht gut ist, muss gefragt werden, wie das Küssen enden konnte, warum es seine Bedeutung verloren hat und ob es ein Hintertürchen gibt, um das Küssen vielleicht, irgendwo, irgendwann, wieder hereinzulassen, in ein neues Labyrinth, durch das zukünftige Generationen von Küsserinnen und Küssern gehen und in dem sie sich verlieren können.

04

Der natürliche Kuss.

Zunächst müssen Du und ich klären, was das Küssen *nicht* ist. Viel kognitiver und wissenschaftlicher Aufwand ist betrieben worden, um zu zeigen, dass das Küssen ein natürliches, ein der Gattung *Homo sapiens* quasi biologisch eingraviertes, ein angeborenes und damit unvermeidbares Phänomen sei. Viele Beiträge über das Küssen können es darum auch nicht unterlassen aufzuzählen, dass beim Küssen 34 Gesichtsmuskeln und 112 Nacken- und Halsmuskeln beteiligt seien, dass der Mensch durchschnittlich von 70 Lebensjahren mehr als 76 Tage mit Küssen verbringe oder dass beim Küssen 0,7 g Fett, 9 mg Wasser, 0,45 mg Salz, Hunderte Bakterien und Millionen Viren ausgetauscht würden. Weil solche Daten naturwissenschaftlich aussehen, wird der Eindruck vermittelt, das Küssen selbst müsse ein natürliches, ein biologisches Faktum sein. Man könnte das einen naturalistischen Fehlschluss nennen. Auch dass das Küssen mittels Körperteilen ausgeübt wird, mag ein Anlass für diesen Fehlschluss sein (denn um einen solchen handelt es sich zweifelsohne), es für etwas Kreatürliches, einen physiologischen, einen medizinischen oder gar schlicht einen physikalischen Sachverhalt zu halten. Nichts weniger als das ist das Küssen. Um die Gründe, warum es zu diesem Fehlschluss kam, zu verstehen, müssen Du und ich uns die Argumente ansehen, die für diese Interpretation des Küssens ins Feld geführt wurden.

Vorgegeben hat den Ton der Debatte kein Geringerer als der Erfinder der Psychoanalyse, der Wiener Arzt und Schriftsteller

Sigmund Freud. Im Jahr 1905 veröffentlichte Freud seine *Drei Abhandlungen zur Sexualtheorie*, die wohl nicht zu Unrecht zu seinen Hauptwerken gerechnet wurden und die ihn und seine Theorie, die Psychoanalyse, weit hinaus über jene Fachkreise, die Freud zu Lebzeiten eher geflissentlich ignorierten, bekanntgemacht haben.

In den *Drei Abhandlungen zur Sexualtheorie* erscheint der Kuss nun als »Abweichung in Bezug auf das Sexualziel«. Freud unterscheidet zwischen *Sexualobjekt* und *Sexualziel*. Das Sexualobjekt ist die Person, »von welcher die geschlechtliche Anziehung ausgeht«, während das Sexualziel die Handlung heißt, »nach welcher der Trieb drängt«.[1] Das Küssen zählt für Freud zu den Perversionen. Der gesellschaftliche Normalzustand der Sexualität war zu Freuds Zeiten (und nicht nur da) der heterosexuelle penetrierende Geschlechtsverkehr. Mit dieser angeblichen Normalität des Sexuallebens hat Sigmund Freud gründlich aufgeräumt, und das hat vermutlich nicht weniges zu dem großen Erfolg seines Buches beigetragen. Freud stellt nämlich recht unumwunden fest, dass viele, ja, wer weiß: alle Menschen zu solchen Abirrungen in Bezug aufs Sexualobjekt oder das Sexualziel fähig sind: »[V]iele sind abnorm im Sexualleben, die in allen anderen Punkten dem Durchschnitt entsprechen«, da die Sexualität als »schwacher Punkt« der Kulturentwicklung anzusehen sei.[2] Einige dieser Perversionen haben zudem ihren Ursprung in der frühen Kindheit, so Freud, in der der Mensch noch »polymorph pervers« ist, also zu »allen möglichen Überschreitungen« geneigt ist und eine gewisse Beliebigkeit in Bezug auf Lustobjekte und Sexualziele an den Tag legt.[3] Spätestens mit dieser Feststellung wurden Freuds *Drei Abhandlungen* skandalfähig, denn der Kindheit, die bis dahin als Zeit der Unschuld angesehen wurde, eine eigene Sexualität zuzusprechen, war in einer Ära, in der Sexualität grundsätzlich mit Schuld konnotiert wurde, einigermaßen unerhört. Freud trieb das Skandalon aber noch weiter, in dem er dieses polymorph Perverse allen Menschen attestierte, die also in Bezug auf Objektwahl und Ziel ihres sexuellen Verlangens deutlich anarchischer und promiskuitiver waren, als es die herrschende Sexualmoral offiziell vorsah. So stellt er fest, dass zwar als »normales Sexualziel« die »Vereinigung der Genitalien in dem als Begattung bezeichneten Akte« zur »Lösung der sexuellen Spannung und zum zeitweiligen Erlöschen des Sexualtriebes« gelte. Doch selbst bei diesem »normalsten Sexualvorgang« träten bereits bei Dir und mir jene »Abirrungen« auf, die als Perversionen angesehen würden.[4] Dazu zählt Freud alle Formen von »Betasten« und »Beschauen« des Sexualobjekts, die einerseits selbst mit Lust verbunden seien, andererseits die Erregung steigern würden. Eine spezielle Form der Berührung hebt Freud dabei gesondert hervor, nämlich das Küssen. Seine Beschreibung dieses romantischen Vorgangs kommt dabei einigermaßen unromantisch daher:

> »Eine bestimmte dieser Berührungen, die der beiderseitigen Lippenschleimhaut, hat ferner als Kuß bei vielen Völkern (die höchstzivilisierten darunter) einen hohen sexuellen Wert erhalten, obwohl die dabei in Betracht kommenden Körperteile nicht dem Geschlechtsapparat angehören, sondern den Eingang zum Verdauungskanal bilden.«

Dass das Küssen eine berührende Annäherung an den Eingang des Verdauungskanals darstellt, ist eine einigermaßen nüchterne Feststellung. Genau diese führt Freud aber einerseits vorwärts zur Psychopathologie, andererseits zurück in die menschliche Entwicklung in der Kindheit und die aufkeimende frühkindliche Sexualität. Bei den Psychoneurotikern sieht Freud »alle Neigungen zu den anatomischen Überschreitungen im Unbewußten und als Symptombildner«, unter ihnen »mit besonderer Häufigkeit und Intensität diejenigen, welche für Mund- und Afterschleimhaut die Rolle von Genitalien in Anspruch nehmen«.[5] Körperteile und Organe, die zum Ziel des Sexualtriebs werden, nennt Freud »erogene Zonen«. Was die Sexualität in der kindlichen Entwicklung angeht, mutmaßt Freud, dass sie deswegen so lange unentdeckt blieb, weil Du und ich selbst eine eigentümliche Amnesie in Bezug auf unsere früheste Lebensphase hätten. Da wir uns nicht an unser kleinkindliches Leben und unsere damaligen Lüste und Vergnügen erinnern könnten, würden wir ihr Vorhandensein insgesamt ausblenden. Dabei beginne Sexualität in der frühesten Kindheit, in einer Lebensphase, die Freud bezeichnenderweise die »orale Phase« nennt. Zu den frühesten Äußerungen infantiler Sexualität zählt Freud das »Ludeln«, »Lutschen« oder »Wonnesaugen«, das eben gerade nicht der Nahrungsaufnahme dient, sondern allein dem Lustgewinn:

> »Das *Ludeln* oder *Lutschen*, das schon beim Säugling auftritt und bis in die Jahre der Reife fortgesetzt werden oder sich durchs ganze Leben erhalten kann, besteht in einer rhythmisch wiederholten saugenden Berührung mit dem Munde (den Lippen), wobei der Zweck der Nahrungsaufnahme ausgeschlossen ist«.[6]

Dabei werde ein Teil der Lippe selbst oder die Zunge oder eine beliebige andere erreichbare Hautstelle als Lustobjekt hergenommen, an dem gelullt, gelutscht oder gesaugt wird. Dieses »Wonnesaugen« könne entweder zum Einschlafen führen oder – welch Gegensatz! – »zu einer motorischen Reaktion in einer Art von Orgasmus«. Dieses wonnige Lutschen hat sich natürlich für Freud aus der ersten und lebenswichtigen Tätigkeit des Kindes, dem Saugen an der Mutterbrust, entwickelt. Das Stillen und die damit verbundene Lust wird zum Initialritus in der Entwicklung der Lippen zur erogenen Zone. Nahrungsaufnahme und Erotik lassen sich in dieser frühesten Phase des Kindes noch gar nicht trennen, oder in den Worten Freuds: »Anfangs war wohl die Befriedigung der erogenen Zone mit der Befriedigung des Nahrungsbedürfnisses vergesellschaftet.« Erst später macht sich dann die Sexualbetätigung von der zur Lebenserhaltung dienenden Funktion selbständig:

> »Wer ein Kind gesättigt von der Brust zurücksinken sieht, mit geröteten Wangen und seligem Lächeln in Schlaf verfallen, der wird sich sagen müssen, daß dieses Bild auch für den Ausdruck der sexuellen Befriedigung im späteren Leben maßgebend bleibt.«[7]

Das Bedürfnis nach Wiederholung einer solchen Befriedigung, die zu einem so wohligen Gesichtsausdruck führt, trennt sich schließlich von der Nahrungszufuhr. Das Kind bedient sich einer eigenen Hautstelle, die es zur erogenen Zone kürt. Allerdings nimmt es schnell die Unvollkommenheit dieser autoerotischen Praxis wahr und macht sich auf die Suche nach einer besseren und befriedigenderen Partie. So entwickelt sich laut Freud aus dem Saugen und Stillen bei Erwachsenen das Küssen:

> »Die Minderwertigkeit dieser zweiten Stelle wird es später mit dazu veranlassen, die gleichartigen Teile, die Lippen, einer anderen Person zu suchen (›Schade, daß ich mich nicht küssen kann‹, möchte man ihm unterlegen.).«[8]

Da nicht alle Kinder lutschen oder saugen, muss Freud davon ausgehen, dass es Menschen gibt, bei denen »die erogene Bedeutung der Lippenzone konstitutionell verstärkt ist«. Solche Leute werden seiner Ansicht nach als Erwachsene zu »Kußfeinschmeckern«, wenn sie nicht gar zu »perversen Küssen neigen oder als Männer ein kräftiges Motiv zum Trinken und Rauchen« entwickeln.

So einflussreich Freuds *Abhandlungen* auch waren, richtig überzeugend ist speziell seine Kusstheorie nicht. Die etwas monotone Zurückführung des Küssens auf die frühkindliche Nahrungsaufnahme erscheint zwar als nicht völlig abwegig, erklärt aber viele Phänomene, die Du und ich mit dem Küssen verbinden, nicht hinlänglich. Die Engführung des Küssens auf eine Verirrung mit Blick auf das Sexualziel verkennt darüber hinaus all die vielen Arten des Küssens, die ganz offensichtlich nicht erotischer Natur sind. Auffällig ist, wie stark Freud das Küssen (und alle anderen »Perversionen«) auf ein biologisches Verhalten trimmt. Auch wenn Freuds Beweggrund für seine Untersuchungen zum Sexualleben und zum Küssen darin lag, ins Seelenleben der Menschen vorzudringen, so waren doch letztlich für ihn alle Regungen des psychischen Apparats bedingt durch biologische oder geradewegs durch chemische Prozesse. Er nennt dies »hereditär fixiert«, also einen Teil des phylogenetischen oder stammesgeschichtlichen Erbes.[9] Auch das Küssen als sexuelle und infantile Perversion ist damit nach Freud nichts weiter als eine Reaktion auf physiologische Stimuli. Sigmund Freud steckt damit wissenschaftshistorisch noch knietief im mechanistischen 19. Jahrhundert und bereitet das wissenschaftliche Paradigma vor, das in der ersten Hälfte des 20. Jahrhunderts in vielen wissenschaftlichen Disziplinen, vor allem den Lebenswissenschaften, Dominanz gewinnen wird, nämlich den Behaviorismus, der, plakativ ausgedrückt, komplexe Zusammenhänge auf ein simples Reiz-Reaktionsschema zurückführt.

Besonders stark wird die Rückführung des Küssens auf biologisch prädisponiertes Verhalten des Menschen dann, wenn es über Artgrenzen hinaus nachweisbar ist, sprich: wenn auch Tiere küssen würden. Sigmund Freud hat sich hier in seiner Sexualtheorie noch Zurückhaltung auferlegt und betont im Vorwort der dritten Auflage seiner *Drei Abhandlungen* die »vorsätzliche Unabhängigkeit von der biologischen Forschung als Charakter dieser meiner Arbeit«. Spätere Forscherinnen und Forscher waren da nicht mehr ganz so zurückhaltend. Irenäus Eibl-Eibesfeldt zählt Mund-zu-Mund-Interaktionen zwischen Tieren zu dem, was er in fast schon poetisch-lautmalerischer Manier als »Schnauzenzärtlichkeit« bezeichnet und zu den »bandstiftenden Riten« im Tierreich zählt. Um seine Beweisführung besonders schlagend erscheinen zu lassen, listet Eibl-Eibesfeldt gleich eine beeindruckend lange Liste von Beispielen aus dem Tierreich auf, die mit Schnauzen, Schnäbeln und Mäulern allerhand interessante Interaktionen vollführen:

»Das Zärtlichkeitsfüttern wurde sehr oft zu reinen Gesten ritualisiert. So tauschen Gimpel beim ›Schnabelflirt‹ kein Futter mehr aus. Sie schnäbeln bloß. Als freundliche Geste kann das ritualisierte Füttern selbst den Abbau des Brutpflegefütterns überdauern. Der Kuckuck füttert sein Weibchen, obgleich er gar keine Jungen betreut. Bei den ebenfalls brutparasitischen Breitschwanzparadieswitwen füttert das Männchen vor dem Weibchen ritualisiert in die Luft. [...] Wölfe und Haushunde beschwichtigen einen Artgenossen, indem sie mit der Schnauze futterbettelnd gegen den Mundwinkel des Partners stoßen und lecken, was dieser duldet. Bei einer Reihe von Raubtieren entwickelte sich aus solchen Vorstufen ein zärtliches Schnauzenreiben. Seelöwenweibchen begrüßen ihre Jungen mit Schnauzenreiben. Man beobachtete diese Art der Begrüßung ferne zwischen Männchen und Weibchen.«[13]

Das Küssen und »kußähnliche Verhaltensweisen« stellten laut Eibl-Eibesfeldt, analog zu Sigmund Freuds Theorie, »Rückgriffe auf kindliches Verhalten« dar, es sei »ritualisiertes Brustsuchen«. Insbesondere der Lippen- und Zungenkuss habe sich, so Eibl-Eibesfeldt, aus Fütterungshandlungen entwickelt. Mund-zu-Mund-Fütterungen zwischen Mutter und Kleinkind konstatiert der Verhaltensbiologe in sehr unterschiedlichen Kulturen, sie seien in so entlegenen Weltregionen wie Papua-Neuguinea, Schleswig-Holstein oder dem Schwarzwald dokumentiert.[10] Hinweise, dass es Kulturen und Regionen gebe, in denen das Küssen ganz und gar unüblich sei, tut der Anthropologe mit dem Hinweis ab, dass in vielen Naturvölker alles Erotische mit einem Tabu belegt sei und deswegen nur nicht darüber gesprochen würde. Außerdem könne es natürlich sein, dass das Küssen sehr wohl eine angeborene Regung sei, diese aber aus kulturellen Gründen in bestimmten Völkern unterdrückt würde.

Noch einen Schritt weiter geht Desmond Morris, der den Menschen in einem gleichnamigen Bestseller der 1970er Jahre als

»nackten Affen« sieht, der stammesgeschichtlich sehr viel stärker von seinem biologischen Erbe determiniert sei, als seinerzeit angenommen. Gerade was Erotik und Sexualität angeht, sehe sich der Mensch in einer reichlich konfusen Situation:

> »Als Primate wird er in die eine Richtung gezerrt, als Raubtier in die andere, und als Angehöriger einer hochkompliziert zivilisierten Gemeinschaft in eine dritte.«[11]

Das Küssen ist für Morris eindeutig Teil des Sexualverhaltens des »nackten Affen« und zählt für ihn zu den »Handlungen vor der Begattung«. Nach dem einleitenden Stadium mit einer »Entfaltung optischen und akustischen Gehabes« komme es zu »einfachen körperlichen Berührungen«, die sich ständig verstärken: »Auf Berührungen von Hand zu Hand und von Arm zu Arm folgen solche zwischen Mund und Gesicht und von Mund zu Mund.«[12] In der nun folgenden Phase sondern sich die zwei Sexualpartner von den übrigen Angehörigen ab und gehen in eine »horizontale Körperhaltung« über: »Auf ein Liegen Seite an Seite von weniger hoher Intensität folgen immer wieder Berührungen hoher Intensität von Gesicht zu Gesicht.« Dies könne Minuten, aber auch Stunden andauern. Die Kleidung werde nach und nach abgelegt, der Berührungsreiz von Haut zu Haut steigere sich maximal:

> »Der Kontakt Mund zu Mund erreicht während dieser Phase höchste Frequenz und größte Dauer; der von den Lippen ausgeübte Druck variiert zwischen sanfter Zartheit und äußerster Heftigkeit. Während der Reaktionen höherer Intensität öffnen sich die Lippen, und die Zunge wird in den Mund des Partners eingeführt, aktive Bewegungen der Zunge sollen die dafür empfindliche Schleimhaut der Mundhöhle reizen.«[13]

Außer zum Küssen, Lecken und Saugen würde der Mund während dieser Prozedur auch zu Beißhandlungen unterschiedlicher Stärke verwendet. Einziger Sinn des gesamten Rituals ist es, den Menschen »in physiologisch ausreichende Bereitschaft zur anschließenden Begattung« zu versetzen.[14] Entsprechend lässt das Küssen nach, sobald der eigentliche Sexualakt beginnt: »Mit dem Fortgang der Begattung gekoppelt ist eine Tendenz zur Verringerung der Berührungen mit Mund und Hand, zumindest hinsichtlich ihrer Zartheit und ihres Gesamtumfangs« – *Roma locuta, causa finita?*

Für Morris ist eine wesentliche Folge der sexuellen Erregung, dass ein dramatischer Wechsel in der Verteilung des Blutes von den tieferen Regionen des Körpers hin zu den näher der Oberfläche gelegenen eintrete. Der ganze Körper fühle sich wärmer an, er »glüht vor Liebe«.[15] Zu einem deutlichen Blutandrang komme es insbesondere in verschiedenen schwellfähigen Organen. Eine solche Blutüberfüllung lasse sich vor allem an Lippen, Nase, Ohrläppchen, Brustwarzen und Genitalien beider Geschlechter wahrnehmen, bei Frauen wölbten sich außerdem die Brüste.

Auch wenn einiges im Sexualverhalten des Menschen dem anderer Primaten ähnelt, konstatiert Morris doch einen wesentlichen Unterschied, und der liegt darin, dass der »nackte Affe« Mensch eine sehr viel intensivere sexuelle Aktivität an den Tag lege als alle Deine und meine nächsten Verwandten. Ihnen, den anderen Primaten, fehle sowohl die verlängerte Phase der Werbung um einen Partner als auch eine verlängerte Paarbildung, wie sie für Menschen typisch ist. Morris schließt daraus, dass der Sexualakt nicht dem Zeugen von Nachwuchs gilt, sondern in erster Linie die Paarbindung dadurch vertiefen soll, dass sie den Partnern wechselseitig Lust verschaffe. Der aufrechte Gang und das jägerische Leben, das Dir und mir zu unserer nackten Haut und zu sensiblen Händen verholfen habe, biete auch einen größeren Spielraum für sexuell erregende Berührungen von Körper zu Körper. Außerdem würden so reich innervierte Organe wie Lippen,

Ohrläppchen, Brustwarzen, Brüste und Genitalien hochsensibel für erotische Berührungsreize. Die Ohrläppchen sollen sich sogar eigens zu diesem Zweck entwickelt haben. Innerhalb der Primatengruppe verfügt der Mensch über die »am höchsten entwickelte und am feinsten differenzierte Gesichtsmuskulatur«.[16] Vor allem aber mit den nach außen gewölbten Lippen steht die menschliche Art laut Morris einzig da. Auch Schimpansen können etwa die Lippen nach außen wölben wie zu einem übertriebenen Schmollmund und damit beispielsweise ein Begrüßungssignal geben. Danach werden die Lippen aber wieder eingezogen, und der Affe hat wieder sein »dünnlippiges« Aussehen. Nur beim Menschen werden die Lippen sowohl zur Begrüßung als auch beim sexuellen Vorspiel eingesetzt. Morris schlussfolgert:

»Im Zusammenhang mit dieser Entwicklung war es vermutlich ›bequemer‹, die sensible Schleimhaut ständig ausgestülpt zu halten – besondere Muskelkontraktionen in der Mundregion waren nun während der verlängerten Berührung von Mund zu Mund nicht mehr nötig.«[17]

Die deutlich umrissene, charakteristische Gestalt dieser ausgestellten Lippenschleimhaut geht nicht unmerklich in die Gesichtshaut über, sondern bildet eine scharfe Kontur, womit die Lippen laut Morris zu wichtigen optischen Signalen werden. Zusammen mit der erwähnten Rötung und Schwellung bei erotischer Reizung konnte dieser Signalcharakter offenbar vervollkommnet werden. Die dauerhafte Ausstülpung der Lippen sorgt dabei für ihren ebenso dauerhaft erotischen Charakter:

»Im übrigen sind ja unsere Lippen auch in Ruhelage, also dann, wenn wir nicht sexuell erregt sind, röter als die übrige Gesichtshaut; damit wirken sie einfach durch ihr Dasein und auch ohne das Anzeigen von physiologischen Änderungen als Werbesignal, als Plakat, das anzeigt: Hier befindet sich eine für sexuelle Berührungsreize empfindliche Zone.«[18]

Das Plakative am körperlichen Äußeren des Menschen geht für Morris aber noch weiter: Vor der Entwicklung des aufrechten Gangs hätten die Vorläufer des Menschen sich auch optisch bei der Sexualwerbung auf ganz andere Körperpartien kaprizieren müssen und hätten sich in einem Stadium befunden, bei dem der Sexualakt noch nicht *vis-à-vis*, sondern wie bei den meisten Wirbeltieren *a tergo* stattgefunden habe und »bei dem das Weib sich als Sexualsignal für den Mann hinter ihm eines Paares fleischig halbkugeliger Hinterbacken (die übrigens bei den Primaten sonst nicht vorkommen) sowie eines Paares hochroter Labien (Schamlippen) bediente«. Erst mit der Aufrichtung im Gang habe sich die Konzentration auf die Vorderseite des Körpers verlagert, die darum in erotischer Hinsicht aufgehübscht werden musste. Es habe darum eine innerartliche Mimikry stattgefunden, bei der neue andere Körperpartien die alten ursprünglichen Reize verströmen mussten:

> »Die halbkugelig vorgewölbten Brüste sind sicherlich Kopien der fleischigen Hinterbacken, die scharf begrenzten roten Lippen des Mundes solche der roten Labien. [...] Die Frauen tragen Duplikate von Hinterbacken und Labien in Form von Brüsten und Mund.«[19]

Alle Sexualsignale erscheinen nun an der Vorderseite des Körpers, und das begünstigt eine neue »Grundstellung« im Sexualakt, nämlich die Frontalstellung Gesicht an Gesicht und Mund an Mund. Auch wenn jede Stellung im Liebesspiel ihre Vorzüge hat, da sie die sexuelle Befriedigung und damit die Paarbindung steigert, so ist doch das persönliche Kennen des Sexualpartners bei Arten mit enger Paarbindung von besonders großer Wichtigkeit:

> »[D]as Vis-à-vis bedeutet, daß die ankommenden Signale und die Reaktionen auf sie innig verknüpft werden mit den Signalen, an denen die Persönlichkeit des Partners erkannt wird: Frontaler Sex Gesicht zu Gesicht ist ›personifizierter Sex.«[20]

Morris' Hypothese von der Mimikry der Geschlechtsorgane durch die Lippen hat erhebliche Konsequenzen für eine Theorie des Küssens: Wenn die Lippen als Schamlippen fungieren, dann gibt es gar keinen Unterschied mehr zwischen Küssen und Sex. Der Geschlechtsakt ist definitiv eine biologische und anthropologische Konstante. Das Küssen müsste es dann logischerweise ebenfalls sein.

Aus ganz anderer Warte hat der französische Philosoph und Soziologe Edgar Morin zwischen das Küssen und den Geschlechtsverkehr ein Gleichheitszeichen gesetzt. Für ihn ist im Kinofilm der Kuss eindeutig »der filmische Ersatz der von den Zensoren verbotenen körperlichen Vereinigung«.[21] Morin folgt hierin Max Horkheimer und Theodor W. Adorno, die im berühmten »Kulturindustrie«-Kapitel der *Dialektik der Aufklärung* für das Hollywoodkino festhielten: »Gerade weil er nie passieren darf, dreht sich alles um den Koitus.«[22]

Ohne Adorno und Horkheimer oder auch Edgar Morin eine allzu große Verbindung zur katholischen Kirche unterstellen zu wollen (alle drei waren jüdische Gelehrte), hat die katholische Morallehre nicht weniges zu dieser Ansicht einer engen Verbindung von Küssen und Sex beigetragen. Besondere Kussregeln wurden von den Kirchenlehrern gerade auch deswegen aufgestellt, weil sie das Küssen nicht ohne das Geschlechtliche und damit in ihrer kruden Weltanschauung Sündige denken konnten. Dass die Moraltheologen in ihren Kussregelwerken eine durchaus, sagen wir: intime Sachkenntnis der Materie an den Tag legten, gehört zu den Bigotterien, die vermutlich nur diejenigen nachvollziehen können, denen der religiöse Sinn noch nicht völlig abhandengekommen ist. Küsse seien Todsünden, wenn sie auf »ungewöhnliche« Körperteile wie zum Beispiel die Brüste appliziert würden, zumal bei Personen des anderen Geschlechts. Zu Tode sündig sei das Küssen auch, wenn man die Zunge in den Mund des oder der anderen stecke, wenn die Küsse zu lange dauerten oder gar, *horribile dictu*, wiederholt würden. Ebenfalls als Todsünde galten Küsse auf »ehrbare oder nicht allzu unehrbare« Körperteile, zum Beispiel die Arme, wenn sie aus geschlechtlichem Affekt geschähen. Eine lässliche Sünde sei das Küssen, wenn es im Scherz oder beim Spiel sich ereigne, doch sei vor solchen Spielen ausdrücklich zu warnen. Erlaubt seien eigentlich nur das Küssen, das die konventionelle Höflichkeit gebiete, etwa bei der Begrüßung der Schwiegermutter (!) oder sonstiger Verwandter oder bei Monarchenzusammenkünften. Küssen geht nach Meinung christlicher Dogmatiker auch dann gerade so in Ordnung, wenn sie um der heimatlichen Sitten willen erfolgte oder als Zeichen des Wohlwollens geschähe.[23] Gläubige Christen sind ja wie Schafe, vor allem die weiblichen, und genau wie Tiere muss man sie »abrichten«, damit sie die kirchlichen Moralvorstellungen rund um das Küssen vollkommen internalisieren, meinte jedenfalls Josef Leute in seinem Werk *Das Sexualproblem und die katholische Kirche* von 1908:

> »Da der Kuß in praxi zumeist auf sexuelle Motionen sich gründet, wird er also in der Regel unter schwerer Sünde zu verbieten sein. Die katholischen Mädchen sind auch in der Tat so abgerichtet, daß sie unaufgefordert in der Beichte erzählen, wenn sie geküßt worden sind.«[24]

Auch säkularer gesinnte Dichterinnen und Denker sahen eine naturgegebene Verschmelzung von Küssen und dem Geschlechtsakt, so dass das eine mit einer biologischen Zwangsläufigkeit in das andere übergehen müsse. Ferdinand Fellner Ritter von Feldegg schrieb in seinen sexualästhetischen Essays, die er unter dem Titel *Die Schönheit im Geschlechtsleben* 1913 veröffentlichte:

> »Der Kuß ist nichts anderes als ein sozusagen sexualästhetischer Wechsel auf ein späteres Guthaben, das vom Wechselbesitzer, wenn die Zeit kommt, eingefordert und vom Aussteller meist auch beglichen wird.«[25]

Feldegg konnte sich mit dieser beinahe ökonomistischen Interpretation des Küssens, das in einem festen Wechselkursverhältnis zum Geschlechtsverkehr steht, auf uralte Traditionen berufen, die bis in die Antike zurückreichen. Schon der römische Dichter Ovid räsonnierte in seiner *Liebeskunst*:

»Wer erst Küsse sich nahm, und nun das übrige nicht nimmt,
Der hat verdient, daß er auch, was ihm gegeben, verliert.
Wieviel fehlte denn noch nach dem Kuß zur Fülle der Wünsche?
Ha! Das nenn' ich nicht Scham! Tölpische Blödigkeit ist's.«[26]

Kein Wunder also, dass beim Wiener Mediziner Oskar Franz Scheuer das Küssen als »ein Glied in der Reihe der Vorlustakte« bezeichnet und zu den »Präliminarien der Begattung« gezählt wird. Er sieht das Küssen als kreatürliche Fortsetzung und Weiterentwicklung der »Liebesspiele, Präludien, Liebkosungen und Eroberungskämpfe« der Tierwelt, und das schon deswegen, weil bei allen Tieren (also auch dem Homo sapiens) »ein hoher Erregungszustand des Nervensystems zur Begattung nötig« sei.[27]

Die Amalgamierung von Küssen und Geschlechtsverkehr kann so weit gehen, dass das Küssen den Sex vollständig substituiert oder bereits als sein finaler Vollzug angesehen wird. Das mag auch von einem alten Vorurteil herrühren, das in voraufgeklärten Zeiten mit dem Kuss sogleich die Unschuld geraubt sah. So wurde, wie Oskar Franz Scheuer weiters berichtet, bei Mädchen und jungen Frauen der Irrglaube genährt, dass »die ganze physische Seite der Liebe im Kusse auf den Mund enthalten« sei.[28] Ganz fremd kann Dir und mir dieses Denken auch heute nicht erscheinen, wenn wir uns daran erinnern, dass wir lang und breit auch die Übertragbarkeit des Aids-Virus durch das Küssen diskutiert haben. Die Vorstellung einer angeblich sexuellen Funktion des Küssens findet sich länder- und kulturübergreifend. Ein kalabrisches Sprichwort besagte: *Donna basata, donna spusata* – geküsste Frau, verheiratete Frau. Das Rechtssystem kennt schon seit dem 17. Jahrhundert Streitfälle und gelehrte Auseinandersetzungen darüber, ob etwa ein »ehrliches Mädchen, nach einem ihr von einer Mannsperson geraubten oder freywillig gegebenen Kusse noch den Jungfernkranz tragen« dürfe oder ob, wenn ein »verheurathetes Frauenzimmer einen Dritten unverweigerlich und mit Geschmack küsst, ein Verdacht des Ehebruches gefolgert werden« könne.[29] Die Rechtspositionen zu der Frage, ob und von wem eine Frau sich nach deutsch-römischem Recht küssen lassen dürfe, füllten Bände, so etwa die juristische Untersuchung *Von dem Rechte des Frauenzimmers gegen eine Mannsperson, die es wider seinen Willen küsset*.[30]

05

Die Natur küsst nicht

Die Beweisführung gegen die Annahme des Küssens als biologisches Faktum ist weniger weitschweifig und liegt doch auf der Hand. Wäre das Küssen, wie es Johannes Paul Chavanne in seiner theologischen Doktorarbeit über den »Friedenskuss« in der Kirche schreibt, eine »anthropologische Urkomponente«,[1] also ein angeborenes Verhalten, so müsste überall da, wo Menschen sind, auch geküsst werden. Essen und Trinken etwa sind solche anthropologische Konstanten, die sich entsprechend auf der ganzen Welt finden. Auch der Geschlechtsverkehr (der zu sehr viel mehr dient als nur der Fortpflanzung) findet sich überall dort, wo sich Menschen finden – irgendwie auch logisch, da es ohne Geschlechtsverkehr nicht überall Menschen gäbe.

Beim Küssen ist die aber nicht der Fall. Dein und mein Urteil muss lauten: Küssen ist keine solche anthropologische Konstante, nichts Angeborenes oder Natürliches. Kronzeuge in dieser Verhandlung ist immerhin Charles Darwin, der Begründer der Evolutionsbiologie, der schon deswegen eigentlich ins Lager einer kreatürlichen oder naturalistischen Interpretation des Küssens zählen müsste. 1872 veröffentlicht der britische Forscher sein Buch *Der Ausdruck der Gemütsbewegungen bei den Menschen und den Tieren*. Das Thema der Gemütsausdrücke scheint für diesen bedeutenden Forscher recht speziell. Immerhin hat er mit seiner Abstammungslehre und der Theorie der natürlichen Zuchtwahl eine wissenschaftliche Revolution ausgelöst, die Evolutionstheorie ist heute das einheitliche Paradigma der Lebenswissenschaften. Bei genauerer Betrachtung fügt sich die *Ausdrucks*-Schrift aber in die Reihe seiner anderen beiden Großwerke, *Über die Entstehung der Arten* sowie *Die Abstammung des Menschen*, passgenau ein. Mit der Untersuchung der mimischen und gestischen Ausdrucksmöglichkeiten von Mensch und Tier geht Darwin nämlich auf das Problem des Zusammenhangs der Arten ein. Wenn Tiere auf Freude, Angst, Kummer, Zorn oder auch Zärtlichkeit und Liebe ähnlich reagieren wie Menschen, dann wird die Verwandtschaft der Arten und die Abstimmung des Menschen von tierischen Vorgängern viel plausibler. Die Äußerung unserer Gefühle ist dann auch nicht kulturabhängig, sondern natürlich und hat ererbte biologische Voraussetzungen. Darwin ist damit *en passant* auch zum Erfinder der Verhaltensbiologie geworden, denn er schöpft seine Schlussfolgerungen aus den empirischen Beobachtungen, die er auf seinen Reisen, an seinen eigenen Kindern oder Mitmenschen gemacht oder sich von Zoowärtern hat erzählen lassen. Das *Ausdrucks*-Buch hat darüber hinaus Mediengeschichte geschrieben, es ist nämlich das erste wissenschaftliche Werk, das mit Foto-Illustrationen aufwartete.

Für eine Universalität der Ausdrucksformen findet der Naturforscher seine These der biologischen Bedingtheit bestätigt. Das gilt aber ausdrücklich nicht für das Küssen: »Wir Europäer sind an das Küssen als ein Zeichen der Zuneigung so gewöhnt, daß man es für der Menschheit angeboren halten könnte. Dies ist indessen nicht der Fall.« Auf seinen weiten Reisen machte er nämlich die Beobachtung, dass in vielen anderen Ländern und Kulturen das Küssen völlig unbekannt war oder sogar als ausgesprochen unschicklich galt, so »bei den Neuseeländern, den Eingeborenen von Tahiti, den Papua, den Australiern, den Somali von Afrika und den Eskimos«.[2] Was Darwin gerade noch als angeborenes oder biologisch bedingtes Verhalten und damit als anthropologische Konstante durchgehen lässt, ist die Tatsache, »mit einer geliebten Person in Berührung zu kommen«.

Solche Berührungen beschreibt der Sozialanthropologe Bronislaw Malinowski in seinem Buch mit dem heute so vermutlich nicht mehr vergebenen Titel *Das sexuelle Leben von Wilden*. Beim Ausbruch des Ersten Weltkriegs war der Pole mit österreichischem Pass zufällig gerade in Australien und konnte wegen des Krieges nicht in seine Heimat zurückkehren. Er nutzte das, in dem er die zu Papua-Neuguinea gehörigen Trobriand-Inseln für ausgiebige Feldstudien besuchte und das Leben der dortigen Ureinwohner studierte. Unter anderem schildert er ein Ritual, das in der indigenen Sprache *kamali* genannt wird und das ein erotisches Kratzen darstellt, »das die erotische Annäherung symbolisiert, wie es bei uns das Küssen tut«.[3] Bei gegenseitiger erotischer Anziehung sei es den Mädchen auf den Trobriand-Inseln erlaubt, »ihrem Liebhaber beträchtlichen körperlichen Schmerz zuzufügen, indem sie ihn kratzt, beißt, prügelt oder gar mit einem scharfen Gegenstand verwundet«. Es sei ein Zeichen von Männlichkeit, »richtig aufgeschlitzt zu werden«. Als erotisches Spiel ist diese Praxis sicherlich ernst zu nehmen (vor allem von den betroffenen jungen Männern), aber Du und ich würden, anders als Malinowski, diese Gewaltanwendung sicherlich nicht als Küssen bezeichnen. Ähnliches gilt für die Inuit im Polarkreis, die sich zur Begrüßung die Nasen reiben: Auch wenn das häufig als »Eskimokuss« bezeichnet wird, ist es nichts weniger als das – vom heute als diskriminierend angesehenen Namen ganz zu schweigen. Denn sonst könnte bald jede paarweise Körperberührung, also auch etwa das Händeschütteln, als Küssen bezeichnet werden, was den Begriff offensichtlich überstrapazieren würde.

In jüngster Zeit konnte die Darwin'sche Annahme von der Kulturrelativität des Küssens von Anthropologen der *University of Nevada* um William R. Jankowiak empirisch bestätigt werden. In einem Inter-Kulturen-Vergleich, bei dem 168 verschiedene Ethnien und Kulturen in neun kulturellen Kontinentalregionen verglichen wurden, kamen die Forscherinnen und Forscher aus

Las Vegas zu dem Ergebnis, dass nur in 77 Kulturen (46 Prozent) intime Küsse ausgetauscht würden, während dies in 91 Kulturen (54 Prozent) nicht der Fall sei.[4] Es gibt auf der Welt *kissing areas* und *non-kissing areas*, also Kuss-Regionen und Nichtkuss-Regionen. Die Studie sieht einen signifikanten Zusammenhang zwischen der zunehmenden Präsenz des Küssens in einer Kultur und der sozialen Komplexität einer Gesellschaft. Quer durch die kulturellen und geographischen Regionen scheint das Küssen von der sozialen Klasse abzuhängen. Möglicherweise koinzidiert das Küssen mit anderen Faktoren wie zum Beispiel der Mundhygiene oder der Entstehung einer sozialen Eliteklasse, die eine vermehrte Selbstkontrolle über Gefühlsäußerungen besonders wertschätzt. Auffällig erscheint den Wissenschaftlerinnen und Forschern aus Las Vegas, dass das Küssen in circum-arktischen Weltregionen, etwa Nordasien oder Nordamerika, ubiquitär verbreitet ist, während es in Äquatornähe, also zum Beispiel in der Sub-Sahara-Region oder am Amazonas, praktisch überhaupt nicht vorkommt.

Wie kann es dann zu diesem biologistischen Missverständnis kommen? Abgesehen von überkommenen religiösen und moralischen Ansichten kann man hier von einem naturalistischen Fehlschluss in Sachen Küssen sprechen: Weil Du und ich das Küssen mit dem Mund und damit einem genetisch definierten Körperteil machen, muss der Vorgang irgendwie auch biologisch definiert sein. Allerdings: Lebewesen haben nur eine begrenzte Anzahl von Körperteilen, mit denen sie in der Welt agieren und kommunizieren können, aber eine unbegrenzte Anzahl an Zielen und Themen, die sie erreichen und ausdrücken wollen, der Mensch, der schreckliche und großartige, zumal. Es nimmt darum nicht wunder, dass ein und dasselbe Körperteil für sehr verschiedene Zwecke eingesetzt wird, Körperteile sind multifunktional. Mit der Hand kannst Du eine Blume pflücken (und jemand anderem schenken), ein Werkzeug herstellen oder gebrauchen, jemanden kraulen oder streicheln und auch eine Geste machen, um mir etwas zu verstehen zu geben. Auch der Mund ist multifunktional: Er dient zum Essen, zum Lachen, zum Gähnen, zum Sprechen und auch zum Küssen. Das ist aber noch kein Argument dafür, dass all diese unterschiedlichen Mundtätigkeiten funktional miteinander zusammenhingen. Mit gleichem Grund, mit dem behauptet wird, das Küssen habe mit der Aufnahme von Lebensmitteln zu tun, könnte man auch sagen, dass das Küssen funktional vom Gähnen herkommt, ein Kuss also die langweiligste oder einschläferndste Sache der Welt sein müsste. Auch wenn Gottlob Hebold schon 1777 eine kleine Schrift des Titels *Ueber den Kuß und ueber die Langeweile* veröffentlicht hat,[5] werden Du und ich vermutlich doch konstatieren, dass dies offensichtlich mitnichten der Fall ist.

Man könnte an dieser Stelle einwenden, dass es auch andere Gepflogenheiten des menschlichen Daseins gibt, die sich natürlich erklären lassen, ohne dass sie globale Verbreitung gefunden hätten. Zum Beispiel hat es eine durchaus biologische Erklärung, dass Menschen sich in manchen Weltregionen dicke Kleidung aus Fellen, Stoffen oder der neuesten *haute couture* aus Paris überziehen, während sie in anderen Gegenden nur sehr leicht bekleidet sind (oder ausschließlich die *haute-couture*-Bademode aus Paris tragen). Das Argument ist aber nicht einschlägig, was das Küssen angeht. Denn die Wahl von Kleidung durch den Menschen wird ausgelöst durch die Umweltbedingungen, in denen er sich vorfindet. Es gibt aber vermutlich keine Umweltbedingungen, die dafür verantwortlich sind, dass Menschen sich an manchen Orten auf der Welt küssen und an anderen nicht. Vielmehr sind die Umweltbedingungen in jenen Landstrichen, in denen das Küssen unter Menschen nicht verbreitet ist, sehr viel unterschiedlicher als im Großen und Ganzen zwischen Kuss- und Nichkuss-Gegenden, *kissing areas* und *non-kissing areas*. Wissenschaftlich ausgedrückt: Die Varianz innerhalb der Gruppe der nichtküssenden Regionen ist größer als die Varianz zwischen küssenden und nichtküssenden Regionen. Als (natürliche) Erklärung für das unterschiedliche

Kussverhalten der Menschen taugen die Umweltbedingungen darum nicht.

Wie Du und ich uns drehen und wenden, die These vom Küssen als natürliche, angeborene, biologisch determinierte und evolutionsgeschichtlich vorgegebene menschliche Praxis lässt sich, bei aller Liebe, schwerlich halten. Die Natur küsst nicht. Wenn es dem Menschen also nicht in die Wiege gelegt ist zu küssen, dann muss das Küssen irgendwann entstanden, entwickelt worden, ins Leben gerufen worden sein. »Die Kunst des Küssens hat sich«, so schreibt auch Oskar F. Scheuer, »gerade wie die Liebe, selbst allmählich und mit ihr Schritt haltend, mit den höheren Stadien der Kultur entwickelt«.[6] Das Küssen hat also eine Geschichte, und die will und soll erzählt werden.

06

Geschichte des Küssens. Ein antikes Drama …

Das Küssen hat Geschichte. Wie alles Historische hat es einen Anfang und ein Ende. Aber auch die Geschichte selbst hat einen Anfang, und es gibt eine Zeit vor der Geschichte. Deren Geschichte können Du und ich uns nur schwer erzählen, weil Geschichte an Medien und an Schrift hängt. Wann Teile der Menschheit angefangen haben, sich zu küssen, steht nicht geschrieben, geschah in jener Vorzeit, die alles andere als grau war, deren Farben aber noch niemand in Schriftrollen, Büchern und Codices festgehalten hat. Wenn uns der Nullmeridian des Küssens schon nicht zugänglich ist, dann können Du und ich doch die frühesten geschriebenen, literarischen und poetischen Spuren des Küssens aufspüren.

Der Philosoph René Descartes tat zwar die Beschäftigung mit historischen Sujets als unnützen Zeitvertreib ab. Mit »den Geistern anderer Jahrhunderte« zu verkehren, sei so nutzlos wie auf Reisen zu gehen. Man würde letztlich fremd im eigenen Land, und »wenn man zu begierig ist, in der Vergangenheit zu leben, so bleibt man gewöhnlich sehr unwissend in der Gegenwart«.[1] Andererseits, wer nie auf Reisen geht, wird auch nicht erfahren, wo die Grenzen seines eigenen Horizonts sind. Gehen wir auf diese Reise und sehen wir, wo Dein und mein Weg uns hinführen. Es wird keine Reise sein, die zu den touristischen *hot spots* in der Geschichte des Küssens führt, sondern eher an abgelegene Orte, *lost places,* auf die Du und ich einen Blick riskieren sollten, vor allem weil wir echte Dramen erwarten dürfen.

Wie die Wissenschaftlerinnen und Forscher der *University of Nevada* in ihrer Kuss-Studie feststellten, taucht das Küssen als kulturelle Praxis erst vergleichsweise spät in der Evolutionsgeschichte des Menschen auf. Vielleicht betrat das Küssen sogar erst im gleichen Atemzug die Bühne der Menschheitsgeschichte, als mit der Erfindung der ersten Aufzeichnungssysteme, mit den ersten graphischen und schriftlichen Zeichen der Mensch ins aufkommende Medienzeitalter, ins *Mediozän*, eintrat. So ganz weit hergeholt ist diese Hypothese nicht, wie sie *prima facie* klingen mag, denn das Küssen und die Medien haben, wie Du und ich im weiteren Verlauf unserer Reise erfahren werden, eine sehr innige Beziehung.

Der erste Akt des Dramas ist prompt eine Katastrophe und folgt damit der alten Regel für alle guten Geschichten, dass man mit einem Erdbeben anfangen soll, um sich dann langsam zu steigern. Es handelt sich um nicht weniger als eine Pandemie, die sich vor etwa 5000 Jahren ereignet haben muss und die sich vor allem durch engen Lippenkontakt verbreitet: Es geht um die eher unromantische Ausbreitung des Herpes-Virus. Schon die Vorfahren des Homo sapiens waren mit einer Form von Herpes infiziert, bei jeder Primatenart findet sich das Virus. Seit die menschliche Art Afrika verlassen hat, muss sie demnach die Erkrankung, die sich vor allem in Lippenbläschen äußert, mitgeschleppt haben. Wie ein Forschungsteam um die Genetikerin Christiana Scheib von der University of Cambridge durch Tausende von DNA-Analysen von Zähnen vorgeschichtlicher und historischer Menschen herausgefunden hat, muss sich um das Jahr 2800 vor unserer Zeit eine entscheidende Mutation ereignet haben, die dem Virenstamm mit dem klangvollen Namen HSV-1 ermöglichte, sich gegen andere Virenformen durchzusetzen und großräumig Verbreitung gefunden zu haben. Das neue Virus soll von Reiternomaden aus den Steppen nördlich des Schwarzen Meers mitgebracht worden sein. Mit dem Virus brachten diese Migrantinnen und Migranten auch ihre Sprache mit, die bis heute die Grundlage aller Idiome ist, die wir als indoeuropäisch bezeichnen. Und sie importierten, wie die Genetikerin aus Cambridge folgert, eine Umgangsform, über die das Herpes-Virus sich besonders erfolgreich ausbreiten konnte, nämlich das Küssen. Normalerweise verbreite das Virus sich vertikal von den Eltern auf die Kinder. Der enorme Erfolg des neuen Virustyps deute aber darauf hin, dass er sich auch und vor allem horizontal verbreitet habe:

> »Die zusätzliche seitliche Übertragung hat damit zu tun, dass die Bevölkerungsdichte während der Bronzezeit zunahm, möglicherweise aber auch damit, dass eine neue kulturelle Praxis eingeführt wurde, nämlich der sexuell-romantische Kuss. Und das mag zu der Verschiebung der dominanten Abstammungslinie geführt haben, die noch bis in unsere Tage zirkuliert.«[2]

Auffällig ist, dass das Küssen bis heute vor allem in den Weltgegenden Usus ist, in denen man die indoeuropäische Migrationsbewegung nachzeichnen kann. Indoeuropäisch heißt dabei nicht, dass alle Sprachen und Kulturen, die sich daraus entwickelt haben, indisch oder europäisch wären: Auch das Persische oder das Hethitische, das im Gebiet des heutigen Anatolien gesprochen und geschrieben wurde, zählen zu dieser Sprachfamilie. Der indoeuropäische Sprach- und Kulturraum erstreckt sich vom Norden des heutigen Indiens über Persien und Kleinasien bis nach Westeuropa, und das sind – zuzüglich derjenigen Regionen und Kontinente, in die Europäer später eingewandert sind – exakt die *kissing areas* der Welt. Dabei war das Küssen offenbar anfänglich noch gar nicht unbedingt »sexuell-romantisch«, sondern ein Begrüßungszeremoniell. Keine Intimität, nirgends. Im alten Persien, so berichtet es Dir und mir der antike griechische Geschichts- und Geschichtenschreiber Herodot, war der Kuss zur Begrüßung zwischen gleichrangigen Personen üblich. Wenn sich zwei Perser begegneten, berichtet der griechische Geschichts- und Geschichtenschreiber Herodot, könne man sofort auf ihren Rang schließen: Waren sie nämlich gleichrangig, dann küssten sie sich auf den Mund, war aber einer von ihnen von niedrigerer gesellschaftlichen Stufe, dann blieb es beim Wangenkuss. Bei den antiken Griechen war das Küssen als Begrüßungszeremoniell ebenfalls bekannt, allerdings nur zwischen Vätern und Söhnen, Brüdern und engen Freunden.

Sobald die Kulturtechnik Schrift erfunden war, wurde das Küssen auch bereits in Text verwandelt. Der älteste geschriebene und beschriebene Kuss kommt aus Indien. In vedischen Sanskrittexten wird ein Akt des »Riechens mit dem Mund« beschrieben, den die Forschung für einen Hinweis auf das Küssen hält. Expliziter wird es dann im *Shatapatha-Brahmana*, dem »Brahmana der hundert Pfade«. Liebende werden darin besungen, die den »Mund an den Mund« legen. Im berühmten Hindu-Epos *Mahabharata*, der »großen Geschichte der Bharatas«, wird poetisch der »zärtliche Kuss mit den Lippen« erwähnt.[3]

Das *Hohe Lied Salomos*, der Erotik-Schmachtfetzen des Alten Testaments, hebt gleich im ersten Vers an mit dem Seufzer: »Mit Küssen seines Mundes bedecke er mich«. In der Mittelmeerkultur der Griechen und der Römer gewann dann das Küssen zunehmend an Bedeutung. Tausend Jahre antike Kulturgeschichte belegen ein »klassisches Küssen« in Poesie und Prosa, in Vasenmalerei, Bildhauerei und sogar in Metallarbeiten. Bei den Griechen scheint der Kuss noch nicht unbedingt vorherrschend Ausdruck von Liebe und romantischen Gefühlen gewesen zu sein. Auch hier begegnet er vor allem im Begrüßungszeremoniell. Odysseus' Sklaven küssen im homerischen Epos ihrem Herrn die Hand, nachdem sie ihn nach seiner Rückkehr wiedererkannt haben. Der homerische Held wiederum küsst nach 20-jähriger Irrfahrt die nackte Erde seines Heimatlands Ithaka. Dieser Brauch ist nicht nur auch bei anderen tragischen Heroen oder katholischen Potentaten auf Auslandsmission dokumentiert. Selbst amerikanische Soldaten sollen nach ihrer Rückkehr aus gefährlichen Auslandseinsätzen, wie die *New York Times* berichtet, die Lippen auf die Heimaterde gedrückt haben.[4]

Wie wenig romantisch das Küssen im alten Griechenland noch war, zeigt auch eine wirklich tragische Episode aus der *Ilias* des Homer: Der greise König von Troja, Priamos, muss auf Knien die Hand seines Todfeinds Achilleus küssen, um den Leichnam seines im Kampf gefallenen Sohnes Hektor auszulösen.[5] Es ist auch nicht ganz fernliegend, dass Priamos anschließend des Sohnes Leichnam ebenfalls küsste, denn in der griechischen Literatur ist der Brauch vielfach dokumentiert, dass die frisch Verstorbenen einen Abschiedskuss erhielten, vermutlich um der Seele den Übergang ins Jenseits zu erleichtern. Diese Küsse des trojanischen Königs sind vielleicht die traurigsten der Weltliteratur. Aber schon der römische Dichter Ovid wusste in seinen Trauerliedern: »Hectora quis nosset, si felix Troia fuisset« – Wem wäre Hektor bekannt, wenn Troja glücklich gewesen?[6]

Wer Leichen küsst, der scheut keine Berührung der Lippen mit irgendetwas. Die antiken Griechen waren es, die das Ausdrucksarsenal des Küssens deutlich vergrößerten und neben Landmarken auch Tiere und sogar Gegenstände küssten. Auch der romantische Kuss war den Hellenen nicht fremd. Wo allerdings der Kuss aus Liebe sich in der antiken griechischen Kunst dargestellt fand, vor allem in der Vasenmalerei, da sind es nicht etwa Mann und Frau, die ihre Lippen aneinander schmiegen, sondern es sind der ältere bärtige Mann und sein jüngerer bartloser Liebhaber. Denn in der durch und durch misogynen antiken griechischen Gesellschaft war das Verhältnis des Mannes zur Frau vor allem ein ökonomisches, das dem Erhalt der Familie galt, während die Sphäre des Romantischen und der Gefühle dem Verkehr unter Männern vorbehalten war. In Platons Dialog *Symposion*, dem ersten Theoriewerk über die Liebe in der Literaturgeschichte, singen stark angetrunkene Männer in Reden über den Gott Eros das Hohe Lied auf die Liebe unter ihresgleichen. Am berühmtesten ist in diesem Text, anders als in allen anderen platonischen Dialogen, nicht der Redebeitrag des Philosophen Sokrates geworden, des *Alter ego* des Autors Platon, sondern stattdessen der Beitrag, den Platon dem Komödiendichter Aristophanes in den Mund gelegt hat. Das ist schon deswegen bemerkenswert, weil Aristophanes auf der einen und Sokrates und seine Schüler auf der anderen Seite sich in wenig herzlicher, Gift und Galle sprühender Abneigung verbunden waren. Aristophanes hat sogar mit seiner Komödie *Die Wolken* eine beißende Satire auf Sokrates geschrieben, die alle landläufigen Kritikpunkte am Philosophen komprimierte, die später zu Sokrates' Verurteilung führten und ihn in der Folge das Leben kosteten.

Aristophanes entspinnt in seiner Rede auf die Liebe den Mythos von den Kugelmenschen und will damit Antwort auf das Rätsel menschlichen Begehrens geben. Einst nämlich, so die Geschichte, waren die Menschen kugelförmig, hatten vier Arme und vier Beine, auch vier Ohren und vier Augen, sie hatten zwei Gesichter, die auf einem runden Hals saßen und in entgegengesetzte Richtungen schauten. In dieser Kugelgestalt, nach Ansicht Platons der perfekte geometrische Körper und ein Widerschein des Göttlichen und Ewigen, waren die Menschen unheimlich schnell und stark. Das wurde den Göttern unheimlich, und Zeus befahl darum, die Menschen in zwei Hälften zu schneiden. Fortan liefen sie auf zwei Beinen durchs Leben, aber immer bestrebt, ihre andere Hälfte zu finden, um in der kurzzeitigen Vereinigung etwas vom alten göttlichen Frieden zu finden. Gerne wurde mit diesem Mythos das Geheimnis der geschlechtlichen Vereinigung erklärt: Die Passgenauigkeit der Geschlechtsorgane ergäbe sich auf mythische Weise aus der Kongruenz der grausam getrennten Schnittflächen. Doch so war es vom platonischen Aristophanes gar nicht gemeint, und darum kann die schöne Geschichte jedenfalls die geschlechtliche Fortpflanzung gar nicht erklären. Denn schon die Kugelmenschen hatten in dem Mythos verschiedene Geschlechter, und zwar deren drei: Männlich, weiblich und androgyn. Die beiden durch unendliches Begehren aufeinander bezogenen Menschenhälften strebten gar nicht zum anderen Geschlecht, sondern zum eigenen, was nicht zufällig zum vorherrschenden homoerotischen Diskurs der griechischen Aristokratie passte. Eine gemischtgeschlechtliche Vereinigung kam überhaupt nur zustande, wenn die zwei Hälften einer androgynen Kugel wieder zusammenfanden, da diese gerade so definiert waren, dass sie schon vor ihrer göttlichen Trennung beide Geschlechtsmerkmale aufwiesen. Diese heterosexuellen Begehrenden waren nun aber nicht nur statistisch offensichtlich in der Minderheit, sondern stellten auch die am stärksten instabile Verbindung dar. Jedenfalls sah der Aristophanes des *Symposion* gerade bei gemischtgeschlechtlichen Verbindungen Ehebruch und Untreue als am weitesten verbreitet an, während für ihn fraglos die männliche homosexuelle Verbindung, bei der ein Mann gerade die als männlich verstandenen Attribute wie Stärke, Pflichterfüllung und Standfestigkeit am anderen Mann liebt, der Gipfelpunkt erotischer Gefühle darstellte. Entsprechend waren es auch diese homosexuell verbundenen Männer, die für eine wichtige Rolle in der Politik oder für den windungsreichen Pfad der Philosophie im besonderen Maße geeignet waren.

Wenn die Erfüllung des Begehrens bei der Wiedervereinigung der Kugelhälften also gerade nicht in der geschlechtlichen Vereinigung bestand, worin bestand sie dann? Wenn Du und ich in Beantwortung dieser Frage nach dem körperlichen Moment suchen (und wonach sollten wir sonst suchen, da es ja um die Wiedervereinigung getrennter Körper geht, was naturgemäß ein körperlicher Akt sein muss), dann bleibt neben händischen Berührungen aller Art eigentlich nur das Küssen. Du und ich müssen also davon ausgehen, dass uns Platon-Aristophanes mit seiner Geschichte von den Kugelmenschen, neben einer originellen Idee zur Aitiologie des aufrechten Gangs, vor allem einen Ursprungsmythos des Küssens geschenkt hat. Dass der aufrechte Gang eine *Conditio sine qua non* für das Küssen darstellt, darauf haben dann erst wieder die modernen Anthropologen hingewiesen. Die Intuition antiker griechischer Philosophen ist hier, wieder einmal, bemerkenswert.

Eine weitere Ausdifferenzierung der Kunst des Küssens erfolgte dann im antiken Rom. Man sagt wohl nicht zu viel, wenn man konstatiert, dass in Rom das Küssen zur Mode, wenn nicht zur Manie geworden ist. »Die Römer küssten vielleicht mehr«, schreibt der amerikanische Latinist Donald Lateiner, »sie machten sich aber auch mehr Gedanken über das Küssen als die reservierten Griechen.«[7] In Rom fand das Küssen in Menge, Qualität und Intensität eine Ausdehnung, dass es manchem alten Römer schon zu viel wurde. So dem Dichter Martial, der sich in seinen Epigrammen beklagte:

»Unmöglich ist es, Flaccus, den Küssern zu entkommen.
Sie drängen, halten auf, verfolgen, kommen entgegen:
von vorne und von hinten, allenthalben und überall.
Kein böser Furunkel oder auffällige Pusteln,
kein abstoßendes Kinn und schmutzige Flechten,
weder Lippen, mit fettiger Wachssalbe eingeschmiert,
noch ein Tropfen von der gefrorenen Nase schützen vor ihnen.
Sie küssen den, der schwitzt, und den, der friert,
und den, der für seine Braut den Kuß aufsparen will.«[8]

Bei einem solchen Reichtum der Kusskultur nimmt es nicht wunder, dass die Römer in ihrer Sprache das Küssen erstmals typologisiert haben. In Rom unterschied man drei Arten des Küssens: *osculum, basium* und *suavium*. Das *osculum* stellte den Kuss auf die Wange dar, der Freundschaft symbolisierte, das *basium* einen Kuss auf die Lippen als Bekenntnis der Zuneigung und das *suavium* war der leidenschaftliche Kuss unter Liebenden. Ganz trennscharf waren diese Zuschreibungen aber wohl nicht, denn es wird auch von Begrüßungsküssen berichtet, die nicht auf die Wange, sondern auf die Lippe gegeben wurden. Die Römer waren auch die ersten, die das Küssen kodifizierten und eine eigene Kuss-Rechtsprechung schufen. Plinius der Ältere berichtet in seiner *Naturgeschichte*, dass der puritanische Cato das öffentliche Küssen der Ehefrau verbieten wollte. Noch als Gaius Julius Caesar sich auf den Weg machte zu seiner Wahl zum *Pontifex maximus* und in aller Öffentlichkeit zum Abschied seine Mutter küsste, erschien das dem Kaiserbiographen Sueton bemerkens- und aufschreibenswert. Das *ius osculi* erlaubte es allen Verwandten einer Frau, sie zu küssen. Der Dichter Properz macht sich darüber in einer seiner Elegien lustig, wenn er kolportiert, dass manche römische Frau eine ganz Schar fiktiver Verwandter erfunden habe, damit sich immer jemand finde, um sie zu küssen.[9] Kaiser Tiberius soll gar, wie wiederum der Historiker und Anekdotenerzähler Sueton zu berichten weiß, eine Zeitlang das öffentliche Küssen vollends auf Roms Straßen verboten haben, ohne dass sein Motiv für dieses Anti-Kuss-Gesetz bekannt wäre. Gründe für eine solch einschneidende Maßnahme bot unter der Regentschaft von Kaiser Claudius, einem Nachfolger von Tiberius, *Sycosis parasitaria*, eine Pilzerkrankung des Gesichts im Bereich des Barthaars von Männern, die sich in rötlichen, schuppigen, runden Flecken äußerte, die in mit den Haarfollikeln verbundene furunkelartige Knötchen und Pusteln übergehen. Vom Krankheitserreger hatten die Römer noch keine Ahnung. Der Dichter Martial empfahl den Erkrankten Salben und Pflaster, den Gesunden aber riet er, das promiskuitive Herumküssen zu unterlassen.[10]

Ovid, der große Theoretiker und Poet der Liebeskunst, unterscheidet in seinen Werken eine ganze Reihe verschiedener Arten des Küssens funktional, zum Beispiel Küsse in der Familie oder unter Freunden, bei Beerdigungen oder bei religiös-sakralen Anlässen. Den Schwerpunkt legt er als Autor einer *Ars Amatoria* aber auf den erotischen Kuss unter Liebenden. Eine der kulturgeschichtlich vielleicht einflussreichsten Darstellungen des Küssens stammt ebenfalls von Ovid. In seinen *Metamorphosen* erzählt der römische Dichter die berühmte Geschichte des Bildhauers Pygmalion, der aus Elfenbein eine Frau von so vollendetem Aussehen formt, »wie keine Frau auf Erden es haben kann«. Folgerichtig verliebt sich Pygmalion in die von ihm geschaffene Statue. Als er sich zu der Figur bettet und den Körper mit Küssen bedeckt, spürt er, wie das kalte Elfenbein langsam warm wird. Endlich berührt er mit seinen Lippen die seiner Schöpfung:

»Das Mädchen verspürte die Küsse,
wurde rot und erhob ihre scheuen Augen zu seinen
Augen und sah zugleich mit dem Himmel den Mann, der sie liebte.«[11]

Ein einziger Kuss hat ein totes Stück Materie zum Leben erweckt. Was könnten da erst tausend Küsse bewirken? Berühmt geworden ist die lyrische Rechnung, die der Dichter Catull angestellt hat:

»Komm, gib Küsse mir, tausend und noch hundert,
Darnach wiederum tausend und noch hundert,
Und so immer erst tausend und dann hundert!
Sind viel tausend zuletzt beisammen, Liebste,
So verwischen wir schnell die Rechnung, daß wir
Selbst die Summe nicht kennen, noch ein Neider
Unsre sämtlichen Küsse zählen möge!«[12]

Bei aller Liebe hatte das Küssen im antiken Rom etwas stark Hierarchisches, durch das sich interpersonelle Machtgefälle manifestierten: Höhergestellte küssten Rangniedrigere, der Kaiser küsste seine Untergebenen, der Patron seine Klienten. Es wurde »nach unten« geküsst, »kissing down« nennt das Donald Lateiner.[13] Eine besondere Spezialität, die die Römer in die Kultur des Kusses eingebracht haben, ist das Küssen von Gegenständen nahezu aller Art: Das Küssen beweglicher Objekte sollte vor allem ehrfürchtige

Ehrerbietung vermitteln. Dabei konnte es sich um sakrale ebenso wie um weltliche Gegenstände handeln. Oft verlangte das Zeremoniell, dass die Gläubigen Götterbilder küssten, manchmal wurde auch der Kuss auf die Statuen von Heroen oder Kaisern verlangt. Das lateinische Wort *adorare* für anbeten kommt womöglich von der präsumtiv magischen Macht, die die Berührung eines Gegenstands mit den Lippen auslösen soll: *Ad os manum movere* heißt so viel wie »mit der Hand zum Mund bewegen«. Gerade diese Kussobligationen kosteten manche frühe Christinnen und Christen das Leben, weil sie diese Glaubensprobe ablehnten und den Kuss auf, in ihren Augen, »Götzenbilder« verweigerten.

Andererseits waren es gerade diese Mitglieder der Urkirche, die das Küssen fest in ihre neuen Rituale einbanden und dadurch nicht nur nicht weniges zum Welterfolg dieser neuen Glaubensrichtung beitrugen, sondern auch das Küssen aus der griechisch-römischen Antike über das Mittelalter hinweg in die Neuzeit überlieferten. Der Apostel Paulus hatte es seinen frühen Kirchenschäfchen sogar schriftlich gegeben. Im 1. Brief an die Thessalonicher verabschiedete er sich mit den Worten: »Grüßt alle Brüder mit dem heiligen Kuss« (1 Thess 5,26). Und diesen Ratschlag wiederholte der Apostel am Ende des Römerbriefs: »Grüßt euch untereinander mit dem heiligen Kuss« (Röm 16,16; ähnlich auch in 1 Kor 16,20 sowie 2 Kor 13,12). Die frühen Christinnen und Christen nannten sich nicht nur Schwestern und Brüder, sie nahmen sich auch heraus, sich gegenseitig das *basium* zu geben, also den Kuss, der eigentlich dem Familienkreis vorbehalten war. Verleumdungen auf Basis des Vorwurfs sexueller Ausschweifungen waren im antiken Rom an der Tagesordnung, dazu muss man nur einen Blick in Suetons Kaiserbiographien oder Petronius' Schelmenroman *Satyricon* werfen. Schnell erwarben sich, wie Alexandre Lacroix in seinem *Kleinen Versuch über das Küssen* geschrieben hat, die ersten christlichen Sekten

> »den Ruf, Orte der Ausschweifung zu sein, sah man doch dort junge Leute beiderlei Geschlechts, die sich weder kannten noch der gleichen Klasse angehörten, ständig einander auf den Mund küssen«.[14]

In der christlichen Theologie wird vermutet, dass der liturgische Kuss direkt auf die Praxis der frühen Christengemeinden zurückgeht. Die Apostelbriefe wurden als Teil des Wortgottesdienstes bei den Zusammenkünften laut vorgelesen, die Aufforderung zum Küssen könnte also eine direkte liturgische Anweisung gewesen sein. Da am Briefschluss grundsätzlich ein Friedensgruß stand, wurde der »heilige Kuss« zum »Friedenskuss« und als solcher fester Bestandteil der Liturgie.[15] Dieser Friedenskuss der Gemeindemitglieder war nicht die einzige Gelegenheit zum Küssen im christlichen Gottesdienst. Das Küssen das Altars und das Küssen des Evangeliars waren ebenfalls etablierte liturgische Elemente, die bis heute in der katholischen Kirche zelebriert werden. Der Patriarch von Konstantinopel, Johannes Chrysostomos, konnte die Kusspraxis der christlichen Gemeinden mit Verweis auf die Heilige Schrift noch theologisch rechtfertigen, ohne die drastische Körperlichkeit, die damit verbunden war, zu leugnen:

> »Bevor wir zum heiligen Tisch gehen, werden wir aufgefordert, einander zu lieben und uns den heiligen Kuss zu geben. Warum? Weil wir körperlich voneinander geschieden sind, verbinden wir in diesem Augenblick durch den Kuss die Seelen miteinander, damit unsere Gemeinschaft jener zur Zeit der Apostel gleiche, als alle Gläubigen ein Herz und eine Seele waren.«[16]

Vielleicht machten diese Körperlichkeit und die befreite Kusspraxis den großen Erfolg des frühen Christentums aus, das sich trotz vieler Drangsal in großer Geschwindigkeit im ganzen Römischen Reich verbreitet hat. Dazu kommt, dass bei den ersten Christinnen und Christen das Küssen kein »kissing down« mehr war, sondern ein »kissing up«. Gerade in diesem promiskuitiven Küssen unter Brüdern und Schwestern über alle sozialen Grenzen hinweg zeigte sich ein Freiheitsgeist, der die neue Religion besonders für niedere Stände hochattraktiv machte. Der Friedenskuss in der Frühkirche war anschlussfähig an eine verbreitete Kussgeste im antiken Rom: Ein freigelassener Sklave wurde von den anderen Freien geküsst, um in ihre Gemeinschaft aufgenommen zu werden. Dass das Christentum eine Sekte für soziale Randgruppen, ja, wie nicht erst Friedrich Nietzsche unkte, eine »Sklavenreligion« sei, war der besondere Pluspunkt, der Erfolgsfaktor unter den konkurrierenden Glaubensrichtungen in der Mittelmeerwelt der Antike, und es hatte auch damit zu tun, dass die frühen Christinnen und Christen buchstäblich eine Lippe riskierten: Küssen macht frei!

Der Friedenskuss als Mundkuss gewann eine solche Bedeutung im katholischen Ritus, dass er bisweilen die Kommunion ersetzte. Das hatte für die gläubigen Schafe der Kirche einen unschätzbaren Vorteil, denn anders als das Abendmahl war der Friedenskuss von den Zwängen befreit, zuvor enthaltsam gelebt haben zu müssen und zur Beichte gegangen zu sein.

Schon im 3. Jahrhundert allerdings ist das geschlechterübergreifende Küssen den Religionswächtern des Christentums nicht mehr geheuer. In der *Traditio Apostolica*, einer Kirchenordnung, die auf den heiligen Hippolyt von Rom zurückgehen soll, kann man lesen: »Die Gläubigen aber sollen einander den Friedenskuss geben, die Männer den Männern, die Frauen den Frauen, nicht aber die Männer den Frauen.«[17] Der paradiesische Zustand der Urgemeinden verliert sich, das Küssen wird sexualisiert und damit, nach katholischer Lesart, der Sünde anheimgegeben. Schon wird beim Gottesdienst Buch geführt, wer wie oft küsst. Athenagoras von Athen konstatiert in seiner *Bittschrift für die Christen*: »Wenn jemand zum zweiten Mal küsst, hat es ihm Spaß gemacht.« Und er folgert daraus, dass man sich gar des ewigen Lebens beraube, wenn man beim Küssen in der Kirche irgendwelche Hintergedanken hätte oder gar, *horribile dictu*, Gefallen daran finden würde.[18] Auch Origenes findet, dass »der Kuss, der in der Kirche gegeben wird, keusch sein muss«.[19]

Das Küssen wird in den christlichen Gottesdiensten immer weiter zurückgedrängt, bis irgendwann nur noch die an der Liturgie beteiligten Kleriker es tun, und auch die nur noch als angedeutete Umarmung und spärliche Annäherung der Wangen. Papst Innozenz III. schließlich verbietet das Küssen von Mund zu Mund ganz. Andere Arten des Küssens bleiben in der Kirche erhalten, so lässt sich der Papst die Füße küssen, auch Rocksäume, Fingerringe, Reliquien und liturgische Gegenstände, gar der Maulesel des Papstes dürfen weiterhin, keusch und unschuldig, geküsst werden. Aber es sind nun wieder, wie ursprünglich in der römischen Antike, die autoritären und repressiven Formen des Küssens, die den Küssenden ihre Kleinheit, ihre Unbedeutendheit und ihre Demut vorhalten sollen, nicht mehr das befreiende Küssen der egalitären Urgemeinden, und die Kirche entwickelt sich zu dem, was sie im Grunde bis heute ist, eine im byzantinischen Gepränge eingefrorene, autoritäre, körper- und geistfeindliche überlebte Institution.

Der Religionskritiker Ludwig Feuerbach führt am Beispiel des Küssens die ganze Geschlechtsfeindlichkeit des Christentums ad absurdum:

> »Das Geheimnis der Erbsünde ist das Geheimnis der Geschlechtslust. Alle Menschen sind in Sünden empfangen, weil sie mit sinnlicher, *d. i. natürlicher* Freude und Lust empfangen wurden. Der Zeugungsakt ist, als ein genußreicher, sinnlicher, ein sündiger Akt. Die Sünde pflanzt sich fort von Adam an bis auf uns herab, lediglich weil die Fortpflanzung der natürliche Erzeugungsakt ist. Dies also das Geheimnis der christlichen Erbsünde.«

Ist der Sexualakt Sünde, so ist es, in dieser Lesart, das Küssen nicht minder, und Feuerbach legt den Finger wenn schon nicht in die Wunde, dann doch auf die Lippen:

> »Es erhellt aus diesen Beispielen zur Genüge, daß die ›fleischliche Vermischung‹ – *auch der Kuß ist eine fleischliche Vermischung*, eine Voluptas – die Grundsünde, das Grundübel der Menschheit, und folglich die Basis der Ehe, der Geschlechtstrieb, ehrlich herausgesagt, ein Produkt des Teufels ist.«[20]

Feuerbach konnte seine Beweisführung recht simpel als Zitatcollage aus den Kirchenvätern gestalten. In ihrer Herleitung einer angeblichen Erbsünde des Menschen schlägt die Patristik ziemlich brachial auf alles ein, was auch nur annäherungsweise mit menschlicher Sexualität zu tun haben könnte: »Wie kann die Wollust uns zum Paradies zurückführen, sie, die allein uns aus dem Paradies getrieben hat?«, frage sich etwa so liebes- wie kussfeindlich der Heilige Ambrosius. »Wir alle sind in Sünden geboren und haben, aus Fleisches Lust empfangen, die ursprüngliche Schuld mitgebracht«, dekretiert Papst Gregor der Große. Und Augustinus bringt es kurz und knapp auf den Punkt: »Jeder *Gezeugte* ist ein *Verdammter.*«

Im Gottesdienst wird für die nun sanktionierte Praxis des Mundkusses ein Hilfsmittel ersonnen, der Friedenskuss wird, wenn Du und ich so wollen, medialisiert: Sogenannte Kusstafeln oder Friedenstafeln, *instrumenta pacis*, sind kleine Holzstege, häufig mit Abbildungen der Kreuzigungsszenen, die »vom zelebrierenden Priester geküsst werden und dann zunächst den anwesenden Klerikern und teilweise auch den Gläubigen zum Kuss weitergereicht« werden.[21] Solche Paxtafeln waren in der katholischen Kirche noch bis zum Zweiten Vatikanischen Konzil in Gebrauch, also bis in die 1960er Jahre. Für die prüde Kirche hatte die Medialisierung des Küssens den unschätzbaren Vorteil, dass man den Schein apostolischer Gefolgschaft, also die Weisung des Paulus, sich zu küssen, befolgen zu können meinte, ohne auch nur einen Anflug von Körperlichkeit, von Lippe an Lippe und Mund an Mund zu riskieren: *Kissing without kissing*. Man kann hier von einem dramatischen Niedergang der Kusskultur sprechen. Der Theologe drückt es freilich anders aus und sieht eine Chance zu einer »spirituellen Konzentration auf den theologischen Kern der Messfeier«.[22] Immerhin ist das Küssen der Kirche, jedenfalls medial, nicht völlig verlorengegangen: Der im Jahr 2023 neu berufene Präfekt der katholischen Glaubensbehörde, Erzbischof Víctor Fernández, hat, wie eine erstaunte Öffentlichkeit im Umfeld der Ernennung wahrnahm, in den 1990er Jahren einen Kuss-Ratgeber geschrieben: *Sáname con tu boca – El arte de besar* (Heile mich mit deinem Mund – Die Kunst des Küssens) heißt das kleine Werk, das sich an eine kirchliche Tradition anschließt, die selbst innerhalb der katholischen Kirche heute vielen nicht mehr bekannt ist.[23]

07

… ein Renaissance-Intermezzo …

Nachdem das Küssen der kirchlichen Hemisphäre abhandengekommen war, konnte es in der säkularen Welt eine Renaissance erfahren, und zwar in der Renaissance. Sinnenfreude, Weltzugewandtheit und Humanität sind die Kennzeichen dieser Kulturbewegung zu Beginn der Neuzeit, und das Küssen ist die perfekte Ausdrucksform für diese säkulare Strömung. Das zeigt sich beispielsweise im England des ausgehenden Mittelalters und der Frühen Neuzeit, denn dort war das Küssen, wie der Kussforscher Oskar Franz Scheuer formuliert hat, »bei jeder Gelegenheit in Uebung wie heutzutage das Händeschütteln«.[1] So wurden etwa nach dem Tanz von den englischen Damen ihre Tänzer mit einem Kuss entlohnt. Noch reicher beschenkt wurden allerdings die Geistlichen: Sie sollen bei Eheschließungen das Vorrecht gehabt haben, nicht nur die Braut, sondern gleich auch noch alle Brautjungfern zu küssen. Erasmus von Rotterdam äußert sich in einem Brief über die Kusssitten in England im 16. Jahrhundert:

> »Wenn Du in England irgendwo hinkommst, wirst Du mit einem Kuß von allen begrüßt, Du kehrst zurück, und wieder werden Küsse ausgetauscht. Wohin Du kommst, nichts als Küsse, und wenn Du nur einmal einen derselben gekostet hättest, wie süß dieselben sind, wie duftend! Auf meine Ehre, Du würdest wünschen, hier nicht nur für zehn Jahre zu wohnen, sondern für Dein ganzes Leben.«[2]

Die Wiedergeburt des Küssens in und mit der Renaissance wird vielleicht von niemandem besser zum Ausdruck gebracht als von dem niederländischen Dichter, Maler und Bildhauer Jan Nicolai Everaerts, der latinisiert auch Johannes Secundus genannt wird. Das erste Gedicht dieses Niederländers ist ein Hymnus auf den Frieden, den Kaiser Karl V. und König Franz I. im Jahr 1529 geschlossen haben. Da ist der Dichter gerade einmal 18 Jahre alt und sieht, wie Matthias Greffrath schreibt, »das ewige Reich der Sinnenfreude« anbrechen.[3] In Bourges macht er seinen Doktor in Jurisprudenz, zieht dann an den spanischen Kaiserhof Karls V. Dort am Hofe lernt er auch eine Frau kennen, die ausgerechnet Julia heißt, und für diese Schöne schreibt er 19 Gedichte, die *Basia*, also »Küsse« heißen, und genau um das Küssen geht es auch in ihnen:

»Gepriesen seid, ihr Tröster des Kummers,
Ihr feuchten Küsse aus kühlen Rosen,
Lob und Ehre will ich euch singen,
Ihr heißen Küsse aus weißen Rosen.«

Es bleibt aber nicht bei den Rosen, Johannes Secundus spricht nicht durch die Blume, wenn er übers Küssen schreibt. Im Gegenteil, seit Catull und Ovid hat niemand mehr so drastisch und direkt übers Küssen und die körperliche Liebe geschrieben. Mehr Distanz zum frömmlerischen Scholastik-*Sound* des Mittelalters ist kaum vorstellbar: Da wird der Leib »in weiches hartes Fleisch« gepresst, da wird geweint und gebissen, da wird es feucht und brennt, es geht um Stacheln und Honig, Süße und Bitternis. Der Autor hatte wohl selbst ein klares Bewusstsein davon, wie unerhört es war, was er da in lateinische Verse packte:

»Manche sagen, meine Küsse seien ganz
Unanständig,
Und sagen, so hätten doch unsere Väter
Nie geküßt.«

Wohl wahr! Und entsprechend war der Einfluss, den diese Kussgedichte des Johannes Secundus weit über die Zeit der Renaissance hinaus gehabt haben. »Hätte dieser frühreife und geniale Dichter nicht die Lunte ans Pulverfass des 16. Jahrhunderts gelegt, wäre die Geschichte des Kusses anders verlaufen«, schreibt Alexandre Lacroix.[4] Die *Basia* sollen ein Lieblingsbuch des französischen Philosophen Montaigne gewesen sein. Der britische Aufklärer Alexander Pope pries ihre großzügige Toleranz. Der französische Revolutionär Mirabeau fertigte im Kerker von Vincennes für seine Geliebte Sophie eine zupackende Prosaübersetzung an. Und Johann Wolfgang Goethe als Verfechter der Sinnenfreude nennt Johannes Secundus in einem Gedicht seinen Vorgänger, »dessen Lieder wie ein warmes Kissen / Heilender Kräuter mir unters Herz sich legten«.[5]

Wird im Gedicht das Küssen fast materiell greifbar, so sind es vor allem drei humanistische Gelehrte, die den neuen theoretischen Unterbau liefern, allen voran Marsilio Ficino und Francesco Patrizi. Baldassare Castiglione liefert dann in seinem Buch über den Hofmann die Sublimierung des Küssens hin zu einer geistigen Tätigkeit, die allen edlen Seelen gut zu Gesicht steht.

Marsilio Ficino war Florentiner, wurde von Cosimo de' Medici gefördert und machte sich als Humanist vor allem für die Wiederentdeckung der Philosophie Platons stark. Darum übersetzte er nicht nur auch Platons *Symposion* vom Griechischen ins Lateinische (die damalige *Lingua franca*), sondern verfasste einen äußerst einflussreichen Kommentar zu diesem antiken Werk über die Liebe. Naja, Kommentar kann man Ficinos Schrift kaum nennen, es ist mehr eine Nachdichtung in fast postmodernem *Setting*: Eine

Gruppe von Renaissancegelehrten trifft sich laut diesem Text in Ficinos eigenem Landhaus zu einem Gastmahl und hört nach dem Mahle eine Lesung des platonischen *Gastmahls*, um anschließend die darin vorkommenden Reden über den Eros auszulegen. Ficino möchte mit seinem Platon-Kommentar die christliche und die antike Philosophie miteinander aussöhnen, der Begriff der Liebe ist dafür sein Vehikel. Er unterscheidet die himmlische von der profanen Liebe (amor vulgaris), und diese profane Spielart der Liebe ist für Ficino einfach nur krank. Mit der himmlischen Liebe dagegen strebt der Mensch vom Niederen zum Höheren, er richtet sich auf das Göttliche hin aus. Auf Ficino geht auch der Ausdruck »platonische Liebe« zurück, auch wenn er diesen Ausdruck in seinem Kommentar gar nicht benutzt, dort schreibt er von »sokratischer Liebe«. Danach ist die Beziehung eines Philosophen oder Lehrers zu seinen Schülern zwar eine erotische, aber diese Erotik äußert sich nicht körperlich, sondern in der pädagogischen Hinführung zu Höherem, zu einem transzendenten Ziel. Kurz: Die »platonische Liebe« ist eine Liebe ohne Küssen.

Ficino hat auch Argumente dafür, warum er die körperlichen Ausdrucksformen der Liebe, wie das Küssen, ablehnt. Seine Argumentation zeigt allerdings gleichermaßen, wie weit entfernt die Menschen der Renaissance intellektuell von uns Heutigen sind. Sie hat mit Astrologie und mit einer uns heute sehr *strange* vorkommenden Spiritus-Lehre zu tun. Die Astrologie war seinerzeit eine anerkannte Wissenschaft, der Einfluss der Planeten und Gestirne auf die Weltläufte wurde nicht ernsthaft in Frage gestellt. Ficino wollte ergründen, wie genau eigentlich die Himmelskörper das menschliche Leben beeinflussen. Hintergrund seines Gedankenspiels war die Lehre von der Unsterblichkeit der Seele. War die Seele tatsächlich ewig und unsterblich, dann musste sie nicht nur nach dem körperlichen Tod weiterexistieren, sondern sie musste auch vor der Geburt irgendwo gewesen sein. Kehrte die Seele nach dem Dahinscheiden ihrer irdischen Hülle zurück zu Gott in den

Himmel, dann lag es nahe, dass sie auch vor der Geburt dort sich aufhielt. Um also rechtzeitig zum Geburtstag im Mutterkörper anzukommen, musste die Seele eine interstellare Reise unternehmen. Die Planeten, deren Bahn sie dabei kreuzte, machen ihren Einfluss auf diese Seele geltend, ähnlich wie ein Mensch beim Spazierengehen in der Sonne braun wird. So erklärt sich dann auch die Liebe astrologisch: Zwei Seelen, die von denselben Planeten beeinflusst wurden, sind aufeinander bezogen, gehören zueinander.

Der zweite Teil dieser Humanisten-Phantasmagorie, die als Theorie daherkommt, erklärt, warum Ficino das Küssen und die körperliche Liebe für brandgefährlich hält. Wenn die Seele im Körper vorhanden ist, muss sie selbst auch etwas Körperliches haben. Schon die antiken Mediziner Galen und Hippokrates nahmen an, dass es kleine Materialisierungen gab, die Spiritus-Teilchen, die mit dem Blut durch den Körper fließen. Wir kennen Spiritus heute als leicht entflammbare alkoholische Flüssigkeit. Das lateinische Wort *spiritus* bedeutet einfach nur Geist oder Seele. Mit der entzündlichen Substanz haben die Spiritus-Teilchen, die angeblich unseren Körper durchströmen, indes gemein, dass sie für die natürliche Körperwärme, für die allgemeine Mobilität, für das emotionale und geistige Wohlbefinden da sind. Und wie der hochprozentige Alkohol sind auch die Spiritusteilchen äußerst flüchtig und müssen mit größter Achtsamkeit behandelt werden. Schon intensiver Augenkontakt, erst recht aber das Küssen und jede andere Art des Austauschs von Körperflüssigkeiten reichen aus, damit diese geistreichen Teilchen sich verflüchtigen und den Körper in ernsthafte Gefahr bringen. Ficino warnt: »Wenn das reine und klare Blut aufgezerrt ist, bleibt das unreine, dickflüssige, vertrocknete und schwarze Blut. Von nun an trocknen die Liebenden aus und verschlacken und werden melancholisch.«[6] Das ist der Grund, warum Ficino zu Zurückhaltung statt zu Zärtlichkeit, zu Keuschheit statt zum Küssen rät, zur Liebe mithin, die man seit seinem *Symposion*-Kommentar als »platonische« bezeichnet. Streicheln,

Küssen, Liebemachen sind schlechterdings tödliche Risiken, denn mit dem Verlust von zu viel *spiritus* steht der Mensch mit einem Bein im Grab.

Francesco Patrizi übernimmt sehr viel von der Theorie des Ficino, wendet sie aber ins Positive und rettet damit das Küssen als körperliche Ausdrucksform von Liebe und Zärtlichkeit in die Zukunft. Patrizi stammt von der heutigen kroatischen Insel Cres, die seinerzeit zur Republik Venedig gehörte. Er war Professor für platonische Philosophie erst in Ferrara und dann, durch päpstliche Protektion, an der *Sapienza* in Rom. Patrizi war ein äußerst umtriebiger, auch streitbarer und produktiver Autor, der seine Schriften sowohl im Humanistenlatein als auch in der Volkssprache Italienisch verfasste. Zu seinen Werken zählen antiaristotelische Texte genauso wie Bücher über Metaphysik, Naturphilosophie, Mathematik, Staatstheorie, Militärwissenschaft und Zahlensymbolik. Auch mit Hydraulik hat er sich beschäftigt, auf Zypern soll er ein Hochwassergebiet trockengelegt haben.

Ein besonderes Augenmerk des Renaissance-Philosophen galt der Erotik. So verfasste er mit seiner *amorosa filosofia* eine jener Liebesabhandlungen (*trattati d'amore*), die damals in Italien, gerade in der Nachfolge Marsilio Ficinos, ausgesprochen populär waren und in der es um weibliche Attraktivität, göttliche Schönheit und die Liebe im Allgemeinen ging. Für Dich und mich besonders interessant ist aber eine andere Schrift Patrizis mit dem Titel *Il Delfino overo Del bacio* (Delfino oder Über den Kuss). Ein junger Mann namens Delfino wendet sich darin an den Autor Patrizi höchstselbst und fragt ihn, was die Ursache für die »Süße« des Kusses sei: »Mi dà dolcezza il bacio della bocca« – der Kuss auf den Mund ist für mich eine Süßigkeit.[7] In Form eines platonischen Dialogs greift Patrizi in diesem Text vor allem den Gedankengang Ficinos aus dem *Symposion*-Kommentar wieder auf, entwickelt ihn aber auf entscheidende, nämlich wesentlich körperfreundlichere Art weiter. Für Patrizi hat die Süße des Kusses ihren Grund darin, dass die beiden Küssenden seelenverwandt sind, und diese Verwandtschaft der Seelen wird astrologisch mit dem Einfluss der Planeten erklärt. Die Küsse von Vätern, Brüdern oder alten Tanten sei deswegen nicht so süß wie die einer geliebten gleichaltrigen Person, weil jene nicht die gleiche astrale Anziehungskraft zu bieten hätten. Die Süße des Kusses basiert also auf kosmischer Koinzidenz.

Bis zu diesem Punkt ist Patrizi seinem Vorbild Ficino gefolgt. Nun aber nimmt die Argumentation des Jüngeren eine Kurve. Zwar würden die Liebenden im Liebesakt oder beim Küssen große Mengen an *spiritus* verlieren, konzediert Patrizi. Im gleichen Maße, in dem wir indes beim Küssen das eigene Lebensfluidum verlieren, nehmen wir hingegen die Substanz der anderen Person auf. Hier kommt offensichtlich der Hydrauliker in Patrizi zum Vorschein, der die Küssenden als System kommunizierender Röhren interpretiert, deren *spiritus* durch den Kuss in hydraulisches Gleichgewicht versetzt wird. Und es kommt noch besser! Je intensiver und feuchter der Kuss ist, umso geistreicher, beseelender, lebensverlängernder ist er:

> »Aus dem gleichen Grund ist der saugende Kuss süßer als der, den man sich nur mit gespitzten Lippen gibt, denn er erlaubt es nicht nur, die vom Herz ausgestoßenen *spiritūs* zu ernten, sondern auch, dank der Saugkraft noch viele weitere hinzuzugewinnen, von denen man sich ernährt.«[8]

Der Kuss ist also mitnichten nur ein Ausdruck von Zärtlichkeit oder Liebe, er ist eine lebensverlängernde Maßnahme. Das Fehlen von körperlicher Liebe und Zärtlichkeit dagegen ist der sicherste Weg, um, wie Alexandre Lacroix es interpretiert, »vor der Zeit zu vergreisen und sich im Winter seines Daseins wiederzufinden«, da man seine eigene vitale Substanz habe verströmen lassen, ohne sich an der eines geliebten Wesens wieder aufzuladen.[9]

Patrizi erteilt den Liebenden sogar die Lizenz, nicht nur auf den Mund sich zu küssen. Ja, es gibt eine hervorgehobene Stelle, die er zum Küssen noch viel stärker anempfiehlt: Es ist die linke Seite des Halses, dort wo die Halsschlagader verläuft. Denn große Mengen an Blut flössen hier dicht unter der Haut, direkt vom Herzen kommend, und transportierten höchste Konzentrationen an *spiritus*. Das von Saugen und Beißen begleitete Küssen gerade dieser herausragenden Körperregion sei ein an Intensität nicht zu steigernder Festschmaus. Die Assoziation, die Du und ich unwillkürlich haben, kommt nicht von ungefähr: Die zahlreichen Geschichten vom Vampirismus, in denen langzähnige Grafen sich an den Hälsen von Jungfrauen zu schaffen machen, fußt in direkter Linie auf der humanistischen Theorie des Küssens.

Ein drittes Renaissance-Werk müssen Du und ich an dieser Stelle kurz in den Blick nehmen, weil es eines der am weitesten bekannten und einflussreichsten Bücher jener Zeit ist. Die Rede ist von *Il Libro del Cortegiano*, Das Buch über den Hofmann, das der Humanist und Diplomat Baldassare Castiglione 1528 veröffentlicht hat. Oft wird es als Europas »erstes Benimmbuch« apostrophiert, doch das ist es mitnichten. Es stellt die Tugenden des Humanisten und die verfeinerte Lebensart an den italienischen Höfen in den Mittelpunkt und plädiert für ein umfassendes Bildungsprogramm, mit dem jeder Einzelne zum »uomo universale«, zum universell gebildeten Zeitgenossen werden kann. Zentraler Begriff bei Castiglione ist die *sprezzatura*, eine Geisteshaltung, mit der man auch bei der Bewältigung schwierigster Probleme den Anschein der Mühelosigkeit erweckt. Der Text des *Cortegiano* ist, wie die anderen gerade erwähnten Renaissance-Werke, in Form eines Dialogs mit einer Rahmenhandlung gefasst. An vier aufeinanderfolgenden Tagen, die die vier Bücher des Werks bilden, unterhalten sich namhafte Persönlichkeiten (unter anderem ist ein Medici dabei) über die Ideale des Hofmanns. Ganz richtig ist das und damit auch der Titel des Werks nicht, denn das Gespräch des vierten Tags ist nicht dem Hofmann, sondern der Hofdame, der *donna di palazzo*, gewidmet. Und in diesen Dialog ist auch eine Theorie des Küssens integriert. Thema des Gesprächs ist die Frage, ob die »vernünftige Liebe« oder die »sinnliche Liebe« glücklicher mache. Pietro Bembo, der am vierten Tag der Gesprächsführer ist, ist vehementer Verfechter der vernünftigen Liebe. Sein Argument ist, dass »dieselben Dinge, die der sinnlichen verwehrt werden müssen, der vernünftigen gewährt werden können, weil sie bei jener unehrbar, bei dieser ehrbar sind«.[10] Dazu zählt für Bembo auch das Küssen. Die Hofdame müsse es nicht bei einem heiteren Lachen, freundlichen Gesprächen und dem »Berühren der Hände« belassen, sondern sie könne es »ruhig, ohne Furcht und billig bis zum Kuß kommen lassen«. Das Küssen sei gleichzeitig eine Vereinigung des Körpers und der Seele. Doch der *sinnlich* Liebende trachte mehr nach dem Körper, während der *vernünftig* Liebende erkenne, dass

> »der Mund, obwohl ein Teil des Körpers, nichtsdestoweniger die Pforte der Worte, die den Willen der Seele verdolmetschen, und des innerlichen Hauchs ist, der selbst als die Seele gilt«.[11]

Erkennbar schließt Castiglione hier an die verbreitete Seelentheorie an. Er benötigt für seine Hommage an das Küssen aber keinen astrologischen oder spiritistischen Überbau mehr. Das Küssen ist bei Castiglione auf der rein geistigen Ebene angekommen:

> »Der Kuß kann eher eine Vereinigung der Seelen als eine Verbindung der Körper genannt werden, weil er eine solche Macht in sich hat, daß er die Seelen an sich zieht und von den Körpern scheidet.«

Körper und Geist sind über die Vernunft und die Seele miteinander versöhnt. Diese Körperfreundlichkeit, die jene Denker und Dichter der Renaissance reaktiviert haben, hält sich noch geraume

Weile. Im Barock wird die Körperlichkeit ins Künstlich-Künstlerische gesteigert, üppige Formen und dralle Putten bestimmen das Bild. »Herkulisch« hat der Kunsthistoriker Heinrich Wölfflin die Epoche genannt und nennt ihr Ideal: »vollmassige Körper, gross, schwerbeweglich, von schwellender Muskelbildung und rauschender Gewandung«.[12] Nicht ganz von ungefähr waren die im Barock so beliebten Darstellungen musizierender Kinderengel vom antiken Liebesgott Amor nicht zu unterscheiden getreu dem bei Ovid entliehenen Motto: »Amor vincit omnia« – die Liebe (oder der Liebesgott?) besiegt alles. Amor und Psyche dürfen sich noch küssen, aber nicht mehr lange.

08

… und eine aufgeklärte Tragödie

Das den Barock ablösende Zeitalter des Lichts, die Aufklärung, wirft dann aber Schatten auf das Küssen. Gegen das Gefühl wird in der Aufklärung die Vernunft gesetzt, gegen den Körper der Intellekt, gegen die Inspiration die Wissenschaft. Der Reiz der Aufklärung habe, so Ernst Cassirer, »in der Energie des Denkens, von der sie vorwärtsgetrieben wird, und in der Leidenschaft des Denkens, die sie in alle ihre Einzelprobleme hineinlegt«, bestanden.[1] Vielleicht etwas zu sehr allerdings wurde die Leidenschaft dem reinen Denken überlassen, während die Leidenschaft mit ihren körperlichen Erscheinungen vernachlässigt wurde. »Aufklärung ist der Ausgang des Menschen aus seiner selbstverschuldeten Unmündigkeit«, schrieb Immanuel Kant in seiner epochemachenden Schrift *Was ist Aufklärung*. Eine neue Un-Mündigkeit eigener Art hat die Aufklärung indes erschaffen, was den Mund-zu-Mund-Kuss angeht. Stellvertretend für viele Denker dieser Zeit soll hier der Philosoph Voltaire stehen, der in seinem *Philosophischen Wörterbuch* geradezu einen Feldzug gegen das Küssen gestartet hat. Der Wörterbucheintrag »Le Baiser« (Der Kuss) fand sich noch nicht in der Erstauflage dieses äußerst populären Werks, sondern wurde vom Philosophen erst einer späteren Auflage hinzugefügt. Auffällig ist, dass er in keiner deutschsprachigen Ausgabe verfügbar ist.[2] Voltaire deutet die Unschicklichkeit, ja die Gefährlichkeit des Küssens schon mit den ersten Worten seines Lexikonartikels an. Er schickt diesem Eintrag nämlich eine Warnung voraus:

> »Ich bitte die jungen Herren und die jungen Damen um Verzeihung; aber möglicherweise finden sie hier nicht, was sie suchen. Dieser Artikel richtet sich nur an Wissenschaftler und ernsthafte Menschen, für die der Kuss kaum schicklich ist.«

Voltaire verweist sogar noch auf Montaigne, der seinerseits darauf hingewiesen hat, dass dort, wo Wissenschaftler über Mord, Tod und Verrat räsonieren dürfen, sie auch über solche Körperfunktionen wie das Küssen schreiben dürfen müssen. Solcherart eröffnet Voltaire den wissenschaftlichen und rationalen Diskurs auch für und über das Küssen – um es sofort wieder rauszuschmeißen! Schon im Theater etwa bei Molière sei die Küsserei kaum auszuhalten, findet Voltaire. Ständig ginge es nur um das Eine, dabei sei die schlechte Schauspielerei kaum auszuhalten, die meisten Schauspieler seien außerdem hässlich und würden sich auf der Bühne so ungeschickt anstellen, dass ihnen bei ihren Bühnenküssen ständig die Nasen im Weg seien. Mag man dieses Intro noch als humorigen Einstieg ins Thema nehmen, macht Voltaire sodann ernst mit seiner Hinrichtung des Küssens: Das Küssen sei aus der Antike, wo es weit verbreitet war, vor allem über die Kirche auf uns gekommen. Zu seiner Zeit würde sich das Küssen aber vor allem bei Hofe finden, wo Lords und hochgestellte Persönlichkeiten das Recht hätten, andere auf den Mund zu küssen. In einem historischen Exkurs verweist Voltaire sodann auf die zahlreichen Beispiele, bei denen durch das Küssen übelster Verrat geübt wurde: Er erwähnt den Judaskuss, der Jesus ans Kreuz lieferte, und ebenso hätten die Mörder Caesars ihr Opfer vor der Tat noch geküsst. Und dann sei da ja auch noch Judith gewesen, die »dem Hauptmann Holofernes Küsse gab, bevor sie ihm im Bett den Kopf abschlug, als er schlief«.

Für Voltaire ist das Küssen ein *top-down*-Phänomen, das in sein Bild einer egalitären Gesellschaft nicht mehr passt. Das Küssen gehört zur kirchlichen Liturgie und zum höfischen Zeremoniell und damit zu zwei gesellschaftlichen Ebenen, denen Voltaire wie die meisten Aufklärer und Aufklärerinnen in heftiger Abneigung gegenüberstand.

Neben diesen antiautoritären Reflex tritt noch der aufklärerische Rationalismus, der auch in der Betrachtung der Geschlechterverhältnisse für eine Rationalisierung sorgte und dem Küssen als romantischer Betätigung abträglich war. Als Kronzeuge dieser Bewegung darf der Philosoph Immanuel Kant angesehen werden. Seine Definition der Ehe als »wechselseitige[r] Besitz ihrer Geschlechtseigenschaften« beziehungsweise »der wechselseitige Gebrauch, den ein Mensch von eines anderen Geschlechtsorganen« mache,[3] legte den Grundstein für die Reduktion der *vita romantica* auf Fortpflanzung und Gattungsfragen, die eben in diesem Lichte vor allem Begattungsfragen sind. Wenn man bedenkt, dass Kant als Philosoph und Schriftsteller in einer Ära lebte, die sowohl als Aufklärung (zu der Kant die quasi amtliche Definition geliefert hat) als auch als Empfindsamkeit identifiziert wurde, muss man doch fürs empfindsame Tagebuch festhalten, dass diese seine Einlassungen zum Sexualleben der modernen Großstädter wenig aufgeklärt und noch weniger empfindsam sind. Wäre Kants *Metaphysik der Sitten* ein Schulaufsatz, müsste man vermutlich darunterschreiben: »Thema verfehlt«.

Der Niedergang des Küssens in der Aufklärungszeit wird entsprechend von Norbert Elias in seinem Werk *Der Prozeß der Zivilisation* als quasi naturwüchsige Entwicklung der Sublimierung und der Domestizierung des Körpers beschrieben, durch die der direkte Körperkontakt zwischen den Menschen mehr und mehr abnahm und der Umgang unter »zivilisierten« Menschen zunehmend reservierter wurde. Elias verkennt dabei allerdings, dass gerade in angeblich nicht oder wenig »zivilisierten« Gesellschaften und Gruppen der Körperkontakt häufig stark reglementiert ist und gerade das Küssen eine Erscheinung ist, die vornehmlich auf der Nordhalbkugel und in jenen Ländern gepflegt wird, die der Soziologe selbst zu seinem Berichtsgebiet zählt. Immerhin kann

Elias als Gewährsperson für seine These mit Adolph Freiherr Knigge aufwarten. Der hatte in seinem Aufklärungsbuch *Über den Umgang mit Menschen* die übertriebene Zurschaustellung von Gefühlen gegeißelt und damit insonderheit das Küssen in die Sphäre von Privatheit und Intimität verbannt:

> »Reiche nicht Jedem Deine rechte Hand dar! Umarme nicht Jeden! Drücke nicht Jeden an Dein Herz! Was bewahrst Du den Bessern und Geliebten auf, und wer wird Deinen Freundschafts-Bezeugungen trauen, ihnen Werth beylegen, wenn Du so verschwenderisch in Austheilung derselben bist?«[4]

Zupass kam dem Anti-Kuss-Diskurs der Aufklärung der wissenschaftliche Fortschritt. Mit vermehrtem infektiologischen Wissen ließ sich eine ästhetisch oder moralisch gemeinte Ablehnung des Küssens auch medizinisch begründen. Jacob Friedrich Isenflamm soll in seinem Werk *Versuch einiger practischen Anmerkungen über die Eingeweide* schon 1784 einige schreckliche Beispiele für von Mund zu Mund übertragene Ansteckungen geschildert haben. Der Sozialhygieniker Christoph Wilhelm Hufeland verordnete in seiner *Makrobiotik* mit dem Untertitel *Die Kunst das menschliche Leben zu verlängern* kategorisch:

> »[M]an küsse Niemand auf die Lippen, von dessen physischen Zustand man keine genaue Kenntnis hat. Es ist daher sehr unvorsichtig, das Küssen, wie es so häufig geschieht, zu einer allgemeinen Höflichkeitsbezeugung zu machen, und schrecklich ist mirs, wenn ich sehe, wie artige Kinder auf den Straßen von jedem Vorübergehenden geherzt werden. Dies sollte man durchaus nicht gestatten.«[5]

Ganz ins Bild passt, dass der Mundkuss in einer spezifischen Form in der Zeit der Aufklärung nicht nur überlebte, sondern auch fürs Überleben sorgte, nicht als romantische Zärtelei, sondern als medizinisch-wissenschaftliche Methode, nämlich als Mund-zu-Mund-Beatmung. Eigentlich wird die Erfindung oder Entdeckung der Atemspende, die medizinisch in Kombination mit einer Herzdruckmassage auch als kardiopulmonale Reanimation bezeichnet wird, den Ärzten Peter Safar und James Elam vom City Hospital Baltimore im Jahr 1957 zugeschrieben. Safar war Österreicher und hat selbst ein NS-Konzentrationslager überlebt. Man kann also mit Fug und Recht sagen, dass er sich mit Überleben auskannte. Der Arzt hat im gleichen Krankenhaus auch die erste Intensivstation der Welt gegründet. Die Mund-zu-Mund-Beatmung ist aber in der Tat viel älter, und gerade im ausgehenden 18. Jahrhundert gab es einen ausführlichen Diskurs über seine Möglichkeiten und Grenzen.

Zum ersten Mal wird die Mund-zu-Mund-Beatmung 1745 in einem Vortrag des Quäker-Arztes John Fothergill vor der *Royal Society of London* erwähnt. Fothergills Ausführungen waren von einem kleinen Essay des schottischen Arztes William Tossach inspiriert, in dem dieser berichtet, wie er einen Minenarbeiter, der giftige Gase eingeatmet hatte, mit dieser Methode wieder zum Leben erweckt habe. Im Englischen wird diese Art der Atemspende auch als »kiss of life« bezeichnet. Indes ist diese Bezeichnung nicht historisch, sondern wiederum jüngeren Datums. Ausweislich des *Oxford English Dictionary* taucht dieser Ausdruck erstmalig 1961 in der britischen Boulevardzeitung *Daily Mail* auf.[6] Zwei andere englische Ärzte gründeten 1774 eine Gesellschaft, die später als *Royal Humane Society* (RHS) bekannt wurde und die sich der Einführung neuer lebensrettender Maßnahmen insbesondere für solche Leute widmete, die, was offenbar recht häufig vorkam, in die Themse gefallen und ertrunken waren.

Wie konnte dann aber der »kiss of life« derart in Vergessenheit geraten, dass sein Wiederauftauchen in den 1950er Jahren als Neuentdeckung angesehen wurde? Das lag vor allem daran, dass diese Methode, wie sie von der RHS praktiziert wurde, äußerst unerfolgreich war. Unter den 600 Rettungseinsätzen, die die RHS dokumentiert hatte, war nicht ein einziger, bei dem ein Opfer durch Wiederbeatmung zum Leben erweckt worden wäre. Wie konnte das sein? Hier kommen mehrere Faktoren zusammen: Zum einen ist das medizinische Problem von in Flüssen Ertrinkenden in den meisten Fällen gar nicht fehlende Atemluft, sondern Unterkühlung. Eine wärmende Decke hilft da mehr als jede Mund-zu-Mund-Beatmung. Hinzu kommt, dass schon heute viele Menschen Vorbehalte gegen die Atemspende haben, weil sie dabei Scham- und Ekelgrenzen überschreiten müssen. Menschen des 18. Jahrhunderts hingegen hatten ganz andere, nämlich, wie Luke Davidson schreibt, 18.-Jahrhundert-mäßige Scham- und Ekelgrenzen: Mund- und Zahnhygiene waren kaum verbreitet, dafür wurden in erheblichen Mengen Kaffee, Tabak und Gin konsumiert, was für atemberaubenden Mundgeruch gesorgt haben muss. Außerdem nahmen viele Menschen Quecksilber gegen Syphiliserkrankungen ein, was für verfärbte und sogar fehlende Zähne verantwortlich war. Die französische Malerin Louise-Élisabeth Vigée-Le Brun war die erste Künstlerin, die sich 1787 in einem Selbstportrait mit geöffneten Lippen zeigte und damit gegen die jahrhundertealte Tradition verstieß, Modelle besser mit geschlossenem Mund darzustellen, weil der Zustand der Vorderzähne bei den meisten Menschen einfach zu desaströs war. Noch die berühmte österreichische Kaiserin Sisi ließ sich ausschließlich mit geschlossenem Mund malen oder fotografieren, weil ihr Gebiss in keiner noblen Verfassung war.

Neben solche olfaktorischen und ästhetischen Bedenken, die Mund-zu-Mund-Beatmung betreffend, traten aber noch ganz andere Vorurteile. Die leichenblassen Ertrinkensopfer sahen, wenn sie aus der Themse gezogen wurden, einfach schon mehr tot als lebendig aus und setzten die medizinischen Retter dem Verdacht aus, die Toten wieder zum Leben erwecken zu wollen: Eine blasphemische Unmöglichkeit, würde doch damit Gott ins Handwerk gepfuscht. Diese Argumentation war weit verbreitet und hat den medizinischen Fortschritt noch in vielen anderen Bereichen gelähmt. So lehnten die Kirchen im 19. Jahrhundert die Gabe von Narkotika gegen die Geburtsschmerzen ab, weil schließlich in der Bibel geschrieben stehe, Frauen sollten unter Schmerzen gebären. Mit diesem Unsinn räumte die englische Königin Victoria, die ja auch Oberhaupt der anglikanischen Kirche war, auf, indem sie sich bei der Geburt ihres achten Kindes Chloroform verabreichen ließ. Der »kiss of life« dagegen geriet in Vergessenheit.

Am Ende des Zeitalters der Aufklärung ist der Kuss also klinisch tot. Ein kleines Fünkchen Hoffnung glimmt für ihn noch in einer neuen kulturellen Bewegung, die als Empfindsamkeit bezeichnet wird und in die Romantik, naja: mündet. Mit der Romantik übersteht das Küssen auch das biedermeierliche, sich industrialisierende, dann sich militarisierende 19. Jahrhundert, um mit der rasanten Entwicklung der Medientechnik seit dem beginnenden 20. Jahrhundert ein durchaus eindrucksvolles und globales Comeback zu feiern. Aber auf diese Geschichte werden Du und ich zu einem späteren Zeitpunkt zurückkommen.

09

Küssen als Kommunikation

Wenn Küssen nichts Natürliches, nichts Biologisches ist, was ist es dann?

Franz Müller-Lyer schrieb in seinem Buch *Phasen der Liebe*, seiner immerhin schon 1913 erstmals erschienen »Soziologie des Verhältnisses der Geschlechter«, dass »der Kuß ursprünglich überhaupt nicht die heutige Bedeutung hatte«,[1] was ein wichtiger Hinweis darauf ist, dass das Küssen eben überhaupt eine Bedeutung hat. Bedeutungen können nur Akte der Kommunikation generieren, was nichts anderes heißt, als dass das Küssen selbst ein Akt der Kommunikation sein muss. Auch Donald Lateiner hält fest: »Das Berühren eines anderen Körpers oder Gegenstands mit den Lippen durch Drücken, Saugen, Umschließen oder Beißen übermittelt eine ganze Palette (nonverbaler) Botschaften.«[2] Und Johann Friedrich Heckel weiß schon im frühen 18. Jahrhundert in seiner *Historisch-philologischen Untersuchung von den mancherley Arten und Absichten der Kuesse* zu berichten, dass »viele auch gelehrte und honette Leute gefunden werden, welche durch die Küsse die höchste Freundschafft und liebreichsten Umgang ausdruecken«.[3]

Küssen kann also als eine Art von Kommunikation betrachtet werden. Was ist Kommunikation? Kommunikation ist ein System, das dem Austausch von Information dient, das Regeln folgt und das prinzipiell auch medial übertragen werden kann. Die Frage, ob Küssen etwas Kommunikatives ist, unterscheidet sich deutlich von der Frage, ob Würstchengrillen, Schmetterlingesammeln oder

Die-Wohnung-Putzen etwas Kommunikatives sind. Der Unterschied liegt im Kuss. Der Kuss wirft Fragen auf, ohne Antworten zu geben. Er selbst ist die Antwort.

Beim Küssen teilt man etwas, das steht vermutlich außer Frage. Also teilt man beim Küssen etwas mit. Denn ohne ein »mit« gibt es kein Teilen. Jedes Teilen ist immer ein Mit-Teilen. *Sharing is communicating*. Und das Küssen zweier Menschen ist, wenn überhaupt irgendetwas, eine *sharing community*. Küsse können manchmal sogar Worte ersetzen oder als Entgegnung auf Gesprochenes herhalten, also in den direkten Diskurs mit der verbalen Sprache treten, sie aufgreifen, sie sogar ersetzen. Küssen ist für sprachliche Kommunikation anschlussfähig. Der Schriftsteller und Literaturwissenschaftler Dieter Wellershoff hat diese Ersetzungsoperation einmal in einer Erzählung bildlich beschrieben: »Sie antwortete ihm, indem sie seine Wange küsste.«[4]

Dass das Küssen der verbalen Sprache entgegensteht, sie mitunter stört oder ihr widerspricht, das ist auch schon dem Kussforscher Siegismund Librowicz aufgefallen. Er zitiert einen Kussratgeber, den ausgerechnet ein »Dr. Kußlieb« geschrieben haben soll (wiewohl es natürlich auch Latinisten gibt, die mit Nachnamen Lateiner heißen: *nomen est omen*), der ausdrücklich die verbale Sprache aus der Hemisphäre des Küssens verdrängen will:

> »Rede nicht gleich nach dem Kusse. Es wäre eine Entweihung des Kusses, eine Auflösung seiner Poesie in Prosa, wenn wir die Lippen gleich nach ihrer anmuthigen Beschäftigung, wieder zum Sprechen aufthuen wollten.«[5]

Deine und meine Vorstellung von Kommunikation ist sehr stark geprägt von der verbalen Kommunikation. Und diese verbale Kommunikation hat als Paradigma wiederum die orale, also die mündliche Kommunikation: Aus Deinem und meinem Mund kommt, was Du und ich zu sagen haben. Auch wenn wir uns gar nicht oral, sondern zum Beispiel schriftlich äußern, gilt noch das Mündlichkeitsparadigma: Unsere Schrift ist eine phonetische, sie orientiert sich daran, das gesprochene Wort wiederzugeben. Selbst wenn wir nicht in verbaler Sprache kommunizieren, sondern zum Beispiel per Foto oder Video, hat das, was Du und ich kommunizieren, eine Aus-Sage, folgt der »Sprache der Bilder«, schließlich sage ein Bild »mehr als tausend Worte«.

Nur beim Küssen verhält es sich anders!

Zwei Lippenpaare auf Fühlung, enger noch als Tuchfühlung, der Mund verschlossen vom anderen Mund, das ist die exemplarische Vorstellung vom Küssen, der Paradekuss. Es gibt viele andere Formen des Küssens, deren Familienähnlichkeiten Betrachtung finden sollen, aber im Zentrum des Denkens über das Küssen steht der Kuss als solcher, der mustermäßige Kuss, Kierkegaard hielt ihn für den »perfekten Kuss«. Beim Küssen sind die Münder versiegelt, verbale Kommunikation ist beim Küssen unmöglich. Wenn Küssen etwas mitteilt, wenn es also eine Art der Kommunikation ist, dann handelt es sich dabei um die einzige Form *oraler* Kommunikation, die ohne Worte, ohne Stimme, ohne all das gutturale, pallatale und labiodentale Gesumse auskommt, mit dem der Mensch für gewöhnlich jenen enormen semantischen Aufwand betreibt, den wir menschliche Kommunikation nennen. Küssen ist orale Kommunikation, ohne verbale Kommunikation zu sein.

Ist das gesprochene Wort zwischen zwei Menschen, zwischen Dir und mir, also das Gespräch, der Dialog, die Standardform, das Paradigma von Kommunikation? Schon das wäre zu hinterfragen, weil dieser speziellen Form oraler Kommunikation ja einen Ozean literaler, visueller und auch körperlicher Mitteilsamkeit gegenübersteht, der vielleicht den größeren Teil der Oberfläche des kommunikativen Planeten bedeckt. Wenn wir von *face-to-face*-Kommunikation sprechen (oder schreiben), dann ist das Küssen jedenfalls sofort im Spiel, denn mehr *face-to-face* als beim Küssen ist nicht möglich.

Unter dem Mündlichkeitsaspekt ist Küssen Kommunikation in Reinform. Noch mehr Mund geht schließlich nicht. Wenn allerdings Kommunikation mehr ist als nur die Anwendung einer Technik, sondern auch die Ver- oder Übermittlung einer Botschaft, dann stellt sich die Frage: Welche Botschaft ver- oder übermittelt ein Kuss? Der kanadische Medienforscher Marcel Danesi hat eine ganze semiotische Theorie des Küssens aufgestellt und behauptet: »Lippenkontakt erfordert Interpretation. Er kann sexuell sein; er kann sozial sein; er kann heilig sein; er kann auch romantisch sein.«[6] Nun, Dir und mir fielen da vermutlich noch sehr viel mehr Interpretationen des Küssens ein als nur diese vier. Aber lässt sich allein aus dem Typ des Kusses herauslesen oder interpretieren, was er zu sagen hat? Oder ist der Kuss die Erfüllung jener Prophezeiung, die einst der Medientheoretiker Marshall McLuhan übermittelt hat: *The medium is the message*? Das Medium selbst ist die Botschaft? »A kiss is just a kiss«, wie Dooley Wilson alias Sam im Kinofilm *Casablanca* singt.

Der Kuss konstituiert Beziehungen und damit Gesellschaftliches. Dass man sich nicht selbst küssen kann, bedeutet, dass der Kuss sozial ist. Du brauchst immer mich, und ich benötige stets Dich zum Küssen. Wer außerhalb der Gesellschaft steht, wer a-sozial ist, der oder die küsst auch nicht. Auch Sigmund Freud zitierte schon das Lamento jener Personen, denen die Unmöglichkeit einer autoerotischen Kusshandlung auffiel: »Schade, dass ich mich nicht küssen kann.«[7]

Zu den Besonderheiten von Gesellschaft zählt, dass sie sich für die Usancen ihres Zusammenlebens Regeln gibt. Das gilt auch und vor allem für die gesellschaftliche Kommunikation. Kommunikationssysteme sind immer regelbasiert. »Jeder Küsser muss das Kalkül der Kuss-Konventionen seiner Kultur kennenlernen«, notiert Donald Lateiner.[8] Regelbasiert zu sein, haben Gesellschaften und Kommunikationssysteme mit Spielen gemein. Deswegen wurde wiederholt der Vorschlag gemacht, soziale Interaktion und vor allem menschliche Kommunikation vornehmlich als Spiel aufzufassen. Fürs Küssen scheint das ein besonders lohnender Weg zu sein. Schon Adalbert von Chamisso schrieb:

»Küssen ist ein süßes Spiel.
Küsse, sonder Zahl und Ziel,
Geben, nehmen, wiedergeben,
Küssen ist ein süßes Spiel,
Meinst du nicht, mein süßes Leben?«[9]

Viele Gesellschaftsspiele haben ja in der Tat das Küssen zum Inhalt, als Thema, als Pfand oder als Gewinn. Denke nur an Pfänderspiele, Flaschendrehen, Blinde-Kuh- oder Abzählspiele. Solche Spiele waren auch schon vor Jahrhunderten bekannt und sind ein internationales Phänomen. Goethe beschreibt ein solches Spiel, an dessen Ende ein Pfand mit einem Kuss ausgelöst werden musste, in seinen *Leiden des jungen Werther.* In Frankreich gab es schon vor Zeiten ein Spiel, das als *Jeux de baisers doux* (das Spiel der süßen Küsse) bezeichnet wurde. Und schon im indischen Kamasutra kommt ein Spiel vor, bei dem die Spieler und Spielerinnen es schaffen müssen, als Erstes die Unterlippe des Partners zu fassen.

Regeln haben eine wichtige Eigenschaft: Sie sind konventionell, und das bedeutet, sie können auch geändert werden. In der Geschichte des Küssens konnten Du und ich ja schon einige solche Regeländerungen kennenlernen. Auch dass es auf der Welt *kissing areas* und *non-kissing areas* gibt, hat mit dieser Regelhaftigkeit zu tun: In *non-kissing areas* gibt es schlechterdings keine Regeln für das Küssen, und wo es keine Spielregeln gibt, da gibt es auch kein Spiel. Im Ernstfall gibt es sogar nur negative Regeln, also Verbote. Solche Kussverbote oder einschränkende, limitierende, verhindernde Kussgesetze sind gerade in solchen Ländern, die als *non-kissing areas* angesehen werden müssen, stark verbreitet. Aber auch *kissing areas* kennen geschriebene oder ungeschriebene

Gesetze, die das Kussspiel limitieren, reglementieren. In Indonesien, Indien, Dubai oder Malaysia ist das öffentliche Küssen bei Strafe verboten. Auch in Japan oder China sollte ausschließlich in den eigenen vier Wänden geküsst werden. In Frankreich ist das Küssen auf Bahnübergängen verboten, weil man sich dort um die Verkehrssicherheit sorgt. Im englischen Nordwesten wurde der Bereich vor dem Bahnhof Warrington Bank Quay zur kussfreien Zone erklärt. Lange Abschiedsszenen hatten dafür gesorgt, dass die dortige Haltebucht ständig zugeparkt war. Im italienischen Örtchen Eboli in Kampanien lautet ein Gesetz: »Es ist verboten, im Auto Küsse und Zärtlichkeiten auszutauschen.« Weil junge Erwachsene in Italien oft sehr lange noch bei den Eltern wohnen (Stichwort: *Mamismo*), weichen sie zum Knutschen ins Auto aus, was zu Überfüllungen auf bestimmten Parkplätzen führen kann. Aus dem gleichen Grund wurde im sizilianischen Bergdorf Monreale das Küssen in öffentlichen Parks verboten. Ein eigenes Kapitel wären die Dir und mir zum Teil eigenartig erscheinenden Kussreglements, die in den USA aufgrund des dort herrschenden Richterrechts auf Basis von Präzedenzfällen sehr granular sein können: In Eureka (Nevada) dürfen Männer mit Schnurrbart nicht küssen, im Bundesstaat Michigan herrscht sonntags ein allgemeines Kussverbot, in Wisconsin gilt das Kussverbot in allen Zügen, in Florida dürfen Männer generell nicht die Brüste ihrer Ehefrau küssen, und in Riverside (Kalifornien) dürfen sich zwei Personen nur küssen, wenn sie vorher ihre Lippen mit Rosenwasser betupft haben.[10] In Deutschland haben sich Arbeitsgerichte verschiedentlich mit Küssen am Arbeitsplatz beschäftigt. Ungefragte Küsse im Büro können demnach die fristlose Kündigung nach sich ziehen. Ein Musiklehrer musste 2000 Euro Strafe zahlen, weil er eine Schülerin geküsst hatte. Seine Ausrede, er habe dabei keine Gewalt gebraucht, ließ das Oberlandesgericht Hamm nicht gelten.

Das *Social Distancing* während der Corona-Krise war ein gesetzlich verordnetes Berührungsverbot, das auf die berührende

Kommunikationsart des Küssens drastische Auswirkungen hatte. In Österreich war auf dem Höhepunkt des Lockdowns im Frühjahr 2020 das Küssen explizit verboten, die österreichische Polizei war angehalten, bei Küssen in der Öffentlichkeit einzuschreiten. Gerade dieses *Social Distancing* zeigte in der Einschränkung von Berührungsmöglichkeiten, wie relevant Berührung für Deinen und meinen Alltag, für den seelischen Haushalt ist. Küssen ist der Superlativ der Berührung. Berührungsverbot ist Küssverbot.

Küssen ist also ein Spiel, das immer wieder auch dramatischen Regeln unterworfen ist. Küssen als Spiel, das macht diese berührende Kommunikationsart anschlussfähig für ein wichtiges Konzept des Sprachphilosophen Ludwig Wittgenstein, das von den Sprachspielen. Nach Wittgenstein entspricht das Kommunizieren mit einer Sprache dem Spielen eines Spiels mit bestimmten Regeln. Die Regeln und das Regelmäßige machen demnach Sprache und Kommunikation aus. Nicht jede Kommunikation ist gesprochene Sprache. Große Teile der Kommunikation finden heute schriftlich statt, man kann dann von einem Schreibspiel sprechen (oder besser: schreiben). Und wenn diese geschriebenen Texte medial übermittelt oder gespeichert werden, dann wird aus dem Schreibspiel ein Medienspiel. Alle diese verschiedenen Spiele gehorchen je eigenen Regelsystemen. Das Küssen reiht sich in diese Spiele ein, auch beim Küssen handelt es sich um ein Kommunikationsspiel. Die Regeln dieses Spiels werden, wie bei vielen anderen Spielen auch (wie ebenfalls in der Sprache), während des Spielens ausgehandelt. Küssen ist ein Kussspiel.

Hier den berühmten Philosophen zu bemühen, kommt nicht von ungefähr: Küssen steht vielleicht dem Denken näher als dem Sprechen. Das wird dadurch schon nahegelegt, dass beim Küssen die Münder versiegelt sind, während das Gehirn nicht abschalten muss. Man kann beim Küssen also weiternachdenken, man kann aber nicht weitersprechen. Darum ist das Küssen eher ein Denken, eine Denkoperation oder wenigstens etwas, was nicht in Fundamentalopposition zum Denken steht. Näher als beim Küssen können zwei Köpfe sich nicht kommen. Darum ist Küssen auch eine philosophische Tätigkeit, buchstäblich ein Gedankenaustausch. Wer küsst, ohne mit den Gedanken beim Partner oder bei der Partnerin zu sein, der küsst nicht wirklich, sondern führt nur mechanisch etwas aus, was wie Küssen aussieht. Ich denke, also küsse ich. Mit Ludwig Wittgenstein und seiner Theorie der Sprachspiele lässt sich auch ein Anhaltspunkt für die Bedeutung geben, die das Küssen in der menschlichen Kommunikation hat, die *message*, die der Kuss mitteilt, die Botschaft, die über die Lippen kommt, ohne Wort zu sein. Wittgensteins spezielle Ansicht von der Bedeutung sprachlicher Äußerungen war nämlich die von der Bedeutung als Gebrauch. Erst in der besonderen kommunikativen Situation, wenn ein Kommunikationselement als Spielelement oder Spielfigur zum Zuge kommt, wird seine Bedeutung ausgehandelt und ausgemittelt. Es gibt also keine vorgefertigten und ausgestanzten Bedeutungsinhalte, die Kommunikanten hätten. Du und ich können nicht im Wörterbuch des Küssens nachschlagen, um herauszufinden, was dieser oder jener Kuss zu bedeuten habe. Erst wenn er sich wirklich ereignet, erhält der Kuss seine Bedeutung. Marcel Danesi geht so weit zu behaupten, dass der Kuss aufgrund seiner Rätselhaftigkeit als Zeichen nur verstanden werden kann, wenn er als Bedeutungsstruktur mit dem universellen Zeichensystem vernetzt wird, das der estnische Semiotiker Juri Lotman als *Semiosphäre* bezeichnet hat.[11] Alle Bedeutungen hängen demnach mit allen anderen zusammen, und der Kuss als Kommunikation reiht sich in dieses reiche Geflecht mit ein.

Am Ende möchte man freilich konkretere Aussagen über die Botschaft des Küssens treffen. Indes bereitet das systematische Probleme, denn sich zu konkreten Botschaften des Küssens zu äußern, hieße ja, die nonverbalen Botschaften des Küssens zu verbalisieren. Es gibt aber nun einmal Gründe, warum einige Kommunikationsspiele nonverbale Spiele sind. Wäre das, was Du und ich durchs Küssen ausdrücken, einfach zu verbalisieren, würden wir es schließlich tun und uns das Küssen sparen. Der Psychoanalytiker Adam Phillips schreibt:

> »Es scheint, als widersetze sich das Küssen einer sprachlichen Darstellung. Überraschenderweise gibt es fürs Küssen (verglichen mit anderen Formen der Sexualität) nur wenige Synonyme. Es hat keinen eigenen Slang, ja buchstäblich keine Sprache entwickelt, in der es sich beschreiben ließe.«[12]

Und auch der Poet, namentlich Victor von Scheffel, immerhin einer der Bestsellerautoren des 19. Jahrhunderts, dichtete:

> »Kuß ist mehr als Sprache, ist das
> Stumme hohe Lied der Liebe,
> Und wo Wort nicht ausreicht, ziemt dem
> Sänger schweigen.«[13]

Die Scheu vor dem ausgesprochenen Wort, der Vorbehalt vor der Verbalisierung, das Zurückschrecken vor der klaren Botschaft hat das Küssen mit dem Heiligen, dem Geheimnis des Glaubens gemein, das ja genau deswegen ein Geheimnis bleibt. André Breton hat darum in seinem Roman *Nadja* den Kuss mit dem Empfang der heiligen Kommunion im katholischen Ritus gleichgesetzt:

> »Ehrfurchtsvoll küsse ich ihre sehr hübschen Zähne, und nun, langsam, ernst, das zweite Mal ein paar Töne höher als das erste Mal: ›Die Kommunion findet schweigend statt … Die Kommunion findet schweigend statt.‹ Weil, erklärt sie mir, dieser Kuss in ihr den Eindruck von etwas Heiligem hinterlässt, wo ›die Zähne die Stelle der Hostie einnehmen‹.«[14]

Wo der Kuss Lippen versiegelt, bringt er unweigerlich und buchstäblich zum Verstummen. Insofern hat das Küssen auch eine antikommunikative Kraft. Wer gerade noch zum Reden anhob und wem gerade noch aus dem Gehege seiner Zähne Wort und Sinn entfleuchen wollten, dem sind mit einem Mal im Kuss die Lippen versiegelt. Wer Kommunikation nur auf den Diskurs reduziert, der kann am Küssen nichts finden – jedenfalls nichts, was diskursiv wäre. Das Küssen ist wie viele Kommunikationsspiele nichts simpel Diskursives, das sich im kommunikativen Zweiklang von Encodieren und Decodieren entziffern ließe. Wäre dem so, dann könnten Du und ich uns ja direkt verbal austauschen und müssten nicht den manchmal komplizierten Umweg über das Küssen nehmen.

Du und ich müssen konstatieren: Küssen ist eine Kommunikationsart, die den Küssenden nichts Diskursives mitteilt. Noch schlimmer: Sobald der Kuss den Küssenden etwas mitteilt, ist er zu Ende. Wer beim Küssen an die Botschaft denkt: »Oh, der hat eben erst eine geraucht«, der oder die hat gedanklich den Kuss beendet. Die Botschaft, die der Kuss als Kommunikant vermittelt, ist keine diskursive, keine, die sich simpel verbalisieren ließe, denn sonst würden Du und ich es ja tun.

Und doch ist der Kuss eine Mitteilung. Er hat keine andere Botschaft als sich selbst. Der Kuss ist die Mitteilung der Mitteilung. Ich küsse Dich, heißt, ich küsse Dich. *A kiss is just a kiss.* Was die Küssenden sich mitteilen, ist, dass sie sich küssen. Erst auf einer sehr sekundären Ebene teilt der Kuss auch anderes mit als den Kuss, und er teilt es anderen mit: Den Betrachtern der Küssenden, Umstehenden, zufälligen Beobachtern, Fernsehzuschauern, dem Theaterpublikum, den Kinobesucherinnen, der Gesellschaft, der Öffentlichkeit. Hier kann das Küssen durchaus enorme Wirkung entfalten. Aber diese Öffentlichkeit wird dennoch niemals entschlüsseln, was die Küssenden sich mit ihrem Küssen mitzuteilen hatten. Das bleibt Privatsache. Wenn der Kuss eine binäre Privatsache ist und bleibt, ein Sachverhalt, der nur und ausschließlich zwei Leute angeht, gibt es kein Verstehen des Küssens außerhalb dieser Binarität. Keine Botschaft dringt nach außen, keine Mitteilung außer dem Gefühl, das die zwei da, das Du und ich haben, wenn wir uns küssen. Küssen ist privat. Was davon in der Öffentlichkeit ankommt, sind stets nur Fragmente, Echos, Spiegelungen.

10

Kommunikation mit dem Körper

Worte reichen manchmal einfach nicht aus. Dass Du und ich nicht nur verbal kommunizieren, ist eine Binsenweisheit. Das Nonverbale, also zum Beispiel Mimik oder Gestik, unterstützt und unterstreicht das gesprochene Wort, ersetzt es sogar manchmal, etwa in der Pantomime. Und doch ist es überraschend, wenn man sich ansieht, welchen Anteil das Nichtsprachliche nach den Erhebungen von Linguistinnen und Kommunikationswissenschaftlern am Kommunikationsgeschehen insgesamt hat. Einer der Wegbereiter einer Wissenschaft des Nonverbalen, ein Anthropologe mit dem so klangvollen wie sprechenden Namen Ray Birdwhistell, der Schüler von Margaret Mead war, hat ausgerechnet, dass in einem Gespräch zwischen zwei Personen durchschnittlich nur 35 Prozent durch das Verbale wiedergegeben werde, während 65 Prozent der kommunizierten Inhalte dem Nonverbalen zuzurechnen seien. Birdwhistell hat dieser Forschungsrichtung einen eigenen Namen gegeben und sie »Kinesics« genannt.[1] Edward Hall hat in seiner Studie *The Silent Language* (»Die stille Sprache«) die These von der Abhängigkeit der Bedeutsamkeit des Verbalen vom Nonverbalen noch auf die Spitze getrieben. Unter den Oberbegriff »Kultur« fasst Hall zehn verschiedene Arten menschlicher Aktivitäten, die er *primary message systems* (»primäre Botschaftssysteme«, PMS) nennt. Nur ein einziges dieser Systeme beinhaltet Hall zufolge Sprache, die neuen anderen repräsentieren nichtsprachliche Arten von Kommunikationsprozessen, worunter der Forscher *asso-*

ciation, subsistence (von Ernährung bis Ökonomie), *bisexuality, territoriality, temporality, learning, play, defense* und *exploitation* (das Verwenden von Materialien) fasst.[2]

Neben empirischen Befunden über den Anteil des Nonverbalen am Kommunikationsgeschehen gibt es auch zwei grundsätzliche theoretische Überlegungen über die Bedeutung des Nichtsprachlichen für den Kosmos der Sinnproduktion. Der eine Gedanke ist der, dass menschliche Kommunikation prinzipiell aus sehr viel mehr besteht als nur aus der (sprachlichen) Vermittlung konzeptueller Inhalte. In der Sprachphilosophie wird das auch der propositionale Gehalt einer Äußerung genannt. Häufig konzentrieren Du und ich uns in Gesprächen oder in Analysen unserer Kommunikationsakte auf eben diesen propositionalen Gehalt. Dabei ist anderes als der nüchterne Inhalt unserer Äußerungen häufig viel wichtiger, und hier ist, wie Axel Hübler schreibt, »das Nonverbale ohne Konkurrenz«.[3]

Der andere Gedanke wurde mit Verve vom Anthropologen Michael Tomasello vertreten. Seiner Meinung nach ist die menschliche Sprache überhaupt erst aus Gesten entstanden. Tomasello unterscheidet zwei grundlegende Arten von Gesten oder gestischen Zeichen: *Zeigegesten* und *ikonische Gesten*. Zeigegesten sind solche Formen der Körpersprache, mit denen bewusst die Aufmerksamkeit einer anderen Person auf einen bestimmten Gegenstand oder ein bestimmtes Ziel gelenkt werden soll. Ikonische Gesten sind darstellende, bildhafte und repräsentierende Formen der Körpersprache, bei denen mit den Händen oder vollem Körpereinsatz ein Gegenstand oder eine Handlung dargestellt wird, auf die nicht einfach unmittelbar gezeigt werden kann, zum Beispiel weil der Gegenstand gerade gar nicht in der Nähe ist oder die Handlung aktuell nicht real ausgeführt wird. Die Pantomime nutzt solche ikonischen Gesten genauso wie etwa die Gebärdensprache von Gehörlosen.

Die Sphäre der körpersprachlichen Ausdrucksmöglichkeiten ist allerdings mit diesen zwei Typen von Gesten, obwohl sie bestimmt sehr wichtige Spielarten sind, noch lange nicht ausgeschöpft. Eine Art der Körperkommunikation, die nicht nur beim Menschen, sondern auch bei vielen Tierarten weit verbreitet ist, stellt der direkte körperliche Kontakt dar. Zeigegesten und ikonische Gesten sind immer Gebärden auf Distanz. Die Zeigegeste oder deiktische Geste zeigt immer aus der Nähe auf etwas Fernes oder aus der Ferne auf etwas Naheliegendes, drückt also in jedem Fall eine Entfernung des Zeigenden wie auch des Adressaten der Geste vom Gezeigten aus. Wäre etwas schon zuhanden, müsste man ja nicht mit Händen darauf zeigen. Du würdest dann einfach den Gegenstand selbst, den Du in der Hand hältst, zeigen. Und die ikonische Geste mit ihrer symbolischen Bezugnahme auf raumzeitlich Abwesendes macht die Distanz zum Gegenstand im Kommunikationsgeschehen noch augenfälliger: Symbolisch stelle ich etwas dar, gerade weil das Referenzobjekt selbst gerade zur Verfügung steht.

Unmittelbarer körperlicher Kontakt als Art der Kommunikation überwindet die Distanz augenfällig: Im Körperkontakt sinkt die Kommunikationsdistanz wie auch die Aufmerksamkeitsdistanz zwischen Kommunikator und Adressatin auf null. Zwar können auch Gesten des unmittelbaren Körperkontakts deiktischen, also zeigenden Charakter haben: Zum Beispiel kann die Kommunikatorin mit beiden Händen den Kopf des Adressaten greifen und damit seinen Blick auf einen entfernten Gegenstand lenken. Man könnte einen solchen Kommunikationsakt als einen bezeichnen, bei dem die Aufmerksamkeitsdistanz null ist, die Kommunikationsdistanz dagegen ungleich null. Immer dann allerdings, wenn der eine Kommunikationspartner dem anderen durch Körperkontakt etwas über sich selbst mitteilen will, über seine Gefühle, seine Befindlichkeit, seinen Zustand, seine Haltung zum Adressaten, ist auch die Kommunikationsdistanz gleich null. Was der Körperkontakt als Zeichen zu bedeuten hat, ist unmittelbar im Hier und Jetzt präsent, ist spürbar, erlebbar, riechbar und fühlbar. Alle Formen von Stärke-, Größe- oder Längenvergleiche sind solche Botschaften, die aus unmittelbarem Körperkontakt hervorgehen. Beim Armdrücken ist unmittelbar erfahrbar, wer der Stärkere ist. Beim Händeschütteln als Begrüßungsgeste sind in der Stärke des Drucks, in der Wärme oder Kälte der Hände oder im Umstand, ob der andere vielleicht schwitzt oder nicht, Botschaften und damit Informationen für den anderen hier und jetzt enthalten und werden in aller Regel von Dir und mir auch unmittelbar wahrgenommen.

Die Botschaften, die Körperkontakt als Kommunikant enthalten kann, sind äußerst vielfältig. Mit einer Kopfnuss, einem Rempler oder einem Nasenstüber können Du und ich jemand anderen auf sehr unmittelbare Weise erfahren lassen, dass wir uns in starker Gegnerschaft zu ihm befinden. Solche Arten von Körpergesten würde ich *oppositionelle Körpergesten* oder *oppositionelle Körperkommunikanten* nennen. Die Überschreitung von Körperdistanz bedingt in der Regel eine gewisse Intimität oder Privatheit zwischen der Kommunikatorin und dem Adressaten. Solche Intimität oder Privatheit setzt normalerweise eine emotionale Beziehung zwischen beiden voraus. Feindschaft und Hass sind sicherlich starke Gefühle, die die Überschreitung von Körperdistanz deutlich befördern. Noch wesentlich stärker aber tragen natürlich positive Gefühle dem anderen gegenüber zur Überschreitung dieser Distanz bei. Anthropologinnen und Biologen haben dies nicht nur bei Menschen, sondern auch bei menschenähnlichen Affen und bei vielen anderen Tierarten konstatiert. Immer dort, wo Lebewesen in Gemeinschaft leben und ihr Leben von der Gemeinschaft abhängt, ist Körperkontakt unvermeidlich und trägt erheblich zur Aufrechterhaltung der Gemeinschaftsfunktionen bei. Solche Körperkontakte mit Mitteilungscharakter, die positive Gefühle vermitteln und eine konstruktive soziale Rolle spielen, würde ich *Zuneigungsgesten* oder *Zuneigungs-Körperkommunikanten* nennen.

Der Psychologe und Anthropologe Robin Dunbar hat insbesondere auf das Kraulen unter Menschenaffen als sozialer Tätigkeit hingewiesen, die für das Sozialwesen äffischer Gemeinschaften eine wesentliche Rolle spielt. In Feldversuchen hat er auch selbst sich in Affengemeinschaften integriert und dabei kraulen lassen. Seine Beschreibung dieser Form von Körperkommunikation ist bemerkenswert:

> »Wenn man von einem Affen gekrault wird, so erlebt man ganz elementare Gefühle: den anfänglichen Schauder der Unsicherheit in einer noch nicht erprobten Beziehung, die allmähliche Unterwerfung unter die gierigen Finger eines andern, die kundig über die nackte Haut irren, das leichte Kneifen, Greifen und Knabbern der Entdeckerhände, die überrascht von jenem Leberfleck zu dieser neu gefundenen Warze wandern. Der kurzfristig irritierende Schmerz des Kneifens macht unmerklich einem sanften Lustgefühl Platz, das vom Zentrum der Aufmerksamkeit warm nach außen dringt.«[4]

Es handle sich beim Kraulen nicht nur um eine körperliche Empfindung, so Dunbar weiter, sondern um sozialen Austausch. Allein schon dieses Kraulen enthält alle Bedeutungen der Welt, beschreibt eine Welt durch körperliche Zeichen, durch Zuwendung und Kontakt. Für den Bedeutungshorizont, der sich für ihn in der Körperlichkeit dieser sozialen Interaktion erschließt, findet Dunbar beinahe poetische Worte:

> »Eine leichte Berührung, eine sanfte Zärtlichkeit kann alle Bedeutungen dieser Welt vermitteln: In dem einen Augenblick ist es eine Geste des Trostes, eine Entschuldigung, die Bitte, gekrault zu werden, eine Einladung zum Spielen; in dem anderen das Behaupten einer Vorrangstellung, eine Aufforderung wegzugehen; in wieder einem anderen ist es Beruhigung, die Erklärung freundlicher Absichten.«[5]

Die menschliche verbale Sprache hat sich laut Dunbar aus diesem *social grooming*, dem sozialen Kraulen, entwickelt. Sie diene offensichtlich vor allem dazu, soziale Beziehungen zu knüpfen und zu pflegen und sei darum »akustisches Kraulen«.[6] Die Vorteile einer phonetischen Sprache gegenüber unmittelbarem Körperkontakt seien laut Dunbar, dass man sehr viel mehr über die eigene Person, die eigenen Vorlieben und Abneigungen mitteilen könne und dass man anders als beim unmittelbaren Körperkontakt, der in aller Regel in schönster Dualität verläuft, mit mehreren Personen gleichzeitig kommunizieren und damit die Häufigkeit sozialer Interaktionen deutlich steigern könne.

Robin Dunbar hat die mögliche Menge von Kommunikationspartnern, die durch dieses neue Instrument der verbalen phonetischen Sprache den Menschen zur Verfügung steht, auf eine konkrete Zahl gebracht. Er hat dabei typische Affenpopulationen durchgezählt und mit der Größe des Neocortex, also des entwicklungsgeschichtlich jüngsten Teils der Großhirnrinde, abgeglichen. Im Neocortex findet das rationale Denken statt, also die bewussten kognitiven Prozesse. Die These, dass die ungewöhnliche Größe der Gehirne von Primaten, also von Menschen und Menschenaffen, etwas mit deren besonders komplexen Sozialverhalten zu tun hätten, wird seit einigen Jahrzehnten diskutiert. Dunbar hat nun empirisch festgestellt, dass die Gruppengröße von Affenherden direkt proportional mit der Größe des Neocortex der jeweiligen Affenart zusammenhängt. Vergleicht man die Zunahme der Gruppengröße ausgehend von bestimmten Kleinaffenarten hin zu höherentwickelten Menschenaffen im Verhältnis zu ihrem Neocortex und setzt man das in Beziehung zum noch erheblich größeren Neocortex des Homo sapiens (bei ihm bildet er 90 Prozent der Großhirnrinde), dann kommt man auf die ideale Größe einer sozialen Gruppe von Menschen, und diese Zahl ist laut Robin Dunbar 150. In einem kulturgeschichtlichen *Par-force*-Ritt versucht Dunbar zu zeigen, dass diese Gruppengröße annäherungsweise tatsächlich in der Menschheitsgeschichte, von der Größe prähistorischer Dörfer über orientalische Clans bis zur Anzahl von Soldaten einer Kompanie, eine Konstante ist.

Diese auch Dunbar-Zahl genannte Größe ist der mengenmäßige Rahmen, innerhalb dessen sich direkte menschliche sprachliche Kommunikation abspielen soll. Statt eine einzelne andere Person zu kraulen oder ihr händisch Zeichen zu machen, können Du und ich uns mit unserem Sprechapparat an eine noch überschaubare, aber doch ziemlich große Zahl von Menschen gleichzeitig wenden. Diese Möglichkeit, sich mit phonetischer verbaler Sprache an einen größeren Kreis zu wenden, ist um einen hohen Preis erkauft. Denn nicht alle Botschaften, die mit unmittelbarem Körperkontakt, mit Gesten und Gebärden dargestellt wurden, lassen sich ohne weiteres in verbale Sprache übersetzen. Und das kennen Du und ich ja auch: Bei weitem nicht alle Umstände und Sachverhalte der Lebenswelt lassen sich in Worte fassen. Darin sieht Dunbar die schwerwiegendste Einschränkung phonetischer Kommunikation. Häufig haben wir auch gar nicht einer größeren Gruppe von Leuten etwas mitzuteilen. Große Teile der Alltagskommunikation laufen wie in grauer Vorzeit, als Du und ich noch nicht sprechen konnten, zwischen Ego und Alter, *face to face* und *vis-à-vis* ab. Aber Dunbar wittert auch eine Lösung. Immer dort, wo Worte scheitern, fehlgehen oder nicht ausreichen, steht die vorgelagerte Kommunikationsart immer noch als Substitut zur Verfügung:

> »Die menschliche Sprache hat trotz ihres hohen Entwicklungsstandes engere Grenzen, als wir gemeinhin wahrhaben wollen. In entscheidenden Augenblicken fehlen uns die Worte; wir können das Durcheinander der Gedanken, das uns zu überwältigen droht, nicht ausdrücken, und deshalb greifen wir auf uralte Formen der körperlichen Nähe zurück, um das mitzuteilen, was wir nicht laut sagen können oder nicht zu sagen wagen.«[7]

In einem vielzitierten Spruch hat der Sprachphilosoph Ludwig Wittgenstein einst behauptet, die Grenzen unserer Sprache bedeuteten die Grenzen unserer Welt.[8] Das ist aber offenbar zu kurz gesprungen, jedenfalls wenn man die Hypothese so versteht, dass diese Demarkationslinie das Ende sei und hinter der Grenze schlechterdings nichts mehr sei. Zugrunde liegt dem das Bild der Erde als Scheibe, deren äußerster Rand auch das Ende der Welt darstellt. Nun haben Du und ich uns mit gutem Grund von dieser Vorstellung befreit und stattdessen das Modell der Welt als Kugel akzeptiert (vielleicht von einigen katholischen Geistlichen abgesehen). Vielleicht sollten wir auch in der Sprachphilosophie und Kommunikationstheorie endgültig die Kugelgestalt der Erde (und wer weiß auch des gesamten gekrümmten Universums) akzeptieren. Das würde die Annahme befördern, dass wenn Du und ich an eine Grenze angelangt sind, und sei es die Grenze der Sprache, dahinter nicht *nichts* liegt. Hinter jedem Schlagbaum endet das eine, aber beginnt ein anderes Land aus Sprachen, Botschaften und Mitteilungen. Selbst wenn die Grenze durch einen riesigen Ozean markiert würde, dürften wir davon ausgehen, dass auf der anderen Seite des Gewässers ein neuer Kontinent der Kommunikation liegt. Vielleicht ist die ganze kommunikative Sphäre eher so etwas wie die Europäische Union, in der die Grenzen fluide sind und alle eine gemeinsame Währung haben.

Eine effektive Art, die Grenzen der verbalen phonetischen Sprache zu transzendieren, ist, auf urigere Formen der Kommunikation zurückzugreifen. Dazu zählen alle nonverbalen Codes, dazu zählen Gesten und Gebärden, dazu zählen aber insbesondere auch Körpergesten und Körperkommunikation, mithin: Das Küssen.

Zwei Lippenpaare berühren sich. Mehr können Du und ich eigentlich über das Küssen nicht *sagen*. Das Sprechen verstummt, wo das Küssen beginnt. Die Sprache ist am Ende. »Ein Kuß ist – etwas, das keiner Definition bedarf«, schrieb Gottlob Hebold schon 1777, und er fährt fort, das Küssen sei »ein Ausdruck ohne Worte, nämlich ein mit den Lippen gegebenes Zeichen einer innern Empfindung oder Gesinnung« und gehöre insofern »zur Gebärdensprache«. Und von dieser mache das Küssen »wo nicht den ersten und hauptsächlichsten«, doch einen »wichtigen und vielgeltenden Theil« aus.[9] Johann Friedrich Heckel beschreibt das Küssen sogar noch 50 Jahre früher ähnlich und greift dabei sogar auf die Metapher der Grenze, die beim Küssen überschritten wird, zurück:

> »Daher legt er seinen Mund an seines Freundes Mund, damit daselbst die Seele, deren man nur eine in zwey Leibern vertrauter Freunde zu seyn meynet, gleichsam auf die Gräntzen des *territorii* der Freunde komme, und einer dem andern die gebüehrende Schuldigkeit zollen möege, immassen solches an keinem andern und bequemern Orte geschehen kan.«[10]

Wenn die Grenzen meiner Sprache die Grenzen meiner Welt wären, dann wäre das Küssen der Weltuntergang. Ist es aber nicht, im Gegenteil! Es beginnt eine andere Welt, ein neuer Kontinent, mit vielfältigeren Botschaften, mit Informationen, die nur auf diese eine, körperliche Weise übermittelt werden können. Küssen ist eine berührende Kommunikationsart.

Der Kommunikationswissenschaftler Mark Knapp hat sieben Felder des Nonverbalen identifiziert:

1. Körperbewegungen
2. Physische Eigenschaften
3. Berührungsverhalten
4. Parasprache
5. Proxemik
6. Artefakte
7. Situationsabhängige Faktoren.[11]

Zu Feld 1 zählen alle Gesten und andere Bewegungen des Körpers und von Körperteilen, außerdem der Gesichtsausdruck, das Blickverhalten und auch Körperhaltungen. Zu Feld 2 gehören

Körpereigenschaften der Kommunikationspartner wie Körpergröße, Gewicht, Geruch, Aussehen, Haar- und Hautfarbe. Im Vergleich zu allen anderen Feldern der nonverbalen Kommunikation sind Körpereigenschaften ziemlich konstant, auch wenn Du beispielsweise durch eine strenge Diät Dein Körperformat deutlich ändern kannst (und dadurch der Mitwelt auch einiges über Dich mitteilst). Besonders weit gegangen ist in der Interpretation solcher Körpereigenschaften die Physiognomie. Das war und ist eine populärwissenschaftliche Forschungsrichtung, die körperliche Merkmale für so kommunikativ hält, dass sie sogar Aussagen über den Charakter von Personen zulässt. Im deutschen Sprachraum hat schon im 18. Jahrhundert Johann Kaspar Lavater mit solchen Interpretationen für Furore gesorgt. Aber auch im 20. Jahrhundert hat etwa William Sheldon noch ernsthafte Versuche unternommen, mit physiognomischen Beobachtungen Psychologie zu betreiben.[12] Die Anfälligkeit für politischen und moralischen Missbrauch solcher Theorien zeigen die Körpervermessungen der frühen Ethnologie oder der nationalsozialistischen »Rassekunde«, die aus Körpermaßen und Körpereigenschaften auf die angeblich minderwertigen Charaktereigenschaften angeblich unterlegener Ethnien schließen wollten (wer war noch mal im Zweiten Weltkrieg den Alliierten unterlegen?).

Feld 3 enthält alle Arten der Körperberührungen im Kontext von Kommunikationsprozessen. Dazu zählt auch der Sprachwissenschaftler Axel Hübler explizit »sowohl die aggressiv-feindlichen, wenn man jemanden schlägt oder schubst, als auch die freundlichen wie etwa beim Händeschütteln oder Küssen«.[13]

Das vierte Feld der Parasprache ist nicht wie praktisch alle anderen Felder der nonverbalen Kommunikation visuell, sondern vokal: Hier geht es um die Botschaften, die beispielsweise durch Stimmcharakteristika wie die Tonhöhe oder das Sprechtempo kommuniziert werden. George Trager, der die Forschung in diesem Bereich besonders geprägt hat, zählt zur Parasprache auch die sogenannten »vocal characterizers«. Hierzu zählen Gähnen, Hüsteln, Lachen, Räuspern, Rülpsen und Schniefen.[14]

Das fünfte Feld, die Proxemik, drückt aus, wie sehr Nähe oder Distanz bei der Kommunikation eine Rolle spielen, also das räumlich-kommunikative Verhalten der Menschen untereinander. Hiermit wird grundsätzlich der Grad von Zu- oder Abwendung zum Ausdruck gebracht. Ob Menschen Nähe oder Distanz zu anderen suchen, scheint auch kulturabhängig zu sein. So spricht man auch von *contact culture* und *noncontact culture*.[15]

Das sechste Feld der Artefakte enthält alle Objekte, die bei der Kommunikation zu Hilfe genommen werden, um eine Botschaft auszudrücken. Dazu können Zeigestöcke oder Laserpointer genauso zählen wie Kleidungsstücke, Haarteile oder das *Eau de Toilette*, das Du vor Deinem Vortrag aufgetragen hast. Wenn Du Dich fragst, was ein Duftwasser mit Körpersprache zu tun hat, musst Du nur an den Ausspruch denken, der Coco Chanel zugesprochen wird: »Wo soll man Parfüm auftragen? Überall da, wo man geküsst werden will.«[16]

Das siebte und letzte Feld der nonverbalen Kommunikation bezieht sich nicht so sehr auf die Kommunikatoren, sondern auf die Umstände und Rahmenbedingungen, unter denen Kommunikation zustande kommt. Ob ein Austausch in einem Hörsaal oder auf einer Parkbank, im lärmenden Verkehr oder im stillen Kämmerlein, ob es öffentlich oder privat stattfindet, wie die Räume der Kommunikation gestaltet sind und welche Atmosphäre herrscht, kann wesentlichen Einfluss auf die Botschaft haben.

Du und ich haben uns auf den letzten Seiten in Sachen nonverbaler Kommunikation durch die nicht ganz unkomplizierte Materie der Linguistik, der Sprachphilosophie und der Kommunikationstheorie gekämpft. Wir sind nun an der Stelle angekommen, an der Du und ich näherungsweise versuchen dürfen, uns von der Muse küssen zu lassen und eine vorläufige Definition des Küssens zu wagen: Das Küssen ist jene berührende Kommunikationsart, bei der in Kuss-Gegenden oder *kissing areas* direkte Botschaften positiver emotionaler Art zwischen zwei Menschen, die einander zugetan und *face to face* hingewandt sind, durch eine Zuneigungsgeste als Körperkommunikation mitgeteilt werden. Allerdings deckt auch dieser Definitionsversuch noch nicht alle Formen des Küssens ab. Es gibt, wie Du und ich noch sehen werden, durchaus auch Küsse und Kussspiele, die keine Zuneigung ausdrücken müssen. In einer vielleicht etwas groben Vereinfachung könnten wir auch sagen: Küssen ist ein Dialog mit Körpereinsatz. Schon der aufgeklärte Schriftsteller Gottlob Hebold stellte 1777 sehr modern fest:

> »In wiefern der Kuß ein Ausdruck ohne Worte, näemlich ein mit den Lippen gegebenes Zeichen einer innern Empfindung oder Gesinnung ist, in sofern gehöeret er zur Gebäerdensprache.«[17]

Während das Küssen orale Kommunikation ist, ohne verbal zu sein, kann diese berührende Kommunikation zwischen zwei Menschen unterdessen alle Felder der nonverbalen Kommunikation durchmessen, also Körperbewegungen, die Körpereigenschaften der Küssenden, ihr Berührungsverhalten, parasprachliche Elemente wie Schmatzer oder Stöhnen, die Art der körperlichen Annäherung und Berührung und die atmosphärischen äußeren Bedingungen, die alle auf den Inhalt der küssenden Kommunikation erheblichen Einfluss haben, ja selbst zum Inhalt dieser Kommunikation, also aktive Kommunikanten werden können. Neben dem direkten Austausch der Küssenden kann der Kuss auch indirekte Botschaften an die Umwelt enthalten, insofern der Kuss öffentlich und in Anwesenheit anderer Personen stattfindet oder medial verbreitet wird.

Ist mit dieser wissenschaftlich klingenden Definition viel gewonnen? Ich kann Dir hier nur mit einer Gegenfrage antworten, allerdings mit einer berühmten, nämlich der von Albert Einstein.

Einem Genetiker, der biologische Tatsachen mith Hilfe von Physik und Chemie erforschen wollte, entgegnete Einstein: »Wie um Himmels willen willst du mit den Begriffen von Chemie und Physik ein so wichtiges biologisches Phänomen wie die erste Liebe erklären?«[18]

Auch das Küssen werden Du und ich nicht mit den Begriffen von Chemie und Physik erklären. Um ihm auf den Grund zu gehen, müssen wir uns dem Phänomen noch auf einigen anderen Wegen nähern.

11

Auf dem Seziertisch: Ein Kuss-ABC

Es gibt nicht nur eine Art des Küssens mit einer singulären Bedeutung, sondern es gibt einen Kosmos des Küssens, buchstäblich ein Kussiversum, und nur wer den verschiedenen Typen des Küssens auf die Spur kommt, kann auch erahnen, welcher Bedeutungskosmos sich dahinter auftut. Entsprechend gibt es durch die Jahrhunderte ein reiches Schrifttum, in dem das rätselhafte Phänomen des Küssens seziert und dadurch auch wissenschaftlich geadelt wird: Die Philematologie ist die Wissenschaft vom Küssen und hat sich vor allem darum verdient gemacht, Typen von Küssen zu eruieren, was die Möglichkeit bietet, Familienähnlichkeiten in den sehr disparaten Formen des Küssens dingfest machen zu können.

Die Dreiteilung des Küssens bei den antiken Römern haben Du und ich schon kennengelernt. Sie unterschieden *osculum* als Kuss unter Freunden, *basium* als Kuss der Zuneigung und *suavium* als Kuss der leidenschaftlichen Liebe. Aber schon vor den Römern hat ein Mensch der Antike sich Gedanken über eine Typologie des Küssens gemacht. Es war der spöttische Komödiendichter Aristophanes, dem wir auch den wunderbaren Mythos von den Kugelmenschen verdanken. So satirisch seine Stücke, so frech auch seine Einteilung des Küssens, wie Jeffrey Henderson in seiner Untersuchung über obszöne Sprache in attischen Komödien herausgearbeitet hat. Aristophanes unterschied den »Ausgebreiteten«, den »Türriegel«, die »Türangel«, den »Weber«, den »Topfkuss« und den »Laschen«.[1] Es braucht etwas bildliche Vorstellungskraft oder den Humor antiker Komödienzuschauerinnen und -zuschauer, um sich hinter all diesen glossierenden Ausdrücken reale Kussszenarien vorzustellen.

Das christliche Mittelalter kennt vor allem den kirchlichen Bruderkuss und den Friedenskuss. Über alle anderen, intensiveren Arten von Küssen wurde der Mantel des Schweigens gebreitet. Erst in der Neuzeit begann man, sich auch typologisch wieder mit dem Küssen auseinanderzusetzen.

Johann Friedrich Heckel in seiner *Historisch-philologischen Untersuchung von den mancherley Arten und Absichten der Küsse* (1727) unterscheidet den göttlichen Kuss, dem er das ganze erste Kapitel seines Buches widmet und unter dem er sich den Kuss Gottes für die Kirche vorstellt, und außerdem »den Kuß der Erbarkeit, den Kuß der Wüerde, den Kuß der Liebe, den Kuß der Falschheit, und den Kuß der Wollust«.[2] Er spricht auch noch von den »andern Arthen, derer nicht wenige sind«, verheimlicht Dir und mir aber leider, was er sich darunter vorstellt.

Gottlob Hebel in seiner Schrift *Ueber den Kuß und ueber die Langeweile* (1777) macht es sich einfach und konstatiert: »Ein Kuß ist – etwas, das keiner Definition bedarf.« Immerhin stellt er, anatomisch nicht ganz unrichtig, fest, dass nur der Mensch aufgeschürzte Lippen habe und deswegen einzig in der Tierwelt zum Küssen überhaupt in der Lage sei. Seine Typologie umfasst fünf Elemente, dazu zählen: »der Verwandtschaftskuß, der Ehrenkuß, der Höeflichkeitskuß, der Freundschaftskuß, der Liebeskuß«.[3]

Dem Naturforscher Georg Matthias Bose half das Küssen bei der Erforschung der Elektrizität. Bose hatte eine Elektrisiermaschine entwickelt, die mittels eines Konduktors elektrische Ladungen speichern und später wieder abgeben konnte. Um das zu demonstrieren, lud er eine weibliche Person elektrisch auf, und diese gab sodann den Zuhörern der Vorlesung einen Kuss. Da die Zuhörer nicht isoliert waren, entlud sich die Ladung, und die

Geküssten erhielten einen elektrischen Schlag. Die »elektrisierte Venus« nannte der Forscher diese Versuchsanordnung.[4]

Der Schriftsteller und Märchenforscher Georg von Gaal hat in seinem Beitrag *Zur Geschichte des Kusses und Küssens* für das *Conversationsblatt*, der in Wien erscheinenden *Zeitschrift für wissenschaftliche Unterhaltung* (1819), in einer Art Metastudie zahlreiche ältere philematologische Arbeiten der Barock- und Aufklärungszeit gesichtet und kann drei »Hauptgattungen« des Küssens herauskristallisieren, wobei gerade die dritterwähnte Type eine echte Innovation im Feld der Kussdefinitionen darstellt: »Den Kuß als Zeichen der Freundschaft; den Liebeskuß; und den Kuß zu bloßen Unterhaltung oder zum Zeitvertreibe«.[5]

Eine Wiener Studie *Ueber den Kuß und das Küessen*, die 1802 im Verlag Anton Pichler erschienen ist, widmet sich dem Phänomen gleich aus drei Perspektiven, nämlich der historischen, der juristischen sowie der medizinischen. Zuvörderst wird der geistliche oder mystische Kuss abgehandelt. Sodann geht es um den Ehrenkuss, und zwar nach diversen Ländern differenziert. Anschließend geht es um die Küsse der Ehrerbietung. Ein eigenes Kapitel ist dem Handkuss gewidmet. In schneller Folge werden hernach die »Küsse des schuldigen Gehorsams«, die »feyerlichen oder symbolischen Küsse« und die »Küsse der Liebe oder Zärtlichkeit« durchexerziert. Werden alle diese Kussarten positiv bewertet, so folgen dann Küsse, die nicht anders denn als negativ angesehen werden können. Dazu zählen insbesondere »Kuss der Falschheit«, der »Buhlerkuss«. Der zweite Teil dieser Studie geht auf den Kuss und seine Bedeutung für »die Rechts- und die Arzneygelehrsamkeit« ein. Hier wird gefragt, welches Recht ein »Frauenzimmer wider eine Mannsperson habe, die es wider seinen Willen küsset«. Diese Frage kann offenbar nicht beantwortet werden, ohne auch Antwort auf die Frage zu finden, »wie man wissen könne, was eine Mannsperson beym Küssen für eine Absicht habe«. Üble Absichten unterstellt, wird im folgenden die Frage untersucht, »ob ein Frauenzimmer berechtigt sey, einer Mannsperson, die es wider Willen geküßt hat, eine Ohrfeige zu geben«. In einer fast schon queeren Perspektive wird auch danach gefragt, »ob die Mannspersonen einander küssen sollen«. Die Antwort ist, vielleicht überraschenderweise, positiv, und in ihrer zeichentheoretischen Argumentation kommt sie ebenso überraschend modern daher:

> »Ein Kuß ist ein willkürliches Zeichen, so gut, wie das Knien, das Entblößen des Hauptes, und das Bücken. Es ist das Zeichen jedes zärtlichen Gefühles, es sey der Liebe oder Freundschaft, so wie die erwähnten Gebräuche Zeichen der Hochachtung und Ehrerbietung sind.«[6]

In der medizinischen Sektion ist der Autor dann wieder konservativer und referiert den Wissensstand seiner Zeit, wenn er auf die »Gefährlichkeit des Küssens im Gesichte« und auch auf die »Gefährlichkeit des Händeküssens« verweist.

Eine ganz andere Typologie des Küssens hat der fränkische Romancier Jean Paul in seiner fiktionalen Biographie *Leben Fibels* entwickelt. Er orientierte sich dabei an der Typologie der Reisenden, die der englische Schriftsteller Laurence Sterne aufgestellt hat. Für Jean Paul ist der erste Kuss im Leben eines Menschen der »Abschieds- oder Valet- oder Schluß-Kuß«. Den zweiten Typus bildet der »Mittel- oder Orientier-Kuß«, den nämlich, »den sich junge Leute in einer Rede geben, die sie fortsetzen, wenn sie können vor Liebe; aber freilich wird oft länger jener als diese fortgesetzt«. Der dritte Kuss sei der des Brautpaars. Der vierte sei der »Kuß der kalten Jahreszeit«, er könne »überall gegeben werden, sei es vor oder nach dem Zanken oder nach der Ehescheidung«.[7]

Seine nichtgeschriebene »Theorie des Kusses« hat Kierkegaard immerhin so weit getrieben, dass auch er sich Gedanken über eine Kusstypologie gemacht hat, die Du und ich durchaus als diffizil bezeichnen dürfen:

»Man kann den Kuß nach der Art der Berührung einteilen in den tangierenden Kuß oder den Kuß *en passant* und den kohärierenden. – Man kann ihn einteilen nach der Zeit in den kurzen und den langen. Nach der Zeit gibt es auch noch eine andere Einteilung, und diese ist eigentlich die einzige, die mir zugesagt hat. Man macht dabei einen Unterschied zwischen dem ersten Kuß und allen anderen.«[8]

Siegismund Librowicz, der in der zweiten Hälfte des 19. Jahrhunderts nun schon eine geraume Zeitspanne an wissenschaftlicher Kussforschung überblicken kann, erarbeitet eine ausgetüftelte Typologie, die nicht nur aufgespalten wird in die »Küsse des Alterthums« und die »Küsse der Jetztzeit«. Letztere liefert fein ziseliert Unterscheidungen in Ehren-, Liebes-, Höflichkeits- und verräterische Küsse. Ferner hebt er ab auf Erden-, Pantoffel- und Händeküsse. Außerdem unterscheidet Librowicz den Kuss bei Hofe vom Kusshändchen und vom Wangenkuss. Mittlerweile war die moderne Sozialwissenschaft mit ihren empirischen Methoden geboren worden, und so kann Librowicz als erster Philematologe auch mit statistischem Material zum Küssen dienen. Wenn er auch darauf verweist, dass die Datenlage etwas unklar sei und die Methodik vielleicht noch nicht allen strengen Anforderungen der Wissenschaft genüge, so kann er doch vorrechnen, dass seinerzeit (1871) »auf der ganzen Erde täglich 150 Millionen Küsse gegeben werden«. Er kann sogar einen Ländervergleich anstrengen und nennt dann folgende Werte:

- Russland 30 Mio.
- Deutschland 20 Mio.
- Frankreich 18 Mio.
- England 13 Mio.
- Sachsen 1,2 Mio.

Für Dresden, seine Heimatstadt, kennt Librowicz sogar den exakten Durchschnittskusswert: 90 000 Küsse sollen in der Stadt an der Elbe täglich gegeben werden. Auf so breiter Datenbasis kann Librowicz sich dann auch erlauben, eine eigene Definition des Küssens vorzuschlagen:

> »Der Kuß ist ein von lauterem oder leiserem Schall begleiteter Druck des Mundes auf Etwas als Ausdruck eines wohlwollenden Gefühls, oder ein liebreiches und ehrerbietiges Berühren eines Gegenstandes mit zusammengedrückten Lippen oder auch kurz: das Aufdrücken des Mundes auf Etwas.«[9]

Dass das wissenschaftliche 19. Jahrhundert an das Phänomen Küssen seine eigenen aktuellen Paradigmen anlegt, ist nur zu verständlich. Und diese heißen für die Physik in jener Zeit Elektrik und Akustik. Ein Naturforscher des 19. Jahrhunderts namens Weber maß dem Küssen größere wissenschaftliche Bedeutung bei, weil jeder Kuss ein physikalisch-elektrischer Versuch sei: Die Lippen der Küssenden bildeten durch Saugen einen luftleeren Raum und wenn sie sich schnell öffneten, so fahre die Luft mit Musik hinein. Alles gehe von Herzen, deswegen die herzzerbrechenden Seufzer. Weber kommt darüber zu dem Ergebnis, das Küssen sei »das Vereinigen zweier entgegengesetzter Pole, aus welchen derselbe gleichsam als electrischer Funke hervorspringt«.

Auf die besondere Akustik des Küssens hat ja schon Librowicz mit seinem Definitionsversuch hingewiesen. Er konnte dabei auf die Vorarbeiten von Wolfgang von Kempelen zurückgreifen, der sich mit der Kussakustik auf besondere Weise beschäftigt hatte. Der österreichische Staatsbeamte, Schriftsteller, Architekt und Erfinder von Kempelen war in seiner Zeit, dem ausgehenden 18. Jahrhundert, ein intellektueller Tausendsassa. Bei Pressburg schuf er eine Pontonbrücke über die Donau, im Schlosspark der Habsburger Sommerresidenz Schönbrunn war von Kempelen für die sich selbstregulierenden Wasserpumpen der Fontänen und Kaskaden verantwortlich. Europaweit für Furore sorgte der Erfinder mit dem sogenannten Schachtürken, einem scheinbar automatisch spielenden Schachgerät, dessen innere Werte hingegen nicht aus einer mit Walzen und Röhren betriebenen, einem Schachcomputer gleichenden Apparatur bestanden, sondern aus einem leibhaftigen, wenn auch kleinwüchsigen Menschen, der mit Hilfe eines ausgeklügelten Mechanismus eine türkisch gekleidete Puppe bediente, die dann die Schachzüge ausführte. Nicht nur dem Amüsement, sondern auch der wissenschaftlichen Analyse diente der zweite Apparat, den von Kempelen ersann, es ist seine Sprechmaschine. Diese Konstruktion aus Blasebälgen, elfenbeinernen Rohrblättern und Trichtern ahmte möglichst genau die menschlichen Sprechorgane nach und war vielleicht das erste funktionstüchtige Gerät zur Sprachsynthese. Diese Apparatur war aber nicht nur eine Sprechmaschine, sondern, wenn man so will, auch eine Kussmaschine. Jedenfalls hat der Erfinder in der dazugehörigen Konstruktionsbeschreibung, *Wolfgangs von Kempelen k. k. wirklichen Hofraths Mechanismus der menschlichen Sprache nebst der Beschreibung seiner sprechenden Maschine* (Wien 1791), auch die Geräusche, die das menschliche Küssen hervorbringt, in seine konstruktiven Überlegungen einbezogen: »Wie man küßt, weiß der ganze Erdboden, aber wie der dem Ohre so willkommene Laut dabey entsteht, daran dürfte wohl ein großer Theil nie gedacht haben.«[10]

Von Kempelen unterscheidet dabei drei Typen von Küssen, die er nach ihren lautlichen Hervorbringungen definiert: Typ 1 ist der »freundschaftlich hellklatschende Herzenskuss«. Sein klangliches Zustandekommen wird vom Wiener Hofbeamten eingehend analysiert. Will man diese Art Kuss ausführen und vor allem zu Gehör bringen,

> »[…] so zieht man die Lippen in eine runde Form, wie wenn man einen Kirschkern aus dem Munde herausstoßen wollte, und drückt sie auf den Gegenstand, den man küssen will, fest auf, dadurch werden die Ränder des runden Loches so verdrückt, daß sie sich ganz aneinander schließen, und gar keine Öffnung bleibt. Man verweilet in dieser Lage eine kurze Zeit, und bestrebt sich während derselben die Lippen auseinander zu ziehen, weil aber der Druck, mit dem sie durch den vorderen Theil der Kiefer auf den zu küssenden Gegenstand aufgepreßt sind, zu stark ist, so lassen sie sich nicht von der Stelle bewegen, zugleich zieht man den Athem stark an sich. Wenn man nun aus dieser Lage mit dem Kopf jähe zurückfährt, und dadurch den Mund von seinem Gegenstand losreißt, so fahren die schon vorhin durch das obige Bestreben angespannten und nun des Druckes auf einmal entledigten Lippen auseinander, und die Luft fährt mit einem lauten Schnalzen zum Munde hinein.«

Von Kempelen bedenkt auch die Bilateralität des Küssens und bezieht sie in seine akustischen Überlegungen mit ein. Denn nicht nur der oder die Küssende, sondern auch die oder der Geküsste tragen zur Lautbildung erheblich mit bei:

> »Noch ist dabey zu merken, daß auch der geküßte Gegenstand zu dem lauteren Schallen beyträgt, weil er in dem Augenblick, wenn unsere Lippen voneinander abspringen, noch nicht weit genug entfernet ist, folglich der eindringenden Luft noch im Wege steht, so, daß sie sich zwischen den küssenden und geküßten Körper durchzwängen muß, welches dem Schalle eine noch größere Lebhaftigkeit gibt.«

Nächst diesem hellklatschenden Herzenskuss identifiziert von Kempelen akustisch einen zweiten Kusstypus, den er das »leise Küssen« nennt und der sich entsprechend von Typ 1 nur dadurch unterscheidet, dass man die Lippen »nicht so fest auf seinen Gegenstand aufdrückt, und den Atem nicht so gewaltig an sich zieht«.

Ein dritter Typ Kuss ergibt sich, wenn man laut Kempelen »die Lippen nicht sorgfältig schließt, sondern den offenen Mund auf seinen Gegenstand hinhält«. Diese Herangehensweise zeichne sich dadurch aus, dass beim Einziehen der Luft die Haut des anderen »wie mit einem Schrepfköpfchen aufgezogen« werde und, wenn man die Lippen wieder fahren lasse, »nicht selten ein naßer Fleck« zurückbleibe. Das dabei aufkommende Geräusch sei »eben so unangenehm als dumpf, und wässrig«, weswegen der Akustiker diesen Kusstypus als »eckelhaften Schmatz« bezeichnet.

Eine universelle Interpretation erfährt das Küssen in der Typologie von Yannick Carré. Er bemüht die Chemie und zeigt, dass das Küssen exakt den drei Zustandsformen der Materie nachgeahmt ist: Fest (Berührung), flüssig (Speichel) und gasförmig (Atem).[11] Etwas prosaischer hat es ein Anonymus formuliert: Das Küssen sei »das Zusammenklappen von zwei Fleischlappen«.[12]

Der Stand der grauen Wissenschaft ist damit referiert. Nun kann das grüne Leben beginnen.

12

Sind Küsse privat?

Der italienische Opernsänger Enrico Caruso war der erste Plattenmillionär der noch jungen Unterhaltungsindustrie. Bis zum Ende seines Lebens nahm er 498 Titel auf Schallplatte auf und verdiente bei der Plattenfirma Victor Company, die ihn 1904 exklusiv unter Vertrag nahm, für damalige Verhältnisse unfassbare 1,8 Millionen US-Dollar. Sein Ruhm war so groß, dass er 1918 sogar Kurzauftritte in zwei Stummfilmen hatte, obwohl das für einen Opernsänger ziemlich paradox war. Er war gleichzeitig der Star der Mailänder *Scala* wie der New Yorker *Metropolitan Opera*. Und auf der Opernbühne hat er sich auch in die globale Kussgeschichte eingetragen. Einmal nämlich soll seine Gesangspartnerin Lina Cavalieri so ergriffen von seinem Vortrag gewesen sein, dass sie buchstäblich aus der Rolle fiel, sich dem Sänger auf offener Bühne an den Hals warf und ihn »leidenschaftlich geküsst haben soll«.[1]

Wenn Bühnenkünstler während einer Aufführung aus der Rolle fallen, dann sagt man auch, dass sie »privat« geworden sind oder etwas »privat« vorgetragen haben. Das kann der verzweifelte Bittruf an die Souffleuse sein, eine Aufforderung ans Publikum oder eben, vielleicht, ein Kuss. Ist ein Kuss denn etwas Privates?

Was für eine Frage. Was ist überhaupt privat, wenn das Küssen nicht privat ist? Aber so meine ich es nicht. Es gibt ja Küsse, die in der Öffentlichkeit stattfinden, und solche, die nicht in der Öffentlichkeit stattfinden, die im Schlafzimmer, im Wohn- oder auch im Kinderzimmer stattfinden. Finden nicht die meisten ersten Küsse im Kinderzimmer statt? Und ist es nicht schade für das Küssen, dass die letzte Bemerkung heute so missverstanden werden kann? Zeigt es nicht, dass es mit dem Küssen zu Ende geht? Wie auch immer: Küsse, die in Bastelkellern, hinten im Schuppen, wo nie jemand hinkommt, im Büro nach Dienstschluss, wenn alle anderen Kolleginnen und Kollegen längst gegangen sind, im Kino hinten in der letzten Reihe, im Wald, am einsamen Strand, im berühmt-berüchtigten Kornfeld stattfinden; alle die sind auf den ersten Blick privat. Die Privatheit entsteht gerade dadurch, dass sie willentlich hergestellt wird: Zwei ziehen sich zurück, entziehen sich der Öffentlichkeit, suchen einen abgelegenen, versteckten, intimen Ort auf, sie produzieren eine Privatheit, die für das Küssen offensichtlich förderlich ist.

Andererseits gibt es die Küsse in der Öffentlichkeit.

Ab wann ist die Öffentlichkeit eigentlich öffentlich? Gibt es eine Anzahl an beteiligten Personen, ab der man von einer öffentlichen Zusammenkunft, von der Entstehung von Öffentlichkeit sprechen kann?

Wissenschaft und Jurisprudenz, die ja für die Normierung einer »öffentlichen Ordnung« zuständig sind, tun sich schwer mit der Definition der Begriffe privat und öffentlich. Noch der brauchbarste Definitionsversuch geht auf die politische Philosophin Hannah Arendt zurück. Auffällig ist, dass Arendt nicht so sehr eine zahlenmäßige als vielmehr eine räumliche Auffassung von Öffentlichkeit und Privatheit hat. Sie greift dabei auf das Politikverständnis des antiken Stadtstaates Athen zurück. Dort war alles öffentlich, was auf der Agora oder dem Marktplatz verhandelt wurde. Privat dagegen war alles, was in den eigenen vier Wänden, im eigenen Haushalt geschah. Interessant sind die Folgerungen, die Hannah Arendt daraus zog: Es ist nämlich die Öffentlichkeit, die die Sphäre für Pluralität, Freiheit und Handel bildet, und das unter der Maßgabe von Gewaltlosigkeit. Dagegen ist die private Sphäre diejenige, die von Naturnotwendigkeiten wie Ernährung und Reproduktion, »natürlicher« Ungleichheit und lebenserhaltender Arbeit geprägt ist. Der öffentliche Raum ist der vor Herrschaft geschützte Raum von Recht und Freiheit, der private Raum ist der Raum von Herrschen und Beherrschtwerden.[2] Das gilt beispielsweise für die Verfügung und Sachherrschaft über das, was wir bis heute das Privateigentum nennen, es bezieht sich aber in einer sklavenhaltenden Gesellschaft wie der antiken griechischen auch auf die Mitglieder eines Haushalts, über die der Haushaltsvorstand nach Gutdünken zu befinden hat:

> »Was wir unter Herrschen und Beherrschtwerden [...] verstehen, kurz unsere gesamten politischen Ordnungsbegriffe [...] hatten ihre Berechtigung nicht im Öffentlichen, sondern im Privaten und waren im eigentlichen Wortsinne unpolitisch – nicht der Polis zugehörig.«[3]

Wo darum, so Arendt, die Begriffe Privatheit und Öffentlichkeit sich auflösen, wo das Private öffentlich oder politisch sein soll, da wird gerade das Politische, der freie Diskurs unter Gleichen gestört. Es ist auffällig, wie lange es dennoch dauerte, bis das Private als schutzwürdig anerkannt wurde. Ein »Right to Privacy«, ein Recht auf Privatsphäre, wurde zum ersten Mal im Jahr 1890 von den beiden Harvard-Juristen Samuel D. Warren and Louis D. Brandeis gefordert. Interessanterweise ist ihr Ausgangspunkt schon Ende des 19. Jahrhunderts, dass Fotografen und Zeitungsleute in die »heiligen Areale des privaten und häuslichen Lebens« eingedrungen seien und diese Bereiche darum als neue Schutzgüter anerkannt werden müssten.[4] Die Juristen fordern ein »right to be let alone«, was man vielleicht am besten übersetzt mit dem »Recht, in Ruhe gelassen zu werden«. Heute ist der Schutz der Privatsphäre über eigentumsrechtliche Ansprüche hinaus längst anerkannt, und trotzdem wird ständig dagegen verstoßen – im digitalen Zeitalter zumal.

Dennoch müssen Du und ich konstatieren, dass es Privates gibt, das nicht nur in den eigenen vier Wänden, im privaten Raum stattfindet und darum auch deutlich schwieriger zu schützen ist. Das Küssen gehört mit Sicherheit dazu. Erschwerend kommt hinzu, dass wir Teile unseres Privatlebens in digitale Medien ausgelagert haben, was zu der paradoxen Situation führt, dass wir Veröffentlichungstechnologien nutzen, um unsere Privatsphäre herzustellen. »Medien transportieren Privatheit«, schreiben Petra Grimm und Hans Krah und fahren fort: »[U]m Privatheit [...] als soziale Praxis konstituieren zu können, sind Medien nötig«.[5] Gerade im Digizän, dem digitalen Zeitalter, gibt es solche Medien, die Öffentlichkeit herstellen, und andere Medien, »private Medien«, die Privatheit herstellen, zur privaten Kommunikation dienen und auch Diskurse über Privatheit zulassen.

Wenn es Privatsachen gibt, die auch im öffentlichen Raum oder gar über Medien stattfinden, müssen Du und ich festhalten, dass es entweder Überschneidungen zwischen dem öffentlichen Raum und dem privaten Raum gibt oder dass die Raummetapher vielleicht nicht ausreicht, um Privatheit und Öffentlichkeit zu differenzieren. Nun ist das Privat / Öffentlich-Schema binär, das heißt, dass Privatheit gerade so definiert ist, die Abwesenheit von Öffentlichkeit darzustellen. In einem solchen Schema kann es tatsächlich eigentlich keine Überlagerungen oder Überschneidungen geben. Die Raummetapher gibt darum nicht genug her, um Privates und Öffentliches zu scheiden.

In der Rechtswissenschaft wird deswegen versucht, eine Öffentlichkeit doch zahlenmäßig dingfest zu machen, die sich von der Privatsphäre unterscheidet, ohne allerdings dabei so recht auf einen klaren Nenner zu kommen. Der offene Raum wird dann zum freien Himmel, unter dem zu versammeln alle ein Recht haben. Man trifft sich nicht *in der Öffentlichkeit*, sondern indem man sich trifft, entsteht diese Öffentlichkeit erst. Aber wie viele muss man sein, um eine Öffentlichkeit zu bilden? Ziemlich klar ist, dass das, was eine einzelne Person mit sich selbst ausmacht, ob im Offenen oder im Geschlossenen, nichts Öffentliches ist. Der Solipsismus ist immer Privatsache. Öffentlichkeit ist also mehr als einer. Im deutschen Grundgesetz wird luzide zwischen öffentlichen Versammlungen, die grundsätzlich ohne Anmeldung oder Erlaubnis stattfinden dürfen, und solchen »unter freiem Himmel« unterschieden, für die es einen Gesetzesvorbehalt gibt. Ohne hier in so nervenaufreibende Diskussionen einsteigen zu wollen wie die, ob ein bewölkter Himmel auch ein »freier« ist, haben Gesetzgeberinnen und Gerichte Ansammlungen von zwei bis sieben Personen als Voraussetzung für eine »öffentliche« Versammlung angesehen. Die Spannweite zwischen einer Gruppe von zwei bis zu einer von sieben Personen und deren möglichen Aktivitäten ist indes enorm. Konstituieren schon zwei Personen eine Öffentlichkeit, dann wäre jeder Kuss öffentlich, einfach weil er von zweien ausgeführt wird, erst recht, wenn unter freiem Himmel geküsst würde. Du und ich waren uns ja aber einig, dass Küssen Privatsache ist, und etwas, was privat ist, sollte nicht gleichzeitig öffentlich sein. Oder vielleicht doch?

»Da Gott den Menschen«, so beginnt das dritte Buch von John Lockes *Essay Concerning Human Understanding*, »zu einem geselligen Wesen bestimmt hatte, so erschuf er ihn nicht nur mit der Neigung und versetzte ihn nicht nur in die Notwendigkeit, mit seinen Artgenossen Gemeinschaft zu pflegen«,[6] sondern, so müsste man anfügen, er stattete ihn auch mit der Kunst des Küssens aus. Auch das Küssen ist, um in Lockes Bilde zu bleiben, Neigung und Notwendigkeit zugleich. Es geschieht, wenn zwei Menschen zusammenkommen. Und es geschieht auch, wenn mehr als zwei Menschen zusammenkommen, und zwei von ihnen sich dabei näher kommen. Das Verhältnis der zwei Küssenden zu den anderen Anwesenden (und manchmal auch nur medial Anwesenden) ist für eine Theorie oder Philosophie des Küssens sehr wichtig.

Wenn drei Menschen zusammenkommen, kann man mit Fug und Recht davon sprechen, dass Öffentlichkeit beginnt. Sieben Menschen zusammen können sogar schon einen Verein gründen, und das Vereinsleben ist geradezu ein Zentralisationsort für Öffentlichkeit. Deswegen wird auch von Vereinsöffentlichkeit gesprochen. Eigentümlich ist aber, dass wir keinen Begriff dafür haben, was Menschen paarweise miteinander schaffen. Zum Kernbereich von Zweisamkeit zählt nicht nur das Küssen, sondern zum Beispiel auch das Vier-Augen-Gespräch, einige Sportarten, viele Arbeiten im Handwerk, auf der Baustelle und im Büro. Sherlock Holmes hatte seinen Doktor Watson, Charles Babbage hatte Ada Lovelace, Thelma hatte im Film Louise.

Auf die Besonderheit der Zweierbeziehung hat der Soziologe Georg Simmel in seiner Untersuchung *Die quantitative Bestimmtheit der Gruppe* hingewiesen, wenn er schreibt, dass die »einfachste soziologische Formation die zwischen zwei Elementen wirksame« sei.[7] Ganz alltägliche Erfahrungen, so Simmel, zeigten die besondere Charakterisierung eines Verhältnisses durch die Zweizahl der Teilnehmer:

> »[W]ie ganz anders ein gemeinsames Los, ein Unternehmen, ein Einverständnis, ein geteiltes Geheimnis zweier jeden der Teilnehmer bindet, als wenn auch nur drei daran teilhaben« (ebda.).

Gerade die Wahrung eines Geheimnisses ist für Simmel ein schlagender Beleg für die Besonderheit der Zweizahl, denn auch hier zeige die Erfahrung, dass »das Minimum, mit dem das Geheimnis die Grenze des Fürsichseins überschreitet, zugleich das Maximum ist, mit dem seine Bewahrung einigermaßen gesichert« sei. Bei einem Paar beruhe das Sozialgebilde notwendigerweise unmittelbar und gleichermaßen auf der einen und dem anderen: »Der Austritt jedes einzelnen würde das Ganze zerstören.« Deswegen könne jede Gruppe, die aus mehr als zwei Mitgliedern bestünde, dem Prinzip nach »unsterblich« sein, weil es eine überindividuelle Gruppenidentität gebe, ein bestimmtes »soziologisches Gefühl« der Zusammengehörigkeit, die jedes ausscheidende Mitglied ersatzbar mache durch jemanden, der dieses Gefühl teile. Bei der Zweierbeziehung dagegen herrsche ein Ton der Unersetzlichkeit vor, der sie zum »eigentlichen Ort einerseits einer echten soziologischen Tragik, andrerseits einer Sentimentalität und elegischen Problematik« mache. Dass die Zweierbeziehung ganz spezifische Züge habe, zeige sich darüber hinaus auch darin, dass der Charakter dieser Beziehung sich schlagartig ändere, wenn jemand Drittes dazukomme, während eine Dreiergruppe ihre typische Form nicht mehr ändere, wenn jemand Viertes sich anschlösse. Ein Ehepaar sei etwas anderes als eine Familie mit Kind. Aber wenn ein Paar ein zweites, drittes oder noch mehr Kinder bekäme, bliebe sie Familie mit Kind, die Charakterisierung würde sich durch die Vermehrung der Anzahl ihrer Elemente nicht mehr ändern.

Die Paarbeziehung ist das Fundament der Gesellschaft, die Ehe als legalisierte Form der Zweierbeziehung steht gar unter besonderem grundgesetzlichem Schutz, der Dialog gilt als die probateste Form der Entscheidungsfindung, ja, im Digizän, dem Zeitalter der digitalen Maschinen, ist die Binarität zum Grundprinzip der Welt geworden. *Nonbinärität* ist zwar heute das Schlagwort für ein Dasein jenseits simplizistischer Dualitätsvorstellungen von Geschlechtlichkeit. Indes, das Küssen konstituiert stets eine Zweierbeziehung, eine Paarkonstellation, Küssen ist immer und ausschließlich binär. Man kann nicht zu dritt küssen, genauso wenig wie man, wie schon Sigmund Freud wusste, sich selbst allein küssen kann. »Küssen kann man nicht alleine«, singt Max Raabe mit seinem Palastorchester, »denn dazu brauch' ich einen anderen Mund.« Selbst wenn zwei nonbinäre Menschen sich küssen, ergibt sich *nolens volens* eine Binarität. Urheber der Idee einer ursprünglichen sexuellen Nonbinarität, die sich durch tragische Schicksalsschläge in eine epochale Binarität diverser Geschlechter verwandelt sah, war gerade jener griechische Philosoph Platon mit seinem schon erwähnten Dialog *Symposion*, dem ersten abendländischen Buch über die Liebe. Viele weitere Bücher über die Liebe folgten, aber wenige konnten mit Schlagkraft und Einfallsreichtum des alten Griechen mithalten, und die meisten sind heute längst vergessen, während Platons Schrift ein Klassiker ist.

Vieles von dem, was wir zu zweit tun, halten Du und ich zweifelsohne für privat, das Küssen zuvörderst und viele andere noch intimere Verrichtungen, die wir um keinen Preis der Welt öffentlich machen wollten. Während der Corona-Pandemie war zeitweise das Treffen von *mehr* als zwei Personen verboten. Zweisamkeit lässt sich nicht verbieten. Dennoch überschreitet das paarweise Tun die Sphäre des Individuellen, des Idiosynkratischen. Die Zweiheit, die Dualität oder Binarität ist allem Anschein nach ein besonderer Bereich zwischen Privatheit und Öffentlichkeit. Friedrich Schlegel schrieb in seinem Eheroman *Lucinde*, bei seinem Erscheinen Anfang des 19. Jahrhunderts ein echtes Skandalbuch:

> »Jeder gibt dasselbe, was er nimmt, einer wie der andre, alles ist gleich und ganz in sich vollendet wie der ewige Kuß der göttlichen Kinder ... Nur in der Antwort seines Du kann jedes Ich seine unendliche Einheit ganz fühlen.«[8]

Dass »das Projekt Mensch« stets »im göttlichen Design als Doppelgestalt« erscheine, notierte bereits der Kultursoziologe Nicolaus Sombart, und Otto F. Best fügt an:

> »Zweiheit als Sinnbild für die Polarität der Welt: Auf Bipolarität beruht die Dynamik allen Weltgeschehens. Zeichen verwirklichten Gleichgewichts wie gemeiner Gefährdung, Ausdruck von Dualität wie universellem Ergänzungsdrang und aufeinander Angewiesensein [sic!].«[9]

Der Religionsphilosoph Martin Buber hat auf seinem »dialogischen Prinzip« seinen gesamten »dialogischen Existentialismus« gegründet, demzufolge der Mensch seine Identität vor allem in Beziehung zu dem ihn Umgebenden formt: »Die Welt ist dem Menschen zwiefältig nach seiner zwiefältigen Haltung. Die Haltung des Menschen ist zwiefältig nach der Zwiefalt der Grundworte, die er sprechen kann. Die Grundworte sind nicht Einzelworte, sondern Wortpaare.« Buber folgert daraus: »Es gibt kein Ich an sich, sondern nur das Ich des Grundworts Ich-Du«.[10] Und die feministische Philosophin Manon Garcia hat jüngst den Vorschlag gemacht, Geschlechterverhältnisse prinzipiell nicht als Kampfzone, sondern als Gespräch aufzufassen. Diese erotischen Gesprächspraktiken seien „insofern emanzipatorisch, als sie darin bestehen, Gleichheit zu praktizieren und dadurch die Geschlechternormen zu erschüttern".[11] Im Altgriechischen gab es einen eigenen Numerus zwischen Singular und Plural, nämlich den Dual. Die Griechen, nicht von ungefähr die Erfinder der Philosophie, brachten damit zum Ausdruck, dass die Zweierform einen eigenen Ausdruck benötigt, weil es besondere Relevanz hat, wenn Menschen etwas paarweise, zu zweit tun. Es zählt auch zur von Simmel angesprochenen soziologischen Tragik der Kultur- und Sprachentwicklung, dass dieser so eminent wichtige Numerus der Zweiheit, der Dual, leichtfertig aufgegeben wurde. Du und ich sollten überlegen, ob und wie wir ihn wieder einführen könnten. Denn die Beziehung von »Du« und »ich« ist eine so besondere, ausgezeichnete, hervorragende und wichtige, dass sie wahrlich eine eigene grammatische Zählform verdient hätte. Und das Küssen ist die vielleicht einzige Tätigkeit, die einzige Art der Kommunikation, die *ausschließlich* im Dual, die ausschließlich zu zweit möglich ist. Für diskursive Zwiegespräche, die einen mitteilbaren Inhalt haben, gibt es das Wort *Dialog*. Vielleicht sollten Du und ich für solche Kommunikationsarten, die im Dual stattfinden und keinen diskursiv mitteilbaren Inhalt haben, den Begriff *Dualog* einführen. Eine Partie Tennis kann man auch zu viert spielen, jeder Dialog lässt sich zu einem Gruppengespräch erweitern, selbst Sex ist mit mehr als zwei beteiligten Personen möglich, sonst gäbe es keine Swingerclubs. »Der Kuss ist der einzige Liebesakt, der zwingend eine binäre Struktur verlangt. Man muss zu zweit sein, um zu küssen«, unterstreicht auch Alexandre Lacroix.[12] Und zwar genau zu zweit, nicht mehr und nicht weniger. Das ist der Dualog. Das ist auch die soziologische Tragik des Küssens.

13

Privat hoch zwei

Aber es gibt noch einen anderen Begriff von Privatheit. Diesen Begriff hat der Sprachphilosoph Ludwig Wittgenstein, den einige überhaupt für den wichtigsten Philosophen des 20. Jahrhunderts halten, geprägt. Der Österreicher Wittgenstein war Philosophieprofessor in Cambridge, und das, obwohl er in seinem ganzen Leben nur ein einziges philosophisches Buch veröffentlicht hat, den *Tractatus Logico-Philosophicus*. Aber er hat sein ganzes Leben wie ein Besessener geschrieben, 30000 Notizzettel und maschinengeschriebene Blätter hat man nach seinem frühen Tod im Jahr 1952 in seinem Nachlass gefunden. Darunter war auch ein praktisch abgeschlossenes Manuskript eines weiteren Buches, das seine Schülerinnen und Schüler posthum unter dem Titel *Philosophische Untersuchungen* herausgegeben haben.[1]

In diesen *Untersuchungen* hat Wittgenstein ein Licht auf einen Gedankengang geworfen, der als Privatsprachenargument berühmt geworden ist. Es handelt sich dabei, ganz Wittgenstein-*like*, nicht wirklich um ein Argument, sondern eher um ein Krypto-Argument, um eine Kette von Gedanken und Bemerkungen, die die verschiedenen Pros und Contras beleuchtet, wobei Wittgenstein eher dem Contra zuzuneigen scheint. Wittgenstein imaginiert in diesem Gedankenexperiment einen Menschen, der ausschließlich monologisch kommuniziert, also nur Selbstgespräche führt. Für einen solchen Menschen müsste sich eine Sprache denken lassen, mit der er seine inneren Erlebnisse, seine Gefühle und

Stimmungen aufschreiben oder aussprechen könnte: »Die Wörter dieser Sprache sollen sich auf das beziehen, wovon nur der Sprechende wissen kann; auf seine unmittelbaren, privaten, Empfindungen.« Die Sprache, die dabei herauskommt, nennt Wittgenstein eine »private Sprache«, und die hätte vor allem eine Eigenschaft: »ein Anderer kann diese Sprache also nicht verstehen« (PU 243).[2]

Das Privatsprachenargument kreist um einige der prominentesten philosophischen Fragestellungen wie den Solipsismus und den Skeptizismus, die Philosophie des Geistes, das Problem des Fremdpsychischen und das Leib-Seele-Problem sowie die in der Kommunikationswissenschaft immer noch mit Leidenschaft geführte Debatte um einen erkenntnistheoretischen Konstruktivismus. Speziell was Gefühlsempfindungen angeht, geht es bei Wittgenstein um nicht weniger als die Frage, ob die Gefühle, die Du und ich haben, überhaupt mitteilbar oder ob sie nicht in Wahrheit »privat« in dem Sinne sind, dass Du nie wissen kannst, was ich genau meine, wenn ich die Ausdrücke »Liebe« oder »Hunger« oder »Zahnschmerzen« äußere, weil diese Gefühle sich für Dich vielleicht völlig anders anfühlen als für mich. Zu meinen eigenen Gefühlen habe ich das, was in der analytischen Philosophie des Geistes »privilegierter Zugang« genannt wird.

Wenn Du und ich nun feststellen, dass das Küssen eine Art der Kommunikation, also ein Code, eine Sprache ist, dann müssten wir im Licht der Taschenlampe Wittgensteins die Frage stellen, ob die Sprache des Küssens vielleicht gerade so eine Wittgenstein'sche Privatsprache wäre, der eine also gar nicht wissen könne, was die andere fühle, empfinde, mitteilen wolle, während beide küssen. Und die Schwierigkeiten mit der Privatheit des Küssens gehen sogar noch weiter: Wenn Josef und Maria sich küssen, weiß Josef, wie es sich anfühlt, Maria zu küssen, und Maria weiß, wie es sich anfühlt, Josef zu küssen. Aber Josef weiß nicht, wie es sich anfühlt, Josef zu küssen, und Maria weiß nicht, wie es sich anfühlt, Maria zu küssen. Aussprechen können beide es sowieso nicht, und das nicht nur, weil es für private Gefühle der Theorie nach keine private Sprache gibt, sondern auch, weil das Küssen eben eine nonverbale Kommunikationsart ist, die sich der Verbalisierung prinzipiell verweigert, sonst wäre sie ja nicht nonverbal. Und wenn es eine private Sprache des Küssens gäbe, würde der andere sie nicht verstehen, da sie ja privat wäre. Du und ich sind hier wieder einmal an der sehr eng gesetzten Grenze der Sprache angekommen. Wer wissen will, wie es ist, Maria oder Josef zu küssen, der muss schon Maria oder Josef küssen. Maria und Josef sind in diesem Kommunikationsspiel sogar unterprivilegiert. Denn Josef kann niemals erfahren, wie es ist, Josef zu küssen, und Maria kann niemals erfahren, wie es ist, Maria zu küssen.

So jedenfalls könnte man es im Lichtkegel des Privatsprachenarguments sehen. Das Argument läuft letztlich darauf hinaus, dass es eine Sphäre von Gefühlen gibt, die nicht mitteilbar sind. Diese Vorstellung von Mitteilung und Kommunikation ist allerdings eine, die Kommunikation als Einbahnstraße interpretiert, in der Botschaften monodirektional von einem Sender encodiert und von einem Empfänger decodiert werden. Vielleicht trügt aber dieses Bild, und Kommunikation ist gar keine Einbahnstraße. Vielleicht ist Kommunikation vielmehr ein Kreisverkehr, noch dazu ein solcher, in der eine Fahrtrichtung nicht vorgegeben ist, sondern alle Verkehrsteilnehmerinnen kreuz und quer durcheinanderfahren dürfen. Wenn in diesem Tohuwabohu zwei Fahrzeuge einen Unfall bauen, dann wissen beide Fahrer, wie es ist, einen Unfall zu haben. Denn der Unfall ist ein gemeinsames Erlebnis. Die Schäden an den beiden Fahrzeugen, so unterschiedlich sie sein mögen (beim einen ist der Scheinwerfer zerstört, beim anderen die Stoßstange in Mitleidenschaft gezogen), sind absolut komplementär. Wenn Maria und Josef sich miteinander unterhalten, dann wissen beide im selben Moment, wie es sich anfühlt, wenn Maria und Josef sich unterhalten. Die Botschaften, die die beiden im Gespräch miteinander austauschen, können auch Umstehende verstehen, die zufällig in der Nähe sind und dem Gespräch zuhören. Aber die Umstehenden können nicht wissen, wie es sich anfühlt, wenn Maria und Josef ein Gespräch führen. Das wissen nur die beiden für sich, aber sie wissen es eben auch, obwohl Gefühle privat sind, und sie teilen dieses emotionale Erlebnis.

Ein Gesprächskreis lässt sich leicht erweitern, und das Gefühl, das beim Gespräch entsteht, lässt sich dadurch auf mehrere Kommunikationsteilnehmer aufteilen. Auch ein Verkehrsunfall ist ja vorstellbar und kommt auch oft genug im Straßenverkehr vor, der nicht nur zwei Beteiligte hat, sondern sich zur Massenkarambolage auswächst. Wir wissen, wie es sich anfühlt, an einer Diskussion teilzunehmen, einen Unfall zu haben oder im Stau zu stehen, weil wir selbst der Diskussionskreis, weil wir selbst der Unfall und weil wir selbst der Stau sind. Gefühle, Empfindungen und Einstellungen sind also teilbar, und das sogar unter sehr vielen Kommunikationsteilnehmern, wenn sie ein gemeinsames Erlebnis haben. Solche Erlebnisse bleiben gerade nicht privat.

Nicht so beim Küssen. Küssen ist ein privates Gefühl. Das Gefühl des Küssens können ausschließlich die beiden Küssenden miteinander teilen. Und sie tun es auch. Sie teilen ein absolut privates Gefühl miteinander. Auch wenn der oder die andere etwas ganz anderes fühlt, während er oder sie mich küsst (denn es sind ja private Gefühle), teilt die Person doch jene Wahrnehmungen und Gefühle, die ich selbst von mir als Sparringpartner des Küssens habe. Die Küssenden führen einen Dualog.

Die Eigenwahrnehmung wird, jedenfalls teilweise, zur Fremdwahrnehmung. Private Gefühle können also geteilt werden und bleiben doch privat. Der oder die Andere, die Dich küsst, hat einen absolut privilegierten Zugang zu Dir, den sonst nur Du zu Dir selbst hast. Das ist das Geheimnis des Küssens. Kein Dritter kann es knacken, keine Entschlüsselungsmaschine kann es decodieren. Das Küssen bleibt im Dual, ist Kommunikation im Zweizylindertakt.

Küsse sind mehrsprachig, denn sie sind stets bilingual. Wer mit Küssen etwas zum Ausdruck bringt, der spricht buchstäblich in Zungen. Dafür steht das Private am Küssen, das Subjektive, Emotionale, eigentlich Nicht-Mitteilbare. Aber im Küssen brechen diese Verständigungsbarrieren, Küssen ist ein Pfingsterlebnis, das wie ein Blitz den ganzen Empfindungskosmos des Anderen aufschließen kann. Küssen ist privat hoch zwei. Die Zungen, in denen Du und ich beim Küssen sprechen, sind gerade die Zunge des oder der anderen. Auch für Alexandre Lacroix ist der Kuss jener Moment, der das Ich-Gefängnis transzendiert und Gefühle, Empfindungen und Gedanken teilbar macht, die sonst immer individuell, solipsistisch, privatsprachlich geblieben wären:

> »Im Übrigen ist nichts heilsamer, als aus seinem eigenen Monolinguismus gerissen zu werden, als dem Fluch, nur eine einzige Logik im Kopf, nur eine einzige Zunge im Mund zu haben, zu entkommen und sich dadurch der Vielstimmigkeit der Welt zu öffnen. So, wie das Gespräch es erlaubt, nicht im Kreisen der eigenen Gedanken gefangen zu bleiben, so lässt der Kuss Sie aus dem Solipsismus des eigenen Mundes heraustreten.«[3]

Weil Küssen die Ich-Barriere einbricht und die Grenzen der Sprache transzendiert, ist Küssen immer auch eine Grenzerfahrung. Wer diese Grenze einmal überschritten hat, kann mehr zum Ausdruck bringen, als seine Sprache ihm oder ihr in den Mund legt.

14

Küssen und Sex

In einem vorherigen Paragraphen hatten Du und ich schon feststellen können, dass das Küssen keine biologische Tatsache ist. Wir müssen diesen Gedanken noch ein kleines bisschen vertiefen.

Dass beim Sex häufig auch geküsst wird und das Küssen sogar manchmal den Sex einleitet, sein Vorspiel ist und irgendwie dazuzugehören scheint, hat viele Leute dazu verführt zu glauben, dass Küssen eine sexuelle Aktivität sei. Auch Sigmund Freud hatte das Küssen ja unter die, gar perversen, Sexualpraktiken gezählt.

So richtig zündet dieses Argument allerdings nicht. Menschen lassen beim Sex auch das Radio oder sogar den Fernseher laufen, ohne dass sie Radiohören oder Fernsehgucken prinzipiell zu den sexuellen Aktivitäten zählen würden. Die Koinzidenz zweier Ereignisse bedeutet noch lange nicht, dass sie kausal miteinander verknüpft wären. Es gibt außerdem ganz offensichtlich eine sehr große Zahl an Kussformen, Kusspraktiken, Kussgelegenheiten, die so offensichtlich nicht sexuell konnotiert sind, dass von einem notwendigen Zusammenhang zwischen Küssen und Sex schlechterdings nicht die Rede sein kann. Besonders unrecht täten wir dem Küssen, wenn wir es einfach als Vorspiel zum Sex abtun würden. Es gibt ja auch den Kuss *nach* dem Sex. Das Küssen läuft also nicht auf den Sex hinaus. Beim Küssen verwenden wir Körperorgane, die auch sonst zur Kommunikation dienen. Beim Sex ist das nicht der Fall. Die Lippen, die Zunge oder die anderen an dem komplexen Vorgang des Küssens beteiligten Organe und Körperteile sind nicht Medium des Kusses, sondern sie sind der Kuss selbst. Man kann das Küssen nicht ohne sie durchführen oder auch nur denken, während man sich den Wetterbericht auch ohne das Fernsehen oder die Sportergebnisse auch ohne das Radio vorstellen kann. Die Lippen vermitteln nicht den Kuss, der auch ohne sie da wäre.

Man kann sich sexuell selbst befriedigen, aber man kann sich, wie Du und ich zusammen mit dem alten Sigmund bereits festgestellt haben, selbst nicht küssen. Sex mit sich selbst ist im Bereich des Möglichen, Küssen mit sich selbst ist außerhalb des Bereichs des Möglichen. Natürlich kann man die Lippen auf die eigene Hand oder andere Körperpartien pressen, aber niemand würde das als Küssen identifizieren. Niemand würde sagen: Guck' mal, da küsst sich jemand selbst! Dies ist ein weiteres Indiz dafür, dass Küssen keine Art des Sexes ist, ja, dass Küssen vielleicht nicht einmal mit Sex zu tun hat.

Beim Küssen müssen Du und ich uns nicht ausziehen. So intim der Vorgang auch ist, er benötigt zu seiner Ausführung keine weitere Entblößung. Deswegen kann das Küssen auch, obwohl es eine private und intime Veranstaltung ist, in aller Öffentlichkeit stattfinden. Wir müssen, wie man im englischen Sprachraum sagen würde, unsere »private parts« beim Küssen nicht zeigen. Ausnahme sind solche Länder, in denen Menschen Teile des Gesichts mit Bekleidung verhängen: Hier kann man davon ausgehen, dass in der Öffentlichkeit eher seltener geküsst wird. Und so ist es auch.

Sex lässt sich erzwingen, das Küssen nicht. Erzwungener Geschlechtsverkehr bleibt immer noch Geschlechtsverkehr und kann zum Beispiel die typischen Folgen nach sich ziehen, nämlich eine Schwangerschaft. Ein erzwungener Kuss dagegen ist gar kein Kuss. Küssen kommt nur zustande in vollendeter Symmetrie.

Küssen kann manchmal geradezu ein Ersatz für Sex sein. Das war auch die tröstliche Einsicht des spanischen Jesuitenpaters Thomas Sanchez im 17. Jahrhundert. Er lockerte in seinen vielfach neu aufgelegten *Disputationes de matrimonii sacramento* (Erörterungen über das Sakrament der Ehe) das Junktim aus Zeugung und Zärtlichkeit und gestattete den Ehepartnern Liebkosungen und Küsse auch außerhalb des Geschlechtsakts. Sein Hintergedanke war offenbar, dass nach gehöriger Streichelei die Lust von Sex sich verflüchtige. Die Ehepartner dürften sich nämlich »gegenseitig berühren, um die Begehrlichkeit des Fleisches zu besänftigen oder einander ihre Liebe zu beweisen«.[1]

Anders als mit Sex lässt sich mit Küssen kein Kapital anhäufen. Eva Illouz und Dana Kaplan schreiben vom »sexuellen Kapital«.[2] Der Terminus ist in Analogie zum »sozialen Kapital« gebildet, den der französische Soziologe Pierre Bourdieu in die Diskussion gebracht hat. Soziales Kapital dient dem gesellschaftlichen Austausch und kann genau wie ökonomisches Kapital, also Geld, angehäuft, gespart, akkumuliert werden. Dass die Analogie von sozialem und sexuellem Kapital plausibel ist, sieht man schon daran, dass sich Sex gegen Geld eintauschen lässt. Beim Küssen indes verhält es sich nicht so. Ein Kuss ist sehr schlecht monetarisierbar. Sexarbeiterinnen, die Geschlechtsverkehr gegen Geld verkaufen, wahren ihre Intimität, indem sie sich für kein Geld küssen lassen.[3] Man kann es auch anders ausdrücken: Küssen ist unbezahlbar. Einzige, unrühmliche, Ausnahme ist hier, wieder einmal, die katholische Kirche. Für das Küssen von Reliquien, Heiligenbildern oder Inkunabeln wurde häufig eine Gebühr erhoben, die auch »Kussgeld« genannt wurde. Aber vielleicht ist das einfach die klerikale Ausnahme von der säkularen Regel.

Sex ist eine harte Währung. Deswegen spricht und schreibt man auch von »hartem Sex«. Ein Kuss hingegen ist immer weich. Wird ein Kuss zu hart, dann metamorphosiert er zu einer Druckbewegung, einer Pressung oder einer Erpressung. Es handelt sich dann aber um keinen Kuss mehr. Ein Kuss ist immer zart, ein Kuss ist immer süß. Deswegen ließ der Humanist Francesco Patrizi seinen Dialogpartner Delfino sich erkundigen, was die Süße des Kusses ausmache. Im Französischen heißt es geradewegs »le doux baiser«, der süße Kuss, und im Deutschen wiederum ist ein »Baiser« ein zuckersüßes Gebäck in der Konditorei. Das Küssen hat letzte Reste seiner Intimität, seiner Süßigkeit bewahrt, als der Sex sie längst verloren hatte. Nein, Küssen ist etwas ganz anderes als Sex. Wer küsst, ist schließlich kein Kind von Traurigkeit: Es gibt keine Post-Kuss-Tristesse. Auch das unterscheidet das Küssen fundamental vom Sex: Nach dem Kuss ist vor dem Kuss. Es geht endlos, ohne Pause, ohne Rast, ohne Aphrodisiaka. Küssen ist nicht befriedigend, auch das unterscheidet das Küssen vom Sex. Sex kennt einen Höhepunkt, während das Küssen immer weiter gehen könnte. Das Küssen hat kein Ziel. Ekkachai und Laksana Tiranarat haben sich im Jahr 2013 für 58 Stunden, 35 Minuten und 58 Sekunden ununterbrochen geküsst und sind damit nach allem, was Du und ich wissen, die Weltrekordhalter im Dauerküssen. Das Reglement für diesen Rekord war recht streng. Wenn die beiden Küssenden in diesen fast 59 Stunden tatsächlich nichts anderes getan haben, als sich regelkonform zu küssen, dürften sie jedenfalls in diesem Zeitraum nicht gesündigt haben. Sich regelkonform küssen bedeutet dabei, dass nicht der Kuss selbst schon die Sünde ist, denn er folgt ja der Regel. Wer küsst, sündigt nicht. Wenn Küssen Kommunikation ist, dann müssen die Kussrekordhalter nach ihrem Kussmarathon sehr viel übereinander oder voneinander wissen.

15

Küsse verstehen

Was verstehen Du und ich eigentlich nicht, wenn wir eine Musik nicht verstehen? Und umgekehrt: Was hast Du verstanden, wenn Du eine Musik verstanden hast?

Jemand sagt zu Dir: Arnold Schönbergs Zwölftonmusik oder Zimmermanns Oper *Die Soldaten* verstehe ich nicht. Nun gut. Aber was verstehst Du, wenn Du Mozarts *Kleine Nachtmusik* verstanden hast? Vielleicht ist es nicht so sehr die Musik selbst als akustischer Eindruck, die Du verstehst oder nicht verstehst (außer Du wärest schwerhörig), sondern das Verhalten der Musiker. Du verstehst dann nicht, warum die Musikerinnen und Musiker des Orchesters Dir Schönbergs *Sommermorgen an einem See* vorspielen (anstatt zum Beispiel Mozarts *Nachtmusik*). Mit etwas mehr musikalischem Wissen könnte Dein Verstehensproblem auch darin bestehen, nicht zu verstehen, warum bestimmte Tonfolgen hintereinander gespielt werden (während Du ganz andere Töne erwartet hättest). Dir ist dann die musikalische Regel nicht geläufig, der die neue Musik folgt, oder Du würdest eben die Einhaltung einer anderen Regel erwarten und interpretierst die neue Regel gar nicht als Regel, sondern nur als Regelverstoß. Verstehen hat dann mit Erwartungen, mit Regeln und letztlich mit Statistik zu tun.

Du verstehst nur Bahnhof? Das verstehe ich. Deswegen kommen Du und ich jetzt auf das Küssen zurück. Wenn Küssen ein Akt der Kommunikation ist, dann hat der Kuss etwas mitzuteilen. Und wo der Kuss eine Mitteilung trägt, steht er dem Verstehen (oder Nichtverstehen) offen, er erwartet es auch. Der Kuss ist kein Nonsens. Welche Verstehensleistung steckt nun aber hinter dem Küssen?

Was verstehst Du nicht, wenn Du sagst: Diesen Kuss habe ich nicht verstanden? Es könnte beim Küssen sein wie bei der Musik. Nicht der Kuss selbst ist dann Träger der Mitteilung, sondern die Küssenden und ihr Verhalten: Du verstehst am Kuss nicht, warum die da sich jetzt und genau jetzt küssen. Oder warum jemand Dir einen Kuss geben will. Selbst das Nichküssen kann vor Verstehensprobleme stellen. Zwei stehen vor dem Standesbeamten und geben sich das Jawort, küssen sich aber nicht. Warum küssen sie sich nicht? Wir verstehen nicht, warum sie sich nicht küssen. Wir verstehen das Nichtküssen nicht.

Küssen hätte dann wie die Musik mit Deinen und meinen Erwartungen und letztlich mit Statistik zu tun. Küssen ist eine kulturelle Praxis, die in ein gesellschaftliches Ordnungssystem eingepasst ist. Wer die Ordnung stört – durch einen Kuss, der nicht dorthin gehört –, der stellt die Gesellschaft vor ein Problem, ein Verstehensproblem. Ob es sich um einen Fußballverbandspräsidenten handelt oder einen geistlichen Würdenträger, der Asphalt küsst, oder einen Mann, der in bestimmten anderen Ländern einen anderen Mann küsst: Küssen kann Ordnungen ins Wanken bringen und Probleme verursachen. Auf Probleme reagieren Gesellschaften mit Sanktionen. Deswegen ist in nahezu allen Gesellschaften (jedenfalls in jenen, in denen geküsst wird) das Küssen sanktioniert. Wer dort oder dann küsst, wo oder wann nicht geküsst werden sollte, stellt das Regelsystem der Gesellschaft und damit die Gesellschaft selbst in Frage. Es gibt also eine Räson des Küssens, eine Kuss-Räson, die auch eine Form von Staatsräson ist. Umgekehrt kann das Küssen auch als Protestform dienen: Sogenannte *Kiss-ins* werden vor allem von der LBGTQ-Bewegung veranstaltet, um auf Diskriminierungserfahrungen hinzuweisen und auf Normenveränderungen hinzuwirken. Das erste solche

Kuss-Protest-Event fand im Jahr 1976 im kanadischen Toronto statt. Die beiden Schwulenaktivisten Tom Field und Bill Holloway waren festgenommen worden, weil sie sich in der Öffentlichkeit geküsst hatten, und wurden von einem Richter zu je 50 Dollar Strafe wegen »indezenter Handlungen in der Öffentlichkeit« verurteilt. Ironischerweise waren die beiden dabei erwischt worden, wie sie für ein Fotoshooting zu einem Artikel über Homophobie in der Zeitschrift *Alternative to Alienation* Modell standen. Die damals in Toronto schon starke Gaybewegung beschloss, mit Protest zu reagieren, und veranstaltete das erste öffentliche Kiss-in. Die Polizei hielt sich währenddessen in der Nähe auf, wagte aber nicht einzugreifen. Das Küssen war also erfolgreich.[1]

Um sich in Kommunikationsprozessen gut zu verstehen, ist eine bestimmte Äußerungsdistanz ideal. Das kennen Du und ich ja nur zu gut: Ist ein Sprecher zu weit weg, ist er schlecht zu verstehen. Sitzt man zu nah vor einem Lautsprecher, ist das auch nicht gut fürs Verständnis. Es gibt also eine bestimmte mittlere Distanz, die fürs Verstehen von Kommunikanten besonders gut geeignet ist. Der Sprachphilosoph Willard Van Orman Quine spricht hier von »mittelgroßen Gegenständen in mittlerer Entfernung«, für die unser Wahrnehmungsapparat besonders gut geeignet sei.[2] Man könnte auch sagen: Mittelgroße Kommunikanten in mittlerer Entfernung bei mittlerer Lautstärke … Wenn es eine Distanz gibt, die besonders gut für das Verstehen von Kommunikation ist, dann gibt es auch eine Verstehensgrenze: Über diesen Punkt oder diese Linie hinaus ist einfach nichts mehr zu verstehen. Das kann sehr weit weg sein, das kann aber auch viel zu nah sein. Eine Buchseite, die Dir oder mir direkt vors Gesicht gepresst wird, verdunkelt nur noch unseren Blick, zu sehen oder zu verstehen ist aber gar nichts mehr. Wer ein Gemälde in zu großer Nähe betrachtet, der sieht nur Pinselstriche und Farbauftrag, er kann aber die Komposition nicht erfassen und darum das Bild nicht verstehen. Die Verstehensgrenze ist ein Ort der Unklarheit. Im Küssen ist diese Verstehensgrenze erreicht. Denn der Kuss kann nur in absoluter Nähe geschehen, er ist Nähekommunikation. Der Kuss senkt die Äußerungsdistanz auf Null. Das macht ihn zu einem der am schwersten verständlichen Kommunikationsakte.

Das ist auch der Grund, warum die Bedeutung eines Kusses sich nicht verbal wiedergeben lässt: Das Küssen findet jenseits einer Grenze statt, vor der noch sinnvoll verbal kommuniziert werden könnte. Wenn Du und ich uns glücklich diesseits der Grenze des Verstehens aufhalten, dann können wir verstehen. Aber was ist, wenn Du und ich die Grenze passieren, über sie hinaustreten: Haben wir dann vielleicht sogar mehr als verstanden? Hyperverstehen? Wenn ich die Grenze zu Frankreich passiert habe, bin ich in Frankreich. Ich kenne deswegen Frankreich aber noch nicht. Erst wenn ich mich Tage oder Wochen dort aufhalte, werde ich anfangen, das Land kennenzulernen, es zu verstehen. Womöglich ist es so auch beim Küssen. Es findet im semantischen Grenzgebiet statt, dort, wo die Bedeutungen zu tanzen beginnen.

Es gibt keine raumzeitliche Differenzierung beim Küssen. Küssen findet ausschließlich im Hier und Jetzt statt. Das Bild oder das Geräusch eines Kusses können wir medial transportieren. Der Verstehensprozess kann auch erst später einsetzen oder die Verstehensprobleme sich wann- und woanders ergeben. Aber der Kuss selbst lässt sich nicht transportieren. Er muss an Ort und Stelle stattfinden, oder er findet gar nicht statt. »Geschriebene Küsse kommen nicht an ihren Ort, sondern werden von den Gespenstern auf dem Wege ausgetrunken«, schreibt Franz Kafka seiner Freundin Milena.[3]

Mit Wörtern, Sätzen und Sprache lässt sich in der Welt etwas erreichen. Das lehrt die Sprechakttheorie und begründet damit die linguistische Spielart der Pragmatik. Auch mit Küssen lässt sich etwas erreichen. Der Satz »Gib mir dieses Buch!« wird nicht so sehr geäußert, um etwas zu bedeuten, sondern um etwas zu erreichen. Etwas zu bedeuten ist demnach auch nur ein spezifischer Sprechakt, während der Sinn vieler anderer Typen von Sprechakten einen anderen Sinn hat, als etwas zu bedeuten.[4] Der Satz bedeutet dann nur das, wozu er auffordert (oder bittet oder schwört oder oder). Beim Kuss-Spiel, beim Kussakt ist es vielleicht nicht anders. Etwas zu bedeuten ist vielleicht nur eine kleine und geringe Option, die mit der kommunikativen Handlung des Küssens ausgeführt wird. Der Sinn des Küssens liegt nicht ausschließlich darin, etwas zu bedeuten. Laut Thomas Manns Roman *Lotte in Weimar* ist »wie die Liebe das Beste im Leben, so in der Lieb das Beste der Kuß. – Poesie der Liebe«.[5]

16

Freier Disku(r)s(s) unter Gleichen

Was der Dual des Küssens mit sich bringt, ist die völlige Symmetrie des Küssens.

Die Rollen der Küssenden sind vollständig symmetrisch verteilt. Zwar kann es beim Küssen Fordernde und Geforderte geben, diese Rollen können aber in höchster Spontaneität wechseln, und das sogar innerhalb ein und desselben Kusses oder Kussvorgangs. Auch das ist ein Grund, weshalb Küssen und Sex sich fundamental unterscheiden. Beim Küssen gibt es keine Geschlechtsdisposition fürs Rollenspiel – es herrscht echte Gleichberechtigung. Beim Sex dagegen herrscht eine Asymmetrie, die nicht einfach aufzulösen ist. Das hat auch, wenn auch bestimmt nicht ausschließlich mit der unterschiedlichen Disposition der Geschlechtsorgane zu tun. Diese gepaart mit gesellschaftlichen Rollenklischees macht die geschlechtliche Paarung zu einer komplizierten und oft auch ziemlich undemokratischen Veranstaltung. Selbst bei gleichgeschlechtlicher Liebe ist ein Rollenwechsel zwar denkbar und möglich, in der Regel nicht aber in ein und demselben Vorgang. Beim Sex gibt es stets Köchin und Kellner. Beim Küssen ist dies nicht der Fall. Auch das hat, wenn auch nicht ausschließlich, mit der körperlichen Disposition beim Küssen zu tun. Ein Mund ist ein Mund ist ein Mund. Münder sind nicht geschlechtsspezifisch, jeder Mund ist einfach nur ein Mund. Was wir mit dem Mund tun, tun wir alle gleich. Deswegen sind Du und ich im Reich des Kusses alle gleichberechtigte mündige Bürgerinnen und Bürger. Deswegen ist das

Küssen die demokratischste und egalitärste Form des körperlichen Austauschs und damit auch die demokratischste und egalitärste Form der Körperkommunikation. Auch das können wir als privilegierten Zugang bezeichnen: Im Küssen dürfen Du und ich wir und der oder die andere gleichzeitig sein. Auch Otto Best hält fest:

> »Die Symmetrie bzw. ›anatomische Ebenbildlichkeit‹, die beim Mundkuß ins Spiel kommt, lädt ein zu einer Reihe von Tauschkombinationen, die männlichem wie weiblichem Partner erlauben, nacheinander und wechselweise eine aktive oder passive Rolle zu spielen [...]. Dieses Hin-und-her im Akt des Küssens öffnet den Geschlechtern die Möglichkeit, symbolisch *la petite différence* auszulöschen.«[1]

Es ist diese Symmetrie, die aus der Binarität des Küssens wieder eine Nonbinarität macht: Der Kuss ist geschlechtslos, und es spielt, aufgezwungene gesellschaftliche Rollenstereotypen mal beiseitegelassen, keine Rolle, welches biologische Geschlecht der Kusspartner hat – zumal bei einem Kuss mit geschlossenen Augen. Du und ich könnten auch sagen: Gerade seine Binarität macht das Küssen zum Kommunikationsmittel für Nonbinäre. Bestätigt wird das durch eine empirische Untersuchung der britischen Psychologinnen Sandra Murphy und Catherine Dalton. Der menschliche Denkapparat sei schlicht damit überfordert, visuelle Informationen gleichzeitig mit einprasselnden Gefühlen und Tastreizen zu verarbeiten. Um das Küssen voll genießen zu können, schlössen deswegen die meisten Menschen die Augen. Wer dagegen beim Knutschen das Antlitz seines Partners ins Visier nehme, spüre den Kuss weniger intensiv.[2] Das Küssen mit geschlossenen Augen und die sich daraus ergebende Nonbinarität macht diese berührende Kommunikationsart auch zu einer besonders demokratischen Ausdrucksform: Es geschieht ohne Ansehung der Person, ist egalitär, ist die vermutlich am meisten antiautoritäre Kommunikationsart. Wer küsst, macht sich gleich, Küssen ist immer ein Austausch unter Gleichen.

Kommunikation soll ja gemeinhin den Kontakt zur Welt herstellen, Wissen über die Welt von außen nach innen tragen. All das scheint beim innigen Küssen nicht möglich. Die ganze Welt schnurrt in der oder dem anderen zusammen. Alles Wissen, dass ich beim Küssen über die Welt gewinnen kann, wird aus dem oder der anderen geschöpft. Ego und Alter sind füreinander die Welt. Aus dem *Äußern* wird ein *Innern*, ein Dualog. Jede Frage ist schon die nächste Antwort.

Was die Symmetrie des Küssens mit sich bringt, ist, wie schon gesagt, dass der Kuss nie mit Gewalt funktioniert. Man kann auch deswegen niemandem einen Kuss »aufzwingen«, weil man niemanden zwingen kann, mit einem zu kommunizieren. Natürlich kann jemand seine Lippen mit Gewalt auf die Lippen von jemand anderen pressen, aber dadurch kommt keine gelungene berührende Kommunikation, kein Dualog zustande. Wenn der spanische Fußballverbands-Chef Luis Rubiales nach einem Weltmeisterschaftsendspiel der Spielerin Jenni Hermoso seinen Mund ins Gesicht drückt, können Du und ich das prinzipiell gar nicht als Kuss bezeichnen. Auch der Ausdruck »Kuss-Affäre« ist dann irreführend. Codes sind nur lernbar, aber nicht erzwingbar. Das macht auch die schwarze Pädagogik mit der Rute so fragwürdig. Ein Chinese etwa könnte mich, den nicht Chinesischsprechenden, anbrüllen, sogar foltern, dennoch käme keine Kommunikation auf Chinesisch zustande. Und so ist ein Kuss, der nicht erwidert wird, auch kein Kuss. Das Wort Friedenskuss erstrahlt hier in seiner doppelten Bedeutung, denn ein Kuss ist immer friedlich, zwanglos und gewaltfrei.

17

Dürfen Philosophen küssen?

Den Philosophen Immanuel Kant, selbst zeitlebens unverheiratet, und seine nüchtern-rationalistischen Einlassungen zum Eheleben und zur (un-)romantischen Liebe haben Du und ich bereits kennengelernt. Dieser Kant erhielt im August des Jahres 1791 im heimischen Königsberg den Brief einer jungen Frau aus Österreich, und es entspann sich ein kurzer, aber eindrucksvoller Briefwechsel, der Dir und mir einen Einblick bieten kann, wie es Philosophen mit dem Küssen und anderen romantischen Annäherungen halten.

Die junge Dame, unverheiratete Schwester eines Klagenfurter Unternehmers, hieß Maria von Herbert. Sie war Mitglied eines aufklärerischen Kreises um ihren Bruder Franz Paul von Herbert, der selbst in Jena beim Kant-Adepten Carl Leonhard Reinhold studiert hatte. Entsprechend war Maria von Herbert mit den wichtigen Schriften Kants gut vertraut. Im Sommer 1791 wendet sie sich brieflich in Liebesdingen an ihr philosophisches Idol, weil sie großen Kummer hat und die Hoffnung hegt, dass jemand, der in seinen moralphilosophischen Schriften einen kategorischen Imperativ formulieren kann, auch in der Lage sei, ihr in ihrer Liebespein zu helfen. Allein, in den Kant'schen Schriften war sie nicht so recht fündig geworden:

»Großer Kant. Zu dir rufe ich wie ein gläubiger zu seinen Gott um Hilf, um Trost, oder um Bescheid zum Tod, hinlänglich waren mir deine

Gründe in deinen Werken vor das künftige seyn, daher meine Zuflucht zu dir, nur vor dieses leben fand ich nichts, gar nichts, was mir mein verlohrnes Gut ersetzen könnt.«[1]

Die damals 21-Jährige hatte eine Liebesbeziehung zu einem Mann, dem sie ein Geheimnis aus ihrem Vorleben anvertraute. Dies traf den Geliebten aber offensichtlich schwer, jedenfalls erkaltete daraufhin seine Liebe zur ihr, was die Briefschreiberin an den Rande des Selbstmords führte:

»o mein Herz springt in Tausend stük, wen ich nicht schon so viel von ihnen gelesen hätte, so häte ich mein leben gewis schon mit gewalt geändet, so aber haltet mich der schlus zurük den ich aus ihrer Tehorie ziehen muste, das ich nicht sterben soll, wegen meinen quelenden leben, sondern ich solt leben wegen meinen daseyn.«

Maria von Herbert ist Kantianerin genug, um mit einem perfiden Argument den Königsberger Philosophen in die Pflicht zu nehmen. Sie mahnt nämlich die Selbstanwendung seiner philosophischen »Tehorie« an, was der Pflichtenethiker schwerlich ablehnen kann:

»nun sezen sie sich in meine lag und geben sie mir trost oder verdamung, metaphisik der Sitten hab ich gelesen samt den Kategorischen inperatif, hilft mir nichts, meine vernunft verlast mich wo ich sie am besten brauch eine antwort ich beschwöre dich, oder du kanst nach deinen aufgeseten imperatif selbst nicht handln.«

Nun müssten Du und ich meinen, dass die Verfasserin bei Kant, immerhin auch der Autor des berühmten Aufsatzes *Über den Gemeinspruch: Das mag in der Theorie richtig sein, taugt aber nicht für Praxis*, tatsächlich an der richtigen Adresse wäre. Kants Antwortbrief indes, für den er sich immerhin ein Jahr Zeit genommen hat und der heute nur in einer Entwurffassung vorliegt, wurde von Walter Benjamin als »der erschütterndste Philosophenbrief aller Zeiten« genannt,

> »erschütternd durch die monumentale Klarheit von Inhalt und Form, noch mehr aber durch die völlige Naivität in der Betrachtung der Geschlechterbeziehung, durch eine kindliche Unwissenheit um die natürlichen Reaktionen der Erotik, die heute jeden Vierzehnjährigen lächeln machen könnte«.[2]

Also ist Kants Philosophie in der Theorie richtig, aber taugt tatsächlich nicht für die Praxis? Um das beurteilen zu können, müssen Du und ich uns ansehen, was Kant denn eigentlich über Theorie und Praxis zu sagen hat. Dann erst kann beurteilt werden, wie Kants Qualitäten als Liebesratgeber sind und ob bei ihm vielleicht auch etwas für Theorie und Praxis des Küssens herausspringt.

Kant macht eingangs seines erwähnten Aufsatzes folgenden Definitionsvorschlag:

> »Man nennt einen Inbegriff von praktischen Regeln alsdann *Theorie*, wenn diese Regeln, als Prinzipien, in einer gewissen Allgemeinheit gedacht werden, und dabei von einer Menge Bedingungen abstrahiert wird, die doch auf ihre Ausübung notwendig Einfluß haben. Umgekehrt, heißt nicht jede Hantierung, sondern nur diejenige Bewirkung eines Zwecks *Praxis*, welche als Befolgung gewisser im allgemeinen vorgestellten Prinzipien des Verfahrens gedacht wird.«[3]

Hier trickst Kant schon in den ersten Sätzen seines Texts ein bisschen, denn seine Definition ist zirkulär: Wenn nur das Praxis genannt werden darf, was bestimmten allgemeinen Prinzipien, sprich: der Theorie folgt, und wenn Theorie nichts anderes ist als eine Summe *praktischer* Regeln, dann hat der Philosoph jeweils den einen Begriff mit dem anderen erklärt, und der eine ist schlechterdings nicht ohne den anderen denkbar. Praxis gibt es dann gar nicht ohne Theorie, und Theorie mündet immer in Praxis.

Mit ähnlichen Spiegelfechtereien versucht Kant denn auch, Maria von Herbert in seinem Antwortbrief zu vertrösten. Er baut ihn auf, »wie es in Predigten gehalten zu werden pflegt«, nämlich in der Trias »Lehre Strafe und Trost«.[4] Zuerst belehrt Kant die Adressatin, dass wahre Liebe gleiche gegenseitige Achtung voraussetze und darum vollste, rückhaltlose »Herzensmitteilung« verlange. Bereue Maria von Herbert ihre Offenheit dem Freund und Geliebten gegenüber nur wegen der unglücklichen Folgen, dass er sie nämlich nun nicht mehr liebe, so habe sie dafür kein moralisches Motiv. Das strenge Wort ist das, was Kant unter »Strafe« versteht. Der »Trost«, den Kant zu bieten zu haben meint, besteht in der Versicherung, dass die neue Offenherzigkeit der jungen Frau den »geliebten Freund« über kurz oder lang mit verstärkter Liebe zu ihr zurückführen müsse. Wenn nicht, war seine Zuneigung wohl nur flüchtiger Natur und »mehr physisch als moralisch« und die Liebe hätte sich ohnehin irgendwann verflüchtigt: Ein »Unglück«, das, wie der Philosoph meint, »uns im Leben mancherlei aufstößt, und wobei man sich mit Gelassenheit finden muß«.

Sehr tröstlich kann diese Auskunft nicht gewesen sein, zumal die Liebe sich nicht wieder einstellte. Postwendend schreibt Maria von Herbert dem Philosophen darum einen zweiten Brief, diesmal mit der unverhohlenen Drohung, die Überprüfung der Theorie selbst in der Praxis durchzuführen, indem sie den Philosophen im heimischen Königsberg besucht:

> »da müsten sie mir ihre Geschiechte sagen, dan ich möchte wießen, zu welcher lebensweiße ihre philosophie Sie führte, und ob es ihnen auch nicht der Muhe werth war, sich ein Weib zu nehmen oder sich

irgend wem von ganzen Herzen zu widmen, noch ihr Ebenbild fortzupflanzen«.[5]

Auffällig ist die Rückführung der Anwendung von Philosophie auf erotische und Fortpflanzungsfragen: Den Kant'schen Kategorischen Imperativ in die Tat umzusetzen gleicht damit einer Übersetzung von Philosophie in den *modus amorosus*. Nur wer sich auf dem Feld der Liebe, der Erotik, der Körperkommunikation und damit auch des Küssens bewährt, kann für sich veranschlagen, Theorie und Praxis in Einklang gebracht zu haben. Philosophie zum Leben zu erwecken heißt nichts anderes, als den verbalen Diskurs der Theorie in die nonverbale Kommunikation reiner Körperlichkeit zu überführen: Die Philosophen haben die Welt nur verschieden interpretiert, es kömmt darauf an, zu küssen!

Für Philosophen ist das seit antiker Zeit vermintes Gelände. Dürfen Philosophen küssen? Dürfen sie sich paaren, einen Dual bilden und in Dualog mit einem Liebespartner treten? Der römische Stoiker Musinus hat diese Frage bejaht. In seinem Traktat *Warum sollen Philosophen heiraten?* führt er aus, dass gemäß der Natur und der Vernunft zu leben nichts anderes bedeute, denn im Dual als Paar zu leben. Ins selbe Horn bläst der griechische Philosoph Hierokles, der die Menschen als »eheliche Tiere« bezeichnet und für den die Ehe »ein Imperativ [!] ist, wenn ihm nicht irgendein Umstand widerspricht«.[6]

Diese kuss- und liebesfreundliche Position müssen Du und ich aber wohl als minoritär betrachten. Die Mehrzahl der Philosophen seit der Antike war gegen das Küssen und andere körperliche Vermengungen, und zwar in Theorie und Praxis.

Bis weit in die Neuzeit hinein blieben Philosophen gerne unverheiratet: Descartes, Spinoza, Pascal, Leibniz, Malebranche, Hobbes, Hume oder Voltaire wagten nicht das Wagnis des Dualogs, überschritten nicht die Grenzen der Sprache. Bis Ende des 19. Jahrhunderts war es an den englischen Eliteuniversitäten Cambridge und

Oxford üblich, dass die »Dons«, also die Professoren, zölibatär lebten wie die Priester, weil man davon ausging, dass Küssen und Geschlechtsverkehr das Denkvermögen einschränke. Auch die großen existenziellen Denker Schopenhauer, Kierkegaard und Nietzsche blieben ehelos. »Du gehst zu Frauen? Vergiß die Peitsche nicht!«, war Nietzsches Kommentar zur Körperkommunikation der Liebe und des Küssens, auch wenn bis heute Missverständnisse darüber herrschen, wer für Nietzsche eigentlich die Person ist, die die Peitsche führt.[7] Das wird deutlich, wenn Du und ich uns jene Anekdote in Erinnerung rufen, die über den Philosophen Aristoteles erzählt wurde und auf die Nietzsches Peitschen-Dictum zurückgehen soll: Der griechische Philosoph war laut dieser Geschichte närrisch verliebt in eine Frau namens Phyllis. Diese überredet Aristoteles, sich wie ein Pferd satteln zu lassen, was der Philosoph bereitwillig mit sich machen lässt, weil er hofft, sich auf diese Weise die Angebetete gefügig zu machen. Stattdessen aber treibt Phyllis den Aristoteles mit einer Peitsche über den Hof und macht ihn auf diese Art zum Gespött. Die junge Frau hat dem Philosophen damit bewiesen, so die Moral von der Geschicht', »dass er selbst nicht auf der Höhe seiner weisen Ratschläge für Verliebte zu leben vermag«.[8] Der griechische Denker wird also von Phyllis in die nämliche Situation gebracht wie Kant von Maria von Herbert: Beide sollen die Standfestigkeit ihrer Theorie auf die Probe amouröser Praxis stellen. Der eine scheitert kläglich. Und der andere?

Für Kant als Kind seiner Zeit, des Rationalismus, gab es vernünftige Gründe, auf Ehe und körperlichen Austausch, mithin aufs Küssen zu verzichten. »Es hat vielleicht nie ein Mensch gelebt«, hielt Kants erster Biograph, Reinhold Jachmann, fest, »der eine genauere Aufmerksamkeit auf seinen Körper und auf alles, was diesen betrifft, angewandt hat als Kant.«[9] Auch wenn sein Biograph dies abstreitet, muss man Kant wohl eine ausgewiesene Hypochondrie attestieren. In seiner Schrift *Der Streit der Fakultäten* gibt er dies auch unumwunden zu:

»Ich habe wegen meiner flachen und engen Brust, die für die Bewegung des Herzens und der Lunge wenig Spielraum lässt, eine natürliche Anlage zur Hypochondrie, welche in früheren Jahren bis an den Überdruss des Lebens grenzte.«[10]

Für die Bewegung des Herzens wenig Spielraum: Der Hypochonder, der dennoch ein langes Leben anstrebt, hüte sich vor allem vor der Ehe und jener Form nonverbaler Kommunikation, die in romantischen Kreisen als Küssen bezeichnet wird: »Auch daß sehr alt Gewordene mehrenteils verehelichte Personen gewesen wären, möchte schwer zu beweisen sein.« Der Dualog der Ehe beeinträchtigt die Vitalkräfte, und das ersehe man schon daraus, dass, wie Kant in seinem Notizbuch notiert, »unverehelichte (oder jung verwitwete) alte Männer mehrenteils länger ein jugendliches Aussehen erhalten, als verehelichte«.[11] Um seine Vitalkräfte zu schonen, müsse man, so der Philosoph, in besonderem Maße auf seine Körperflüssigkeiten achten. Das gilt insbesondere für den Speichel, denn dieser ganz besondere Saft, lateinisch *saliva*, sei gleichzeitig verdauungsfördernd, wirkt abführend und ist das reinste natürliche Medikament. Es verbiete sich darum, auch nur durch den offenen Mund zu atmen, weil sodann wertvolle Tropfen dieses körpereigenen Ambrosias vergeudet werden könnten, und es gilt,

»daß die sich immer absondernde und den Schlund befeuchtende Saliva hiebei zugleich als Verdauungsmittel (stomachale), vielleicht auch (verschluckt) als Abführmittel wirkt; wenn man fest genug entschlossen ist, sie nicht durch üble Angewohnheit zu verschwenden«.[12]

Was diese »üble Angewohnheit« ist, sollte Dir und mir klar sein: Es ist der feuchte Kuss von Mund zu Mund, der sich für Kant aus gesundheitlichen Gründen schlechterdings verbietet. Jean-Baptiste Botul bringt diese Kant'sche Dystopie der Körperkommunikation und der berührenden menschlichen Interaktion in seinem leider nicht epochemachenden Buch *Das sexuelle Leben des Immanuel Kant* auf den Punkt: »Es kommt darauf an, in einem geschlossenen Kreislauf zu leben und unsere Formen des Austausches auf ein Minimum zu beschränken.«[13] Von hier aus ist es nur noch ein kleiner Schritt zu jener »Poetik des Speichels«, die der Literaturwissenschaftler Jean de Palacio untersucht.[14] Allerdings handelt es sich um eine Poetik, in der das Küssen aus gesundheitlichen Gründen nicht mehr vorgesehen ist.

Theorie und Praxis sind auf diese Weise nur schwer zu versöhnen. Der philosophisch-wissenschaftliche Austausch und der nonverbale körperliche Austausch müssten dazu in Einklang gebracht werden. Und das ist vielleicht gar nicht vorgesehen. Diesen Gedanken hatte jedenfalls Hannah Arendt, die in ihrem Buch über die *Vita Activa* empfiehlt, dass

> »man sich von dem geläufigen Vorurteil befreit, das meint, aus der eminent praktisch-technischen Bedeutung der modernen Wissenschaft schließen zu dürfen, daß sie sich aus dem pragmatischen Streben entwickelt hätte, die Bedingungen des menschlichen Lebens auf der Erde zu verbessern. Dies ist ein Kurzschluß.«[15]

Der Physiker und Philosoph Paul Feyerabend hat einen Ausweg formuliert, um aus Kants Theoriegefängnis herauszukommen und das Küssen mit der Philosophie zu versöhnen. Er schlug vor, Wissenschaft gar nicht als Theorie zu begreifen, sondern als Kunst: Wo die Muse küsst, dort *darf* jedenfalls geküsst werden.[16]

Zur Ehrenrettung Kants als Liebesratgeber muss vielleicht noch angefügt werden, dass ihm wesentliche Informationen über die Liebeskalamitäten der Maria von Herbert fehlten. Seine so allgemein wie unverbindlich bleibenden theoretischen Ausführungen in seinem Brief an die unglücklich Verliebte ermangelten empirischen Wissens, das für eine Beurteilung der Lage nötig gewesen wäre. Umgekehrt führt Maria von Herbert in ihren späteren Briefen an Immanuel Kant aus, dass sie zwar zur »Morallität« zurückgekehrt sei, dies ihr aber keine Befriedigung verschaffen könne:

> »Rechnen sie mir's nicht als Hochmuth zu, wen ich ihnen sage, daß mir die Aufgaben der morallität, zu gering sind, denn, ich wolt mit grösten Eifer noch einmahl so Viel erfühlen.«[17]

Die (Moral-)Philosophie kann nur Mindeststandards definieren. Das ist unerquicklich für die, die über dieses Mindestmaß längst hinaus ist und deren Ziel der Höchststandard, das *top level* des Daseins, ist. Philosophie führt an die Grenzen der Sprache und des Denkens, was soll aber eine damit anfangen, die über diese Grenze hinauswill? Maria von Herbert konfrontiert, schreibt Christa Bürger, »das absolute Wissen mit seinem eigenen Totalitätsanspruch. Und das Wissen hält dem an es ergangenen Anspruch nicht stand.«[18] Jenseits der Grenzen der Theorie befindet sich eine Praxis, der diskursiv und verbal nicht Herr zu werden ist. Das Nonverbale, die Körperkommunikation, die berührende Interaktion, kurzum: das Küssen hätte Ressourcen parat, um das Transzendentale in einem post-kantischen Sinne anzupacken. Maria von Herbert kam über diese Grenze nie hinaus, sie nahm sich, mutmaßlich ungeküsst, im Jahr 1803 das Leben.

18

Goethes Gartenhaus und eine italienische Praline

»Warum durft' ich nicht an ihrem Halse mit tausend Küssen antworten?«, lässt Goethe seinen Werther sagen.

Werthers Leidenschaft für und auf Lotte – eines der bewegenden Themen in Roland Barthes' *Fragmenten einer Sprache der Liebe* – materialisiert sich im Wunsch nach Küssen. Warum wünschte sich und verzehrte sich Werther nach Lottes Kuss und nicht gleich nach Sex, also der geschlechtlichen Vereinigung mit der Angebeteten? Es ist nicht so, dass Goethe nicht eine Sprache für den Geschlechtsverkehr gehabt hätte. Im Gegenteil sind vom Dichterfürsten ausgesprochen deftige Zeilen und Verse bekannt, in der Faust'schen Walpurgisnacht wie in so manchen Gelegenheitsdichtungen, ganz zu schweigen vom berühmt-berüchtigten *Tagebuch 1810*, einem Hohen Lied auf den eigenen Penis. Offenbar ist der Kuss als Ausdruck inniger Liebe für Goethes Werther wünschenswerter als der sexuelle Verkehr. Das hat seinen Grund auch darin, dass für Werther der Kuss sich offensichtlich in den kommunikativen Diskurs einreiht, woraus zu schließen ist, dass der Geschlechtsverkehr es in diesem Sinne nicht ist. »Mit tausend Küssen antworten« bedeutet, dass der Kuss eine Antwort auf eine Frage sein kann, sich in den globalen Fluss der Mitteilung einreiht. Der Geschlechtsverkehr teilt nichts mit, weil er kein Miteinanderteilen darstellt. Sex ist ein Geben und ein Nehmen, aber kein Teilen. Sexualpartnerschaft ist keine *sharing community*.

Entsprechend sind die beiden großen literarischen Pole in

Johann Wolfgang Goethes literarischem Werk, der *Werther* und der *Faust*, gerade in ihrer Botschaft, was die Stellung der Kommunikation in der Gesellschaft angeht, maximal weit voneinander entfernt: Der *Werther* ist der Roman des Redens und der Kommunikation, der *Faust* ist die Tragödie des Schweigens und des Verstummens.

Die Gretchenfrage in Goethes *Faust* ist die Urszene des »Likes«, wie wir es heute aus allen Social-Media-Kanälen kennen. Geküsst, geherzt und geliebt wird, mit wem man die größtmögliche Übereinstimmung an »Likes« hat. Was Gretchen von ihrem Heinrich Faust wissen möchte, ist, ob er ihrer Religion und dem Glauben an Gott ein »Like« gegeben hat. Die Frage setzt schon voraus, überhaupt eine Wahl zu haben, und ist darum im nach-aufklärerischen Zeitalter beheimatet und nicht in der gotischen Studierstube, wie uns der Dichter vorgaukelt. Im Mittelalter, das dem Faust als Kulisse dient, wäre die Frage Gretchens Nonsens gewesen: Man »hatte« nicht Religion, sondern atmete sie, ebenso wie gegessen wurde, was auf den Tisch kam, und angezogen wurde, was sich geziemte. Erst eine sich entwickelnde Multioptionsgesellschaft, die Alternativen zu bieten weiß, macht das Vergeben von »Likes« erforderlich, und die Seelenverwandtschaft, die im Idealfall Küssende verspüren müssen, drückt sich in einer möglichst weitgehenden Übereinstimmung der persönlichen Präferenzen aus. Geküsst wird der- oder diejenige, die im unmittelbaren »Like«-Vergleich die Nase vorn haben. Gretchens Frage: »Nun sag', wie hast du's mit der Religion?«

Im Garten des Goethe-Hauses in Weimar steht eine Statue *Faust und Gretchen*. Die beiden sind umschlungen in innigem Kuss. *Sie* überragt *ihn* um eine Scheitelhöhe. Du und ich als Betrachter, die wir den tragischen Ausgang jener Geschichte kennen, sehen in der zarten Berührung die vergiftete Geste: Der Kuss als Gift. Der vergiftete Kuss.

Die Statue hat nicht Goethe in den Garten gestellt. Sie ist jüngeren Datums. Es handelt sich um die Kopie der Statue *Faust e*

Margherita des Mailänder Bildhauers Antonio Tantardini. Das Original ist in der *Galleria d'Arte Moderna di Milano* zu sehen. Wahrscheinlich handelt es sich um die zweite Version einer Figurengruppe, die Tantardini im Auftrag des Anwalts Giovanni Antona Traversi für seine Villa in Desio in der Nähe von Monza geschaffen hat. Gleich bei der ersten öffentlichen Präsentation im Jahr 1864 war die Statue ein großer Erfolg, der noch unterstrichen wurde durch ein Gedicht des italienischen Dichters Giovanni Camerana und einen langen Artikel des Komponisten Arrigo Boito, der selbst später eine Oper unter dem Titel *Mefistofele* komponiert hat. Auf italienisch heißt die Statue auch einfach *Il Bacio* – der Kuss. Ein steinerner Kuss.

Eine Inspirationsquelle für Tantardini könnte auch das Gemälde *Il Bacio* von Francesco Hayez gewesen sein, das in der *Pinacoteca di Brera* in Mailand zu sehen ist. Das allegorische Gemälde im historisierenden Gewand zeigt zwei junge Verliebte im mittelalterlichen Outfit und Interieur beim Küssen und wurde als Sinnbild für die Einheit Italiens gesehen. Heute können Du und ich überall in Italien diese *Baci*, diese Küsse essen. *Baci di Perugia* heißen die kleinen Pralinen aus der umbrischen Stadt, deren Hersteller heute zum Schweizer Nestlé-Konzern gehört. Wer heute eine solche Süßigkeit mit weichschmelzendem Mantel und hartem Kern, einer umbrischen Haselnuss, genießt, weiß vermutlich nicht, dass er oder sie sich ein Stück italienischen Nationalstolzes einverleibt. Verpackt sind die »Küsse aus Perugia« in blauen Schachteln, auf denen das Motiv ebenjenes berühmten Gemäldes von Francesco Hayez prangt: Der Mann in roten Beinkleidern unter braunem Mantel, vielleicht zu einem gefährlichen Auftrag berufen oder in den Krieg, umarmt und küsst seine Frau, die ein blaues Kleid mit weißem Besatz trägt. Die Farben des Königshauses Sardinien-Piemont treffen auf die französische *Tricolore*. Der Ruf des Kusses und der Farben ging damals gegen das habsburgische Österreich-Ungarn, das Haus Piemont wurde später, nach der italienischen Einigung, zum Königshaus des neugegründeten italienischen Staates. Der »Kuss« ist nicht nur in Schokolade verpackt worden. Er diente auch als Vorbild für die lange Kussszene in Lucchino Viscontis Film *Senso* (»Sehnsucht«, 1954), in der sich die Contessa und ihr nichtswürdiger Liebhaber austauschen. Viva Italia!

Vielleicht nur ein Abklatsch dieser nationalstolzen Süßigkeit kommt aus den USA: *Hershey's Kiss* ist eine ziemlich anspruchslose Schokoladenpraline, die im Ort Hershey in Pennsylvania hergestellt wird. In dem Ort haben sogar die Straßenlaternen die Form dieser *kisses*. Küsse sind eben süß.

Von Goethes Gartenhaus bis zum Industriestandort an der US-Ostküste: Dieser mäandernde Weg steht auch für die Verschlingungen in der Geschichte des Küssens von ihren infektiologischen Anfängen im werdenden Anthropozän bis zu ihrem bevorstehenden Ende im Digizän. Und Johann Wolfgang Goethe hat mit der Fortschreibung dieser Geschichte durchaus zu tun. Du und ich müssen also noch einmal auf die Geschichte des Küssens zurückkommen.

19

Geschichte des Küssens: Romantische Gnadenfrist

Die Aufklärung hatte dem Küssen den Garaus gemacht. Die Invektiven Voltaires und die nüchtern-medizinischen Ausführungen der Sozialhygieniker ließen ans Küssen vorerst nicht mehr denken. Wo aber Gefahr ist, wächst das Rettende auch, wie Hölderlin schrieb. Neben dem kahlen Geäst des Rationalismus erhob sich eine kleine zarte Pflanze, die sich am Ende des 18. Jahrhunderts über allerlei Metamorphosen zu einer erst europa- und dann weltweiten Kulturbewegung auswuchs, nämlich die Romantik. Wenn Du und ich vom Mundkuss zwischen zwei Menschen auch als romantischem Kuss sprechen, zeigt das schon, wie eng verwoben das Küssen und die Ideen der Romantik sind mit ihrer Hinwendung zum Gefühl, zum Zwischenmenschlichen und zu einer Kommunikation, die neben dem Logisch-Rationalen, dem Klaren und Ausgesprochenen auch die vielen Facetten dazwischen, das Unaussprechliche und das Berührende zulässt.

Kronzeuge für diese so kussfreundliche Bewegung ist vielleicht überraschenderweise ein Aufklärer, nämlich der französische Philosoph und Schriftsteller Jean-Jacques Rousseau, der als einer der Ersten auch auf die Widersprüche der Aufklärung hingewiesen hat. »Rousseau leitet die Auflösung des Aufklärungsprogramms ein«, schrieb der Soziologe Ferdinand Tönnies.[1] Schon in seiner frühen *Abhandlung über die Wissenschaften und die Künste* räumt Rousseau mit der Fortschritts- und Wissenschaftsgläubigkeit der Aufklärung auf: Die Wissenschaften würden überhaupt nicht zur Verbesserung der Menschheit beitragen, ja, die Wissenschaften und die Tugenden, so der Philosoph, würden sich geradezu gegenseitig ausschließen. Zu diesen Tugenden zählten für ihn Einfachheit, Herzlichkeit, Erfahrung, Verbundenheit oder Vitalität. Die Rousseau'sche Philosophie wird gerne auf den Nenner gebracht: »Retour à la nature – Zurück zur Natur!« Dieser Ausruf findet sich indes nirgendwo in seinem Werk. Dennoch wird Rousseau immer wieder als Anwalt eines vermeintlichen Gegensatzes von Kultur und Natur angesehen. Doch das ist er mitnichten. In der Tat ging Rousseau von einem Naturzustand aus, in dem die Menschen im Einklang mit der Welt lebten und in moralischer Hinsicht alle gut waren, weil sie noch nicht den Deformationen von Wissenschaft und Zivilisation unterzogen worden waren. Allerdings war dieser wilde Naturzustand für Rousseau unwiederbringlich verloren. Wie auch schon Ferdinand Tönnies festhielt, wollte Rousseau stattdessen, dass Bildung und Hochkultur selbst zurück zur Natur führen sollten, aber nicht zu einer rohen und wilden Natur, die einen Gegensatz zur Kultur darstellte, sondern zu einer, die Kultur und Bildung in sich aufgesogen habe.

Dieses Programm skizziert Rousseau nicht nur in seinen theoretischen Abhandlungen, sondern er exemplifiziert es auch literarisch in seinen belletristischen Schriften. Sein Liebesroman *Julie oder Die neue Héloïse* war einer der großen Bestseller seiner Zeit. Mit dem Titel schließt Rousseau an die zwei großen Liebenden des französischen Mittelalters an, Abelard und Heloise. Abelard war ein scholastischer Philosoph und Theologe, der sich als Hauslehrer in seine Schülerin Heloise verliebte. Als Heloise schwanger wurde, entspann sich ein Drama, das schließlich dazu führte, dass Heloise Nonne werden musste und Abelard im Auftrag von Heloises Familie entmannt wurde. Jahre später nahmen Heloise und Abelard von Kloster zu Kloster einen Briefwechsel auf, der zu den wichtigen Liebestexten des Mittelalters zählt.

Mit seiner Titelgebung greift Rousseau auf diese unter seinen französischen Zeitgenossen immer noch sehr präsente Geschichte zurück, ohne freilich in seinem eigenen Text sonderlich viel Bezug auf die mittelalterliche Vorlage zu nehmen. Er will zurück zur Natur, und zwar über den Umweg der Kultur, und er will die unverstellte, reine Liebe und ihren herrlichsten Ausdruck, das Küssen, wieder herstellen. Das *Setting* des Romans entspricht der mittelalterlichen Vorlage: Saint-Preux ist Hauslehrer der jungen Julie. Die Geschichte spielt in einer »kleinen Stadt am Fuße der Alpen« – nicht in der Metropole mit ihren Salons und Palästen, mit ihrer höfischen Lebensart und ihren raffinierten Codes! In seinem Bildungsprogramm beschränkt sich Saint-Preux, auch hierin ganz Rousseauianer, auf sehr wenige Bücher, denn er setzt auf Herzensbildung, will zurück zu den Dingen selbst und weg von ihren nur medialen Repräsentationen:

> »Laßt uns also Grundsätze und Regeln, die wir sicherer in uns selbst finden, nicht in Büchern suchen! Halten wir uns von jenen eitlen Zänkereien der Philosophen über Glück und Tugend fern; laßt uns die Zeit nutzen, uns tugendhaft und glücklich zu machen, die sie mit der Untersuchung, wie man es sein sollte, verlieren; und laßt uns lieber große Beispiele zur Nachahmung annehmen, als eitlen Lehrgebäuden folgen!«[2]

Das Erziehungsprogramm des Lehrers ist freilich auch schon das Liebesprogramm des Verführers, und seine Medienkritik ist inhärenter Teil seiner Verführungsstrategie:

> »Was würden wir doch aus solchen Büchern über die Liebe lernen? Ach, Julie, unser Herz sagt uns darüber mehr als sie; und der Bücher nachgeahmte Sprache ist für jeden, der selbst liebt, sehr frostig! Zudem entkräften diese Beschäftigungen die Seele, verführen sie zu weichlichen Wesen und nehmen ihr alle Kraft. Wahre Liebe hingegen ist ein verzehrendes Feuer, das seine Hitze den andern Empfindungen mitteilt und sie mit neuer Munterkeit beseelt. Aus diesem Grunde hat man

gesagt, die Liebe schaffe Helden. Glücklich wäre der, den das Schicksal bestimmte, es zu werden, und der Julien zur Geliebten hätte!«[3]

Die Liebe schafft Helden, und das, wodurch Helden sich auszeichnen, sind ihre Taten, die Heldentaten. Die Heldentat der Liebe ist gerade das Küssen, und in Rousseaus Roman wird es inszeniert wie vielleicht niemals zuvor. Der erste Kuss, den Julie und Saint-Preux sich entgegenhauchen, ist nicht nur der Kulminationspunkt des Romans, sondern auch ein Kulminationspunkt der europäischen Literatur und entfesselt eine enorme Wirkung, die Alexandre Lacroix so beschreibt:

»Er wird bei den Leserinnen und Lesern in ganz Europa Leidenschaften entfesseln und über mindestens ein Jahrhundert hinweg Gegenstand einer erheblichen Anzahl von Remakes im modernen Roman sein.«[4]

Dieser Kuss von Julie und Saint-Preux in Rousseaus Roman ereignet sich woanders als in der Natur, nämlich in einem romantischen Hain. Rousseaus dichterische Gestaltung dieses berührenden Kommunikationsaktes mit ihren stotternden Gedankenstrichen, ihren Auslassungen, ihrer asyndetischen Reihung von Gefühlsausdrücken führt auf nachdrückliche Weise vor, dass mit dem Küssen die Grenzen der Sprache erreicht sind. Wer küsst, teilt etwas mit, was nicht verbalisierbar ist, spricht die Sprache des Herzens, vielleicht die Sprache der Natur:

»Allein, wie wurde mir einen Augenblick hernach, als ich – die Hand bebt mir – ein angenehmes Zittern – Deinen Rosenmund – Juliens Mund fühlte ich – wie er auf dem meinen ruhte, auf den meinigen sich preßte, und wie mein Leib von Deinen Armen umschlossen war. Nein, des Himmels Feuer ist nicht heftiger, nicht schneller als jenes, das mich augenblicklich entzündete. Alle Teile von mir sammelten sich unter dieser zärtlichen Berührung. Mit unsern Seufzern verhauchte das Feuer von den brennenden Lippen, und mein Herz erstarb unter der Wonne Last –«[5]

»Und mein Herz erstarb«: Mit diesem körperlichen Austausch wird das Küssen zu jenem »kleinen Tod«, als der sonst im Französischen der Sex bezeichnet wird. Aber wer braucht noch Sex, wenn er oder sie *so* geküsst wird, wie Julie und ihr Liebhaber es tun? Mit seiner anti-intellektuellen Attitüde, mit dem von zwei Lippenpaaren ausgedrückten Mystizismus und mit der Beschwörung des Gefühls kann man diese Kussszene mit allem Recht als »die Geburt der romantischen Weltsicht« bezeichnen.[6] »Willkommen in der Kultur der Sentimentalität!«, schreibt Christiane Zschirnt über Rousseaus Roman. »Hier regiert das Gefühl! Hier zeigt man Herz, hier ist man empfindsam, hier spricht die Seele!«[7] Wenn sie dann fortfährt, die Sprache dieses Briefromans zu analysieren, wirkt es fast satirisch, weil sie die philosophische und gesellschaftspolitische Dimension von Rousseaus Text verkennt oder bewusst ignoriert. Jedoch macht sie in ihrer Parodie immerhin deutlich, wie sehr die romantische Sprache und der romantische Kuss die gewöhnliche Kommunikation transzendieren und eine ganz neue Ausdrucksebene finden und etablieren, die ihresgleichen sucht:

»Hier beben die Lippen, hier flattern die Nerven, hier zittern die Hände. Hier wird geseufzt und geschmachtet, verzagt und gehofft, entsagt und gelitten. Und viel geweint. Das geht zu Herzen. Die romantische Liebe entdeckt die Innerlichkeit. Man verkündet den Wert des aufrichtig empfundenen Gefühls und spürt den kleinsten Regungen der individuellen Emotionen nach. Was immer man dabei findet, wird zum Ausdruck gebracht – und wenn die Sprache versagt, weil die Gefühle so überwältigend sind, dass sie unsagbar werden, rettet man sich eben in Ach! und Oh! und Gott!. Und seufzt. Und man ahnt, dass damit noch viel mehr gesagt werden kann als mit Worten.«

Im Roman wird Julie standesgemäß nicht mit dem armen Lehrer, sondern mit dem Landadeligen Herrn von Wolmar verheiratet, und es entspinnt sich eine Art *ménage à trois*. Goethe ist einer der erwähnten Adepten, die ein *Remake* von Rousseaus Geschichte herstellen. Er ahmt in seinem Roman *Die Leiden des jungen Werther* den *Julie*-Roman nur 13 Jahre nach dessen Erstveröffentlichung auf vielfältige Weise nach. Die Geschichte von der unglücklichen Liebe zu der noblen Frau vom Lande, die Form der Erzählung als Briefroman, auch die hochemotionalisierte Sprache und die herausragende Bedeutung des Küssens als Medium nonverbaler Botschaften sind Elemente, die Goethe von der französischen Vorlage fast identisch übernimmt. Er verzichtet allerdings auf die zum Teil etwas belehrend wirkenden Passagen bei Rousseau, in denen dieser seine eigene Philosophie dem *Alter Ego* Saint-Preux in die Feder diktiert und die auch Ernst Cassirer störend aufgefallen waren, wo er notierte: »Mitten in der glühendsten und wahrhaftesten Schilderung der Leidenschaft wird der Ton abstrakter Lehrhaftigkeit vernehmbar.«[8] Stattdessen verdichtet Goethe, was vermutlich wiederum den enormen buchhändlerischen Erfolg seines Romans ausmachte, die Handlung bis hin zum dramatischen Selbstmord seines Protagonisten Werther: Wo nicht geküsst werden darf, da muss gestorben werden – »Kein Geistlicher hat ihn begleitet …«

Die Frühromantik schließt auf vielfältige Weise an Rousseau und Goethe an. Ihr besonderer Verdienst ist eine Explosion der Gefühle, die Kreation einer durch und durch emotionalisierten Sprache, die die Grenzen der Kommunikation auf radikale Weise neu auslotet und in der das Küssen als nonverbale orale Kommunikation darum eine besondere Rolle spielt. »Herzergießungen« werden die Schriften der Romantiker nun überschreiben wie bei Tieck und Wackenroder, »Nachtstücke« nennen sie sich wie bei E. T. A. Hoffmann, und als »Fragmente« kommen sie daher wie bei Schlegel oder Novalis, weil die herkömmliche verbale Sprache nicht mehr ausreicht, um noch bündige Texte zu formulieren. »Du hast noch nicht geliebt, du Armer; beim ersten Kuß wird eine neue Welt dir aufgetan, mit ihm fährt Leben in tausend Strahlen in dein entzücktes Herz«, schreibt Novalis in seinem Romanfragment *Die Lehrlinge zu Sais.*[9] Novalis ist es auch, der die Grenzen der Sprache in der Philosophie entdeckt und darum der Weisheitslehre das Küssen empfiehlt, ja, vielleicht als Erster eine Philosophie des Küssens entwirft: »Wem gefiele nicht eine Philosophie, deren Keim ein erster Kuß ist?«[10] Auch bei Friedrich Schlegel ersetzt das Küssen die sprachliche Kommunikation: »Gleich will ich dir antworten. Nur erst einen recht langen Kuß, und wieder einen, dann noch einige und viele andre mehr.«[11] Und bei Joseph von Eichendorff wird das Küssen dann zur universellen Metapher für das Einswerden von Mensch und Natur und für die späte Rückkehr ins Paradies: »Es war, als hätt der Himmel / die Erde still geküßt«.[12]

Die Epoche nimmt ein jähes Ende, als die alten Eliten ihr *Ancien Régime* wiederherstellen. Die Französische Revolution war mehr Rousseau als Voltaire, mehr Küssen als Kant. Die Restauration, die nach der Schlacht von Waterloo und der Niederlage der französischen Revolutionsarmee Napoleons einsetzte, machte mit Rousseau ebenso Schluss wie mit dem Küssen. In Deutschland setzte sich ein preußischer Pietismus mit seinen rigiden Moralvorstellungen durch, die eher katholische Libertinage der Romantiker hatte da keinen Platz mehr. Ein einzelnes Beispiel hierfür mag die Theaterordnung sein, die der Schriftsteller und Theaterdirektor August Klingemann in den 1820er Jahren erlassen hat. Wo eine Bühne gedeihen solle, so der Theatermann, da seien außer den höheren künstlerischen Bedingungen »die zwei wesentlichen Forderungen einer *pedantischen* Ordnung und eines strengen *Anstandes* [...] nicht zu erlassen.«[13] Entsprechend enthält allein das Kapitel »Vorstellung« mit Verhaltensanweisungen für die Schauspielerinnen und Schauspieler 29 Paragraphen: Mit empfindlichen Strafen werde alles geahndet, was die Vorstellung in irgendeiner Weise stören könne. Vor allem dürften Umarmungen, Händedruck und Küsse auf der Bühne nur »mit schonender Decenz« behandelt werden. Handlungen wie Essen und Trinken seien nur andeutungsweise erlaubt, das »Auswerfen des Speichels« sei komplett verboten. Von einer »Poetik des Speichels« ist man mittlerweile meilenweit entfernt.

Romantische Gefühlsausbrüche waren in solch einem Theater und in solch einer Welt nicht mehr zu erwarten. Im restaurativen Klima des Biedermeier fand Romantik nur noch zwischen Buchdeckeln, nicht mehr aber in der Wirklichkeit Raum. Das Küssen wurde erneut medialisiert, lebte nur noch als Zitat weiter, es wurde zum Gedicht.

20

Ein Gedicht wie ein Kuss

Die Schwierigkeiten, die die aufgeklärte Epoche mit dem Küssen hat, ist nicht nur wissenschaftlich-medizinischer Art, sondern tatsächlich auch von poetologischer Natur. Die neue, moderne Epopöe des bürgerlichen Zeitalters ist, wie nicht nur der Philosoph Georg Wilhelm Friedrich Hegel feststellte, der Roman.[1] Doch gerade die Prosa sträubt sich, trotz und vielleicht wegen Rousseau, gegen eine poetische Modellierung des Küssens. Das ist schon den Zeitgenossen im 19. Jahrhundert aufgefallen. Siegismund Librowicz notiert etwas pikiert:

> »Merkwürdigerweise, die deutschen Belletristen, die in Bezug auf die Liebe und ihre Handlungen so äußerst genau sind und so manche Seiten ihrer Werke der Beschreibung der Gefühle und der Thaten, die der Amor verursacht, widmen – brechen, sobald die Helden zu einem Kusse sich nahen, kalt ab und bestreben sich, durch Gedankenstriche, dem neugierigen Leser eine Beschreibung zu ersetzen. Selten finden wir in einem Romane die Auseinandersetzung, wie der Held auf die Idee des Kusses kam, auf welche Art und Weise er dieselbe ausgeübt, mit welchen Gefühlen das erste, etwas gewagte Zeichen der Liebe von der Heldin entgegen genommen wurde, – mit einem Worte: wie das Küssen ausgeführt wurde.«[2]

Die Poesie musste nicht die Romantik abwarten, um küssen zu dürfen. Kussgedichte nach dem Vorbild von Johannes Secundus waren schon in der Barockzeit eine beliebte Gattung. Das bekannteste Gedicht von Paul Fleming etwa, »Wie er wolle geküsset seyn«, handelt, wie der Titel schon verrät, von nichts anderem als vom Küssen:

»Nirgends hin / als auff den Mund /
da sinckts in deß Hertzens Grund.
Nicht zu frey / nicht zu gezwungen /
nicht mit gar zu fauler Zungen.

Nicht zu wenig / nicht zu viel!
Beydes wird sonst Kinder-spiel.
Nicht zu laut / und nicht zu leise /
Beyder Maß' ist rechte Weise.«[3]

Das Gedicht rauscht noch einige Strophen lang nach diesem Schema weiter und gibt detaillierte Tipps, wie die Kunst des Küssens auf solcherart ausgewogene Weise ausgeübt werden könne. Kussratgeber waren eine durchaus beliebte Literaturform, und ihre Darstellungsart war das Gedicht. Fleming selbst hat einen ganzen Zyklus unter dem Titel *Suavia*, allerdings auf Lateinisch, verfasst. In der Vorrede zu diesem Werk macht Fleming in fast Wittgenstein'scher Diktion klar, dass er solcherart erotisierende Dichtung für ein »Spiel« (ludus) hält und damit auf ein Publikum ziele, das »Reize ohne Verletzung des Respekts und Anmut jenseits von Obszönität liebt«.[4] Der Dichter will damit allerdings weniger auf eine Sprachspielkonzeption verweisen, mit seiner Version eines Kussspiels will er vielmehr deutlich machen, dass die mit seinen Gedichten geschaffene Welt des Eros nicht von Wirklichkeit gestört werde, nicht in der Realität einlösbar sei und, vor allem, keinen biographischen Hintergrund habe. Der Barockdichter bewegt sich damit in einem zeittypischen Rahmen, in dem Affektkontrolle und die Beherrschung der eigenen Leidenschaften im Vordergrund stehen. Mit der »Lizenz des Erotischen«, die er sich in seinen Gedichten zunutze macht, will Fleming Scham- und Sprachgrenzen nicht verschieben, sondern bestätigen.[5]

Das sieht bei den Dichtern, die die Ära der Romantik ablösen, schon ganz anders aus. Und der Dichter, der mit Sicherheit die Grenzen der Sprache und auch die Grenzen einer erotisierenden Sprache, in der das Küssen eine herausgehobene Stellung einnimmt, am weitesten ausgelotet hat, ist Heinrich Heine. Er habe, unkt Karl Kraus in seinem Essay *Heine und die Folgen*, »der deutschen Sprache so sehr das Mieder gelockert [...], daß heute alle Kommis an ihren Brüsten fingern können.«[6] Die Passage wird gerne als beißende Kritik an Heine gelesen, gar mit einem antisemitischen Unterton (wiewohl Karl Kraus selbst ja auch ... ach, lassen wir das. 20. Jahrhundert eben. Oder?). Aber ist es überhaupt eine Kritik? Musste nicht der deutschen Sprache längst mal das Mieder gelüftet werden? Hat Heinrich Heine nicht einfach eine dringend nötige Arbeit mit großer Bravour erledigt?

»In den Küssen welche Lüge!
Welche Wonne in dem Schein!
Ach, wie süß ist das Betrügen,
Süßer das Betrogensein!«[7]

Bei Heine ist Küssen nicht nur Staffage, sondern wesentliches Ausdrucksmittel. Entsprechend sind die Gedichte Heines, in denen Küsse eine (über-)tragende Rolle spielen, Legion. Küssen ist bei Heine Kommunikation, und entsprechend ist jeder Kuss anschlussfähig an andere Kommunikationsarten:

»Ich halte ihr die Augen zu
Und ich küß sie auf den Mund;
Nun läßt sie mich nicht mehr in Ruh,
Sie fragt mich um den Grund.«[8]

Fast schon eine Metadiskussion kann Heinrich Heines lyrisches Ich mit seinen Kussgefährtinnen beginnen, reflektiert die äußeren Umstände des Küssens und lässt die inneren erahnen:

»Was hältst du mir die Augen zu,
Wenn du mir küsst den Mund?
Ich sag ihr nicht, weshalb ichs tu,
Weiß selber nicht den Grund.
Ich halte ihr die Augen zu
Und küss ihr auf den Mund.«

Das Spielerische, das noch bei Fleming weit vorne stand, es lugt bei Heine manchmal noch in seinen Kussgedichten hervor. Das Küssen wirkt dann bei Heine unbeschwert, fast unschuldig. Doch die Naivität seines Tons hat immer einen doppelten Boden:

»Mir träumte wieder der alte Traum:
Es war eine Nacht im Maie,
Wir saßen unter dem Lindenbaum,
Und schwuren uns ewige Treue.

Das war ein Schwören und Schwören aufs neu,
Ein Kichern, ein Kosen, ein Küssen;
Daß ich gedenk des Schwures sei,
Hast du in die Hand mich gebissen.«[9]

Häufiger indes, und das macht Heine zum vielleicht ersten modernen Lyriker, wird der elysische Zustand im Küssen kontrastiert mit einer soziopolitischen Wirklichkeit, die alles andere als zum Küssen ist. Etwa wenn der Exilant in Paris an seine verlorene Heimat denkt:

»Wenn ich, beseligt von schönen Küssen
In deinen Armen mich wohl befinde,
Dann mußt du mir nie von Deutschland reden; –
Ich kanns nicht vertragen – es hat seine Gründe.«[10]

Manchmal wirkt Heines Erotizismus wie ein Eskapismus, vielleicht gilt das für Erotizismus ja sogar immer. Vor einer politischen Wirklichkeit im restaurierten Feudalsystem der Biedermeierzeit, an der Heine nichts zu ändern vermochte, ist die Körperkommunikation des Küssens vielleicht ein letzter Ausweg, und sei es, um den rebellischen Geist zu betäuben. Weil geschichtliche Tatsachen, wie Heines Mitstreiter und Leidensgenosse im Pariser Exil Karl Marx wusste, sich immer zweimal ereignen, nämlich einmal als Tragödie und einmal als Farce,[11] wiederholt sich dieser eskapistische Erotizismus über 100 Jahre später in den Nachwirkungen der (19)68er-Revolte. Aus der Einheitsfront wurde damals die Sexfront, und vielleicht wurde dabei auch das folgende Heinegedicht rezitiert:

»Hast du die Lippen mir wund geküßt,
So küsse sie wieder heil,
Und wenn du bis Abend nicht fertig bist,
So hat es auch keine Eil.

Du hast ja noch die ganze Nacht,
Du Herzallerliebste mein!
Man kann in solch einer ganzen Nacht
Viel küssen und selig sein.«[12]

Heines Wirkung auf die deutsche Sprache, die Art und Weise, wie er ihr »das Mieder gelöst« hat, hatte seinen Einfluss selbst auf zeitgenössische Autoren, die sonst eines wilden Erotizismus eher unverdächtig waren. Das gilt zum Beispiel für den als so bieder geltenden evangelischen Pastor Eduard Mörike. Was das Küssen angeht, scheint der Schwabe beim Rheinländer Heine in die Lehre gegangen zu sein. Da hat Mörike auch schon einmal jede Contenance fahren lassen und dichtet fast plagiatorisch:

»Wir bissen uns die Lippen wund,
da wir uns heute küßten.
Das Mädchen hielt in guter Ruh',
wie's Lämmlein unterm Messer,
ihr Auge bat: Nur immer zu!
Je weher desto besser!«[13]

Ähnlich freizügig zeigt sich, wo das Sujet aufs Küssen kommt, der Österreicher Franz Grillparzer:

»Auf die Hände küßt die Achtung,
Freundschaft auf die offne Stirn,
Auf die Wange Wohlgefallen,
Sel'ge Liebe auf den Mund;
Aufs geschloßne Aug' die Sehnsucht,
In die hohle Hand Verlangen,
Arm und Nacken die Begierde,
Überall sonst die Raserei.«[188]

Küsse stehen auch im Zentrum einer Auseinandersetzung, die als »bis heute eine der heftigsten Kontroversen der deutschen Literaturgeschichte« bezeichnet wurde.[14] In seinem Buch *Reisebilder* hatte Heine kritische Verse seines Freundes Karl Immermann über einige Gedichte von August Graf von Platen veröffentlicht. Platen verübelte Heine diese Veröffentlichung sehr und sann auf Rache: In seiner Komödie *Der Romantische Ödipus* von 1828 baute er eine Figur namens »Nimmermann« ein, der Platen eine homoerotische Beziehung zu Heine andichtete und die diesen, der sich gerade hatte katholisch taufen lassen, gleichzeitig wegen seiner jüdischen Herkunft verhöhnte. Heines Liebchen wolle man nicht sein, »denn seine Küsse sondern ab Knoblauchsgeruch«, ferner bezeichnete Platen Heine als »den herrlichen Petrark des Lauberhüttenfestes«, als »Samen Abrahams« und sagte ihm »Synagogenstolz« nach.[15] Mit diesem maßlosen Angriff bediente Platen, der selbst homosexuell war, homophobe und antisemitische Topoi der Restaurationsepoche und gab Heine damit selbst die Waffen an die Hand, um zurückzuschlagen. Im dritten Band der *Reisebilder: Die Bäder von Lucca* munitioniert sich Heine mit allen homophoben Anwürfen, die ihm zweckdienlich scheinen, und öffnet vielleicht nicht der Sprache, aber seinem Konkurrenten Platen das Mieder. Er tituliert Platen als einen »Dichter und warmen Freund«, sagte ihm nach, »nie ein Weib berührt« zu haben, sei »mehr ein Mann von Steiß als ein Mann von Kopf«, ja, eine »männliche Tribade«. Völlig vergiftet auch Heines zynisches Lob über Platens »Zuvorkommenheit gegen Jüngere, bei denen er die Bescheidenheit selbst gewesen sei, indem er mit der liebreichsten Demuth ihre Erlaubniß erbeten, dann und wann zu ihnen auf's Zimmer kommen zu dürfen«. Die drastische Folge dieses »Vernichtungskriegs«, wie Heine selbst die Auseinandersetzung genannt hat, ist, dass beide Dichter das Land verlassen und ins Exil gehen müssen, Heine nach Frankreich, Platen nach Italien. Beide sahen ihren Ruf in Deutschland nachhaltig desavouiert. So weit können es Küsse in der Dichtung bringen.

In der heteronormativen Vorstellungswelt gehören zum Küssen ein Mann und eine Frau. Auch deswegen waren die Invektiven Platens gegen Heine sowie Heines vernichtende Replik Rekurse aufs gesellschaftliche Normensystem, das beide Dichter andererseits unterlaufen wollten. Immerhin lohnt an dieser Stelle ein Blick von Dir und mir auf die Tatsache, dass natürlich nicht nur Männer sich lyrisch übers Küssen geäußert haben. Auch weibliche Dichterinnen haben ihr Wünsche, Sehnsüchte und Träume in Sachen

Küssen poetisch formuliert. Als eines von vielen Beispielen mag hier nur Karoline von Günderode dienen:

»Es hat ein Kuß mir Leben eingehaucht,
Gestillet meines Busens tiefstes Schmachten,
Komm, Dunkelheit mich traulich zu umnachten,
Daß neue Wonne meine Lippe saugt.«[16]

Es ist übrigens nicht das weibliche Schmachten allein, das hier im Busen sitzt. Denn dieser Körperteil war zu Zeiten der Günderode noch nicht geschlechtlich einseitig definiert. Auch Goethe und viele andere dichtende Männer warfen sich und andere in und an die Brust und nahmen an ihren Busen. Dass der Busen als »weiblichster aller Körperteile« apostrophiert wurde,[17] geschah erst später und soll heutzutage, jedenfalls in deutschen Schwimmbädern, wieder rückgängig gemacht werden. Dass der inzwischen rein weibliche Busen bei der Gelegenheit gleich »entsexualisiert« werden muss,[18] ist andererseits auch wieder schade, nicht nur unter dem Kussaspekt. Auch im Kuss ist die Sprache des Begehrens noch nicht geschlechterdifferenziert, denn das Küssen ist eine egalitäre und demokratische Beschäftigung, Männer und Frauen tun es mit dem gleichen Körperteil, sie tun und fühlen und wünschen und bedichten es auf die gleiche Weise. Nur der Mensch ist, wie die Anthropologie lehrt, in der Lage, sprachlich das »Anwesen eines Abwesens« auszudrücken. Kommunikation hat immer auch die Möglichkeit, als *langage du désir*, als Sprache des Verlangens, zu fungieren und damit dem Abwesenden, dem nur Begehrten, dem lange Ersehnten Ausdruck zu verleihen, wie der französische Psychoanalytiker Jacques Lacan festgestellt hat.[19] Die Küsse, die im Gedicht besungen werden, sind Küsse, die nicht gegeben, die nicht geküsst worden sind. Sie existieren nur auf dem Papier, das wie immer geduldig ist.

Das Gedicht scheint wir gemacht, um Küsse in Sprache zu

übersetzen. Das mag daran liegen, dass beide, Gedicht wie Kuss, kommunikative Grenzbereiche ausloten, dem Nichtsagbaren Ausdruck verleihen wollen, an die äußeren Gefilde von Wörtern, Sätzen, Kommunikanten führen. Poesie ist der Kuss der Literatur. Auch Thomas Mann setzt diese berührende Kommunikationsart gleich mit »der Poesie, des geistigen Kusses auf die Himbeerlippen der Welt«.[20] Deswegen vielleicht wird nirgends so häufig, so innig und so beredt geküsst wie in Gedichten. Und Schreiben ist das Küssen von Papier. Deswegen spielt das Küssen womöglich im Digizän auch nicht mehr die Rolle, die es im Typozän spielte: Wer will schon seinen Bildschirm küssen?

Unter Umständen haben der Kuss und das Gedicht historisch (oder: prähistorisch) gemeinsam begonnen. Wenn das Gedicht der Kuss als Literatur ist, muss der Zusammenhang historische Wurzeln haben. Die Wurzeln des Gedichts wie des Kusses liegen im Dunklen, in vorgeschichtlicher Zeit. Denn rhythmisch gesungen, in gebundener Sprache gesprochen, in hoher Diktion formuliert wurde schon, als noch nicht geschrieben wurde und die Welt sich noch ausschließlich mündlich und mit dem Mund mitteilte. Jacob Burckhardt mutmaßte, »daß alles Dichten und aller Geist einst im Dienste des Heiligen gewesen und durch den Tempel hindurchgegangen ist«.[21] Vorläufer des Gedichts wären demnach Gebete und heilige Gesänge gewesen. Friedrich Nietzsche, der zeitweise Burckhardts professoraler Kollege an der Universität Basel war, übernahm diese Konzeption und schreibt über den religiösen »Ursprung der Poesie« in der *Fröhlichen Wissenschaft*:

> »Es sollte vermöge des Rhythmus den Göttern ein menschliches Anliegen tiefer eingeprägt werden, nachdem man bemerkt hatte, daß der Mensch einen Vers besser im Gedächtnis behält, als eine ungebundene Rede; ebenfalls meinte man durch das rhythmische Ticktack über größere Fernen hin sich hörbar zu machen; das rhythmisierte Gebet schien den Göttern näher ans Ohr zu kommen.«[22]

Das ist Burckhardt-Sound, nur besser geschrieben. Dann aber biegt Nietzsche in seiner Argumentation ab, lässt den Mythos von den religiösen Ursprüngen der Poesie sogar fallen und notiert stattdessen sehr menschliche, allzu menschliche Gründe für das Aufkommen der Dichtung. Er betont nämlich die rhetorische Funktion der gebundenen Sprache, die in einer beinahe übergriffigen Art den Menschen in ihren Bann zieht:

> »Vor allem aber wollte man den Nutzen von jener elementaren Überwältigung haben, welche der Mensch an sich beim Hören der Musik erfährt: der Rhythmus ist ein Zwang; er erzeugt eine unüberwindliche Lust, nachzugeben, mit einzustimmen; nicht nur der Schritt der Füsse, auch die Seele selber geht dem Takte nach, – wahrscheinlich, so schloß man, auch die Seele der Götter! Man versuchte sie also durch den Rhythmus zu zwingen und eine Gewalt über sie auszuüben: man warf ihnen die Poesie wie eine magische Schlinge um.«

Die Poesie und damit auch das Küssen wären demnach eher eine Art prähistorische *Public Relations* gewesen. Das wären reichlich pagane Wurzeln für das angeblich heilige Wort! Von ähnlich paganen Ursprüngen der Dichtung habe ich Dir in einem vorhergegangenen Buch erzählt: Demzufolge lagen die Ursprünge des Gedichts noch vor seiner Divination und Theologisierung so trivial wie pagan in den Wirtschaftslisten der frühen Schriftkulturen verortet.[23] Dichten ist dann eine Form des Inventurhaltens. Die Untereinanderkonstellation, das Listenhafte, auch die Präzision und die Knappheit teilen das Haushaltsbuch und die Dichtung. Als Verdichtung und Verdichtetes atmet noch die moderne Lyrik und die konkrete Poesie den Odem ökonomischer Kalküle.

Auch der Kuss hat vielleicht solche trivialen Wurzeln. Als Kommunikations-Art muss er sich wie jede andere Kommunikationsform auch erst entwickelt haben. Vielleicht war der Kuss zuerst ein

Zahlungsmittel oder diente ganz simpel dem Zählen. Du und ich erinnern uns noch an die Kuss-Arithmetik des römischen Dichters Catull: »Komm, gib Küsse mir, tausend und noch hundert …« Mit Küssen abzuzählen ist jedenfalls so nach- wie eindrücklich, und ein Kuss ist häufig der Preis bei Abzählspielen.

Wirtschaft spuckt ständig neue Zahlen und neue Waren aus. Das gebundene Wort aber, als rhythmisierter Gesang diese elementaren Wurzeln transzendierend, wird zum Ritual und zum Ritus, dient der Anbetung und drückt irgendwann das Heiligste aus. Ganz ähnlich der Kuss: Im Ritus und im Kultus feiert er seine erste Blüte. Geküsst wird das Heiligste gerade so, wie es besungen wird: Das Götzenbild oder sein christianisiertes Pendant, der Messkelch. Die Bischofshand, der Königsmantelsaum, die Hostie: Sie sind Objekt des Kusses so, wie der Akkusativ das Objekt der Sprache ist. Geküsst wird das Heiligste, und der Kuss heiligt. Das ist die Dialektik des Küssens. Wo dieser heilige Kuss begleitet wird von heiligen Worten, da sind die Botschaft der Worte und die Botschaft des Kusses gleichbedeutend: Geheiligt werde dein Name! »Bilderbützer«, also Bilderküsser, wird im rheinischen Dialekt ein Frömmler genannt!

Wenn Poesie der Kuss der Literatur ist, dann hat das innerhalb eines Kommunikationsmodells nicht nur Effekte auf den Sender, sondern gleichermaßen auch auf den Empfänger. Wer Poesie liest, darf sich geküsst fühlen. Das bestätigt auch die Literaturwissenschaftlerin Ioana Gelleron Marasescu. Ihr zufolge sind Küssen und Lesen eins, denn bei beidem werde die Realität ausgeblendet, gehe man in etwas anderem auf und vergesse für eine Weile sich und den Alltag. Sie weitet dieses Bild sogar von der Poesie auf die schöne Literatur im Allgemeinen. Wie bei einem leidenschaftlichen Kuss würden auch die Gefühle beim Lesen mit Begriffen wie »Herzklopfen« oder »Sog« beschrieben:

> »Die Kussszene im Roman spiegelt zwar nicht die Beziehung zwischen dem Rezipienten und dem Text wider, kann aber in diesem Sinn gelesen werden, wenn nämlich der Autor sein Phantasma einer perfekten Kommunikation mit dem Leser in die Szene hineinprojiziert, die Ausdruck seiner Sehnsucht nach dem Glauben an eine Seelenverwandtschaft ist.«

Die tiefe, körperliche Empfindung, die Küssende fühlen dürfen, stellt sich nach Marasescu auch beim Lesen ein. Die Rezeption schöner Literatur und Dichtung ist damit gar nicht nur eine kognitive Betätigung, sondern selbst in gewisser Weise eine Form der Körperkommunikation:

> »Wie ein Kuss stellt der Moment, in dem man sich in ein Buch vertieft, einen Einschnitt dar. Die Befriedigung, die einem die Lektüre verschafft, entspricht nicht der, die ein Liebespaar anstrebt (obwohl, wer weiß?). Dennoch ist sie verglichen mit der aufregenden, unbeschreiblichen Ekstase der Leidenschaft von ebensolcher Dauer und Beständigkeit.«[24]

Die Magie des Küssens, die in den Gedichten vor allem des 19. Jahrhunderts und idealtypisch bei Heinrich Heine vermittelt wurde, scheint verflogen. Wer heute dichtet, für den ist Küssen nur noch selten Thema. Das bedeutet aber nicht, dass das Küssen aus der Poesie gänzlich verschwunden wäre. Immer noch kann man schöne Trouvaillen machen. Das erste Gedicht etwa, das der Soziologe Norbert Elias in hohem Alter veröffentlicht hat, ist, ohne dass dies bei Dir oder mir viel Verwunderung auslösen könnte, ein Gedicht über das Küssen. Denn das Küssen ruft nach einem Gedicht:

»dein niemals genug geküßtes Gesicht
sachte sachte
erst als Winkel des Mundes
leise vom Rand der Lippen
vortastend
wie Flügelschlag wiegender Vögel
auf und ab«.[25]

Der Zauber des Anfangs und der Zauber des Küssens scheinen sich zu fügen. Auch das erste Gedicht, das die Lyrikerin Ulla Hahn publiziert hat, handelt vom Küssen. Ihr *Anständiges Sonett* beginnt mit den Zeilen:

»Komm beiß dich fest ich halte nichts
vom Nippen. Dreimal am Anfang küss
mich wo's gut tut. Miss
mich von Mund zu Mund. Mal angesichts

der Augen mir Ringe um
und lass mich springen unter
der Hand in deine. Zeig mir wie's drunter
geht und drüber. Ich schreie ich bin stumm.«[26]

Solche Ausnahmen bestätigen aber noch keine Regel. Kussgedichte sind heute Reminiszenzen an bessere Tage der Poesie. Wenn die Darstellungsart des Küssens das Gedicht ist, was macht man dann mit einer Zeit, in der selbst ein Gedicht über einen Baum schon ein Verbrechen ist, wie Bertolt Brecht wähnte? Was macht man mit einer Wirklichkeit, die selbst, wie Hegel präsupponierte, zu Prosa geronnen ist? Was macht man mit einer Geschichte, in der nach Auschwitz und Adorno Lyrik nicht mehr möglich ist? Man macht alles Mögliche, man überfällt die Ukraine, man ramponiert das Klima, man lügt sich und anderen die Taschen voll, man starrt bei

U-Bahn-Fahrten auf sein Smartphone, man hat Sex in ungeahnten Stellungen, man bereist entlegene Länder mit dem Flugzeug, man isst Terrine, Parfait und gebratene Gänseleber an einer Jus von Château d'Yqueme,[27] aber – Du und ich küssen eben nicht mehr. Wo sind denn die Küsse, die die Öffentlichkeit aufwühlen, wo die Küsse, die für Gesprächsstoff sorgen, die zu Herzrasen führen, zu Schlaflosigkeit, zu Gewissensbissen, zu jenem untrüglichen, bestechenden, alles in den Schatten stellenden Gefühl, dass es niemals enden dürfe? Sie haben geendet.

21

Ein Märchen aus uralten Zeiten

In alten Zeiten, als das Wünschen noch geholfen hat, war auch das Küssen noch hoch im Kurs. Der Kuss im Märchen hat eine ganz besondere Bedeutung, er treibt die Handlung voran und ist oft sogar handlungsentscheidend, wenn nicht sogar das Finale, das Ziel, das *Happy End*. Die bekanntesten Märchen sind diejenigen, die die Brüder Jakob und Wilhelm Grimm Anfang des 19. Jahrhunderts aufgezeichnet haben. Das kommt nicht von ungefähr, bewegen sich diese beiden Brüder doch tatsächlich in der Hochzeit der Romantik, jener Kulturepoche, die dem Märchenhaften und Numinosen besondere Wertschätzung entgegengebracht hat. Du und ich kennen viele dieser Geschichten aus Kindertagen, denn die Kinder- und Hausmärchen der Brüder Grimm sind das meistaufgelegte, am weitesten verbreitete und bestbekannte deutschsprachige Buch aller Zeiten. Dabei war diese Märchensammlung ursprünglich gar nicht für Kinder gedacht. Im Vordergrund stand ein frühes ethnologisches Interesse, denn die Romantiker wollten dem Volkstümlichen, dem Urigen, dem Tiefverwurzelten auf die Spur kommen. Ganz so volkskundlich war das Märchenprojekt der Grimms dann aber doch nicht, denn eine echte Methodik ethnologischer Feldforschung war ihnen noch unbekannt. Aus Gehörtem, Gelesenen und Erfundenen hat vor allem Wilhelm Grimm ein eigenes Literaturgenre entwickelt, das zwischen Volksmärchen und Kunstmärchen changiert.

»Rotkäppchen war meine erste Liebe. Ich wusste: Hätte ich

Rotkäppchen heiraten können, so wäre mir vollkommene Glückseligkeit zuteil geworden«, hat der englische Schriftsteller Charles Dickens notiert.[1] Für den Psychoanalytiker Bruno Bettelheim ist »nichts so fruchtbar und befriedigend wie das Volksmärchen«. Es lehre zwar nichts über das moderne Leben in der Massengesellschaft:

> »Über die inneren Probleme des Menschen jedoch und über die richtigen Lösungen für seine Schwierigkeiten in jeder Gesellschaft erfährt man mehr aus ihnen als aus jeder anderen Art von Geschichten.«[2]

Vielleicht ist das Küssen im Märchen von besonderer Wichtigkeit, weil es als nonverbale Kommunikationsart eine Ausdrucksform für jene Grenzbereiche ist, mit denen auch das Märchen umgeht, das Zauberhafte, das Rätselhafte und das Schleierhafte.

Der berühmteste Kuss in den Grimm'schen Märchen ist sicherlich der, mit dem Dornröschen in der gleichnamigen Geschichte wachgeküsst wird. Er formt auch das Bild vom märchenhaften Kuss als einem, der zur Rettung führt, zur Erlösung, zum guten Erwachen. Ein Frosch prophezeit einem Königspaar die Geburt einer Tochter und behält recht. Bei der Tauffeier spricht eine böse Fee eine Verwünschung aus: Das neugeborene Mädchen, wenn es denn erst 15 Jahre alt sei, steche sich an einer Spindel und sterbe daran. Eine gute Fee kann diesen Fluch noch in einen hundertjährigen Schlaf umwandeln. Trotz regierungsamtlichen Spindelverbots im ganzen Königreich sticht die Prinzessin, die natürlich die schönste weit und breit ist, sich an ihrem 15. Geburtstag an besagter Spindel: Sie und der ganze Hofstaat nebst Getier fallen umgehend in den hundertjährigen Schlaf. Das Königsschloss mitsamt schlafendem Personal wird mit der Zeit von einer großen dornigen Rosenhecke umwuchert. Prinzen, die versuchen, zur schlafenden Schönen vorzudringen, sterben zuhauf in der Hecke. Aber nach 100 Jahren lässt das Gesträuch seine Dornen zu Blumen werden, und ein weiterer Prinz schafft es tatsächlich, zum schlafenden »Dornröschen« zu gelangen:

> »Da lag es und war so schön, daß er die Augen nicht abwenden konnte, und er bückte sich, und gab ihm einen Kuß. Wie er es mit dem Kuß berührt hatte, schlug Dornröschen die Augen auf, erwachte, und blickte ihn ganz freundlich an.«[3]

Für Bruno Bettelheim ist der Fall klar: Das Dornröschen-Märchen erzählt die Geschichte der Pubertät aus vor allem weiblicher Sicht. Die Teenagerzeit sei geprägt von »Zeiten äußerster Passivität und Lethargie«, die sich abwechselten mit solchen »frenetischer Aktivität«. Nicht Heldentaten stehen in diesem Märchen im Vordergrund, sondern die verschlafene Einsicht, dass für die Entwicklung »auch die lange, ruhige Konzentration auf das eigene Ich notwendig ist«.[4] Der blutige Stich mit der Spindel am 15. Geburtstag kann nach dieser Lesart nicht anders denn als Symbol für die einsetzende Menstruation gelesen werden und die Schockstarre des 100-jährigen Schlafs als Auseinandersetzung mit diesem Übergang vom Mädchen zur geschlechtsreifen Frau. »Existenzielles Dilemma« heißt das bei Bettelheim. Der Psychologe als Anhänger der Lehre Sigmund Freuds sieht in den Märchen den Kampf des Unbewussten gegen die anderen Bewusstseinsregionen: »Sie verleihen den Es-Spannungen Gestalt und Glaubwürdigkeit und zeigen Möglichkeiten auf, diese in Übereinstimmung mit den Erfordernissen des Ichs und des Über-Ichs zu lösen.«[5]

Das Märchen lehrt aber auch: Manchmal ist das Küssen einfach nur eine Frage des *Timings*. Im Falle Dornröschens musste der Prinz lediglich einhundert Jahre warten. Es konnte natürlich sein, dass ein Prinz gar nicht so alt wurde und vor Ablauf der Frist verschied. Sich auf das Warten zu verlassen, um zum Kusse zu kommen, konnte also ebenso tödlich sein wie der Kampf mit einem Drachen. Indes würden Du und ich, vor die Wahl gestellt, mit einem Drachen zu kämpfen oder eine Prinzessin zu küssen, vermutlich immer das Küssen wählen. Bettelheim spricht hier auch von »oraler Gier«.[6] Das ist eine durchaus schillernde Ausdrucksweise, denn es kann die Sucht, mündlich Märchen erzählt zu bekommen, ebenso meinen wie die große Lust aufs Küssen. Zur Wartefrist kommen im Übrigen, was die Kussbereitschaft der Prinzessin angeht, noch Zusatzbedingungen hinzu: Nach menschlichem Ermessen ist es doch unwahrscheinlich, dass Dornrösschen einen mehr als 100-jährigen Tattergreis nach ihrem Erwachen aus dem nach ihr benannten Schlaf hätte knutschen wollen. Warten alleine ist demnach auch keine Lösung, sondern der Prinz muss schon zum richtigen Zeitpunkt warten. Dass einige Kussaspiranten im Laufe der Zeit in der Dornenhecke unschön ums Leben kamen, war aus Dornröschenperspektive darum eine märchenhafte Art natürlicher Auslese im Darwin'schen Sinne. Der Kuss ist auch nicht so handlungsentscheidend, wie er auf den ersten Blick aussieht. Dornröschen wäre ja laut Prophezeiung nach Ablauf ihrer Frist ohnehin aufgewacht. Der Prinz hat also die Prinzessin nicht durch einen Kuss bekommen, sondern der Prinz hat die Prinzessin *und* einen Kuss bekommen.

Oft werden Märchen so gelesen, dass in ihnen starre Geschlechterstereotype verwirklicht werden. Mädchen werden dann als schöne Prinzessinnen gesehen, die vor allem von Passivität geprägt sind, Jungen dagegen werden als heldenhafte Prinzen gesehen, die vor allem durch ihre Aktivität die Handlung voranbringen. Hierzu muss zuvörderst festgestellt werden, dass dem in vielen Märchen gar nicht so ist: In *Hänsel und Gretel* etwa ist Hans der Passive und Gretel die Aktive. Hans ist sogar so passiv, dass man ihn widerstandslos in die Backröhre schieben könnte. Und in einer der Fassungen der alten Geschichte von *Amor und Psyche*, auf die das Motiv des Wachküssens zurückgeht (was die auch antiken Wurzeln von *Dornröschen* beweist), ist es die weibliche Psyche, die den männlichen Amor wachküsst. Auch Bruno

Bettelheim betont, dass die Märchen keine so einseitigen und eindeutigen Bilder produzierten. Märchen sind in Wahrheit nonbinär. Das Drama des Heranwachsens, der Adoleszenz, das etwa in *Dornröschen* erzählt werde, betreffe beide Geschlechter gleichermaßen, die männlichen und weiblichen Helden seien nur Projektionen zweier künstlich voneinander getrennter Aspekte ein und desselben Prozesses, den jeder und jede in der Pubertät verspüre. Deswegen »symbolisieren doch beide zusammen die zwei Arten, wie man zum Selbst findet«.[7] Kinder wüssten, dass das Märchen sich auf ihre ureigenen Probleme beziehe, ganz gleich, welches Geschlecht der Held oder die Heldin habe. Und deswegen ist das Küssen das vielleicht einzig adäquate Austauschformat für solche Dramen, denn das Küssen ist eine egalitäre, nonbinäre und demokratische Kommunikationsart, die in der Not großer Wortlosigkeit noch Ausdruck verleiht.

Einen Abstrich müssen Du und ich unterdes in Sachen Dornröschen-Küssen machen: In Zeiten der *Wokeness* wird ein Mann große Zurückhaltung üben müssen, bevor er ungefragt eine Frau küsst, die offensichtlich bewusstlos vor ihm liegt. Entsprechend hat die Mutter eines minderjährigen Kindes im britischen Northcumberland Park bei London ausweislich eines Artikels im *Newcastle Chronicle* die Schule angewiesen, das Märchen, das im Englischen nur *The Sleeping Beauty* heißt, aus dem Schulbuch zu entfernen, weil es darin um »unangemessenes Verhalten« und »sexuelle Belästigung« gehe und dies in Zeiten von *Me Too* wohl kaum noch adäquater Unterrichtsstoff für kleine Kinder sei.[8] Die Schulaufsicht betonte dagegen die Zeitbedingtheit der Darstellung und versprach, den Kontext künftig noch stärker zu betonen, weil diese Märchen immer noch wichtige moralische Impulse setzten.

Wie würde wohl erst die sexualmoralische Bewertung der Grimm'schen Märchen ausfallen, wenn nicht insbesondere Wilhelm Grimm in dieser Hinsicht die Texte so stark bearbeitet hätte? Wie Beat Mazenauer und Severin Perrig in ihrer Studie *Wie Dorn-*

röschen seine Unschuld gewann herausgearbeitet haben, sind nicht zuletzt Motive »dem zensurierenden Rotstift der Grimms zum Opfer« gefallen, die sexuelle Handlungen oder Figuren als erotisch beschreiben.[9] Die Märchensammlung hat sich erst allmählich zu jenen »Haus- und Kindermärchen« entwickelt, als die sie schließlich auf dem Buchmarkt so immensen Erfolg hatten. Also mussten die Texte diesen neuen Anforderungen an Kindgerechtheit, an die ursprünglich bei dem Erzählprojekt gar nicht gedacht war, Rechnung tragen. Hinzu kommt eine gänzlich neue Vorstellung von Liebe, Ehe, Familie und damit auch vom Küssen in der Zeit, in der die Brüder Grimm gelebt haben, denn mit dem Siegeszug des Bürgertums und seines Programms der Privatisierung ändert sich, wie der Soziologe Niklas Luhmann es ausgedrückt hat, die »Codierung von Intimität«. Die bürgerliche Moral, die zunehmende Individualisierung und die Bedeutung des Privaten habe zu einer neuen »Liebessemantik« geführt, die individuelle und kollektive Bedürfnisse auf neue Weise miteinander vermittle.[10] Es entstehe nun überhaupt erst das Konzept der »romantischen Liebe«, die immer mehr »zum einzig-legitimen Grund der Partnerwahl« wird.[11] Auch auf diese Entwicklung haben die Grimms bei ihren Märchenbearbeitungen geachtet. Geliebt und geküsst wurde darum in einem neuartigen privaten Rahmen, der explizite Öffentlichkeit für intime Verrichtungen nicht mehr vorsah.

Im Froschkönig zum Beispiel ging es in der Urfassung noch recht explizit zur Sache. Unverblümt forderte in der Grimm'schen Urversion der Frosch von der Prinzessin, um ihre goldene Kugel aus dem Brunnen zu retten: »Ich will bei dir schlafen«, und nach der Verwandlung in einen Prinzen »legte sich die Königstochter zu ihm«. Schon in der dritten Auflage der Kinder- und Hausmärchen heißt es dann sterbenslangweilig: »Da schliefen sie vergnügt zusammen ein …«[12]

Ähnlich verhält es sich bei Dornröschen. Es gibt eine wesentlich ältere Fassung dieses Märchens vom neapolitanischen Schriftsteller Giambattista Basile, der mit seiner Sammlung *Il Pentamerone* als erster europäischer Märchensammler und Märchenerzähler gilt. In dieser Fassung, die den Grimms bekannt war, findet ein streunender König die verzauberte schlafende Prinzessin. Von Küssen ist in dieser Version keine Rede. Stattdessen nimmt sich dieser König im Schlaf, was er haben möchte. Basile erzählt die Geschichte einer Vergewaltigung, und diese Wunde wird am Ende seines Märchens nur vordergründig durch eine Eheschließung geheilt:

> »[D]a sie aber trotz alles seines Schreiens und Rüttelns nicht erwachte, er aber von ihrer Schönheit durch und durch erglühte, so trug er sie in seinen Armen auf ein Lager und pflückte dort die Früchte der Liebe.«[13]

Von Gewalttat und Sex bleibt bei den Grimms nichts übrig. Dornröschens Reaktion auf den Kuss (»und blickte ihn ganz freundlich an«) kann überhaupt nur noch der als Anspielung auf einen Geschlechtsakt interpretieren, der weiß, wie im Alten Testament der Bibel zum Sexualakt gesagt wird. Als Eva und Adam im Buch Genesis von der verbotenen Frucht probiert hatten, sehen auch diese beiden sich in ihrer schamlosen Nackheit an, und dann heißt es: »… und sie erkannten sich.« Dieses »Sich-Erkennen« als Sigle für Sex steckt andeutungsweise noch in dem freundlichen Blick Dornröschens nach dem Kuss, der die Welt wieder erwachen ließ – offensichtlich ein sexuelles Erwachen. Nach dem Drama der Pubertät, der Lethargie des hundertjährigen Schlafs und dem erlösenden Kuss darf Dornröschen sich endlich körperlich hingeben, und dazu reicht ein Blick. Auffällig ist am Schluss dieses Märchens, dass bis zur glücklichen Eheschließung kein einziges Wort gewechselt wird. Die Geschichte von Dornröschen und ihrem Prinzgemahl ist eine wortlose Geschichte, in der mit Blicken und Küssen die nonverbale Kommunikation für den Austausch völlig ausreicht. Das Märchen vom *Dornröschen* spricht für eine maximale kommunikative und sexuelle Grenzerfahrung, auch wenn die Brüder Grimm alles taten, um dies zu verschleiern.

Auch in vielen Kunstmärchen spielt das Küssen eine wichtige Rolle. In Wilhelm Hauffs Geschichte *Die Bettlerin vom Pont des Arts* heißt es:

> »Er glaubte, von dem langen Kuß erweckt die Augen zu öffnen, und siehe, auf ihn niedergebeugt hatte sich ein blühendes, rosiges Gesicht, das ihm bekannt schien. Vor Lust des süßen Atems, der liebewarmen Küsse, die er einsog, schloß er wieder die Augen.«[14]

Im Märchen *Die Schneekönigin* von Christian Andersen werden eisige Küsse gegeben. E. T. A. Hoffmann kennt sogar schon den elektrischen Kuss:

> »Sekunde auf Sekunde verging, der Offizier, ganz entzündet vom Liebesfeuer, das in tausend elektrischen Funken der holden Gestalt, die er in seinen Armen hielt, entströmte, drückte glühende Küsse auf die süßen Lippen.«[15]

Manchmal überformt das Küssen auch die eigentliche Märchenhandlung. Küsse werden dann sogar dort erinnert, wo sie gar nicht stattfinden. Wir hätten gerne, dass das Küssen die Probleme, Konflikte und Dilemmata der Geschichte löst, obwohl es dafür gar nicht vorgesehen ist. Das zeigt, wie stark Deine und meine Vorstellung vom Küssen, vielleicht unser Ideal vom Küssen auf Geschichten, Märchen und Erinnerungen zurückwirken kann. Der bekannteste solche Fall ist wohl der vom Märchen über den *Froschkönig*. Zahllos sind die Bilderwitze und Karikaturen von Fröschen, die erst geküsst werden müssen, um sich in einen Prinzen zu verwandeln. Als Metapher im Journalismus, in der politischen Rhetorik und selbst in einem weitverbreiteten Spontispruch, wonach Frauen viele Frösche küssen müssten, bis sich ein Prinz finde, hat sich die

Frosch-Prinz-Kuss-Verwandlungsgeschichte erhalten. In der Tat aber wird in dem Märchen vom *Froschkönig* überhaupt nicht geküsst! Im Gegenteil ist die Abscheu des Mädchens vor dem Frosch so groß, dass es schlechterdings unvorstellbar für sie wäre, dieses Getier zu küssen. Stattdessen klatscht sie den Frosch an die Wand, und diese äußerst rabiate Form der Körperkommunikation löst die Verwandlung in den Prinzen aus, ohne dass Du und ich erfahren würden, ob er Beulen davongetragen hat. Woher kommt dann aber die Idee von der Erlösung des Frosches durch einen Kuss?

Einen Frosch zu küssen ist eine Übersprungshandlung. Dieses Küssen zählt allerdings zu den im Märchen besonders adäquaten Kommunikationsarten. Denn im Märchen herrscht besonders intensiver Kontakt zwischen der Menschen- und der Tierwelt. Der strukturalistische Märchen- und Erzählforscher Vladimir Propp teilt alle Märchen sogar ein in die drei Klassen »Märchen mit übernatürlichem Inhalt, Alltags- und Tiermärchen«.[16] Dieser artüberschreitende Verkehr wirft aber ganz eigene Kommunikationsschwierigkeiten auf, denn nicht immer verstehen im Märchen die Menschen die Sprache der Tiere (in der realen Welt verstehen Menschen die Tiere häufig sogar gar nicht), und ebenso wenig spricht jedes Tier im Märchen die Sprache der Menschen. Grenzen der Kommunikation also auch hier, und das Ausweichen auf berührende Körperkommunikation kann ein sinnvolles Spiel sein, um überhaupt eine Art von Verständigung hinzubekommen. Der Volkskundler Lutz Röhrich ahnt darüber hinaus, dass Märchen vielleicht auf besondere Weise dazu einladen, sie neu zu interpretieren und sich selbst eine individuelle eigene Fassung auszumalen, und sei es durch Hinzutat eines Kusses:

> »Der Froschkönig ist geradezu ein Schulbeispiel dafür, wie sehr gewisse Märchenfassungen, bestimmte Einzelelemente oder Akzente weithin bekannter Erzählungen als Einladungen verstanden werden zur Änderung, Aufhebung oder gar Verkehrung ihrer Funktion.«[17]

Immerhin gibt es zum Märchen vom Froschkönig noch eine Variante, nämlich das Märchen von der *Froschprinzessin*, das sich im schriftstellerischen Nachlass der Brüder Grimm fand. In dieser Geschichte sind die Rollen gerade vertauscht und der »Frosch wäre aber die Prinzessin, dieser [sic!] müßte er dreimal küssen alsdann wäre die Prinzessin erlöst«.[18]

Der berühmteste Kuss, der keiner war, ereignet sich im Märchen *Schneewittchen* (bei den Grimms eigentlich »Sneewittchen«). Das wunderhübsche Mädchen, das bei den sieben Zwergen lebte und nach mehreren gescheiterten Attentaten schlussendlich von der bösen Schwiegermutter doch noch vom Leben zum Tode befördert wurde, wird in einen gläsernen Sarg gelegt, um seine Schönheit nicht in einem schlichten Erdgrab zu verstecken. Da findet ihn und sie der Königssohn und erhandelt von den Zwergen die Erlaubnis, den Sarg mit Schneewittchen mitzunehmen. Bei diesem Transport über Stock und Stein »fuhr der giftige Apfelgrütz, den Sneewittchen abgebissen hatte, aus dem Hals, und es ward wieder lebendig«.[19] Kein Kuss, nirgends. Wo kommt dann der Kuss ins Spiel? Im Kino. Walt Disneys Filmversion *Schneewittchen und die sieben Zwerge* (1937) ist mit seiner Laufzeit von 83 Minuten der erste abendfüllende Zeichentrickspielfilm der Filmgeschichte. Für Disney war dieser Streifen ein Mammutunternehmen: Bis dahin hatte er mit seinem Studio nur kurze Filmcartoons hergestellt, die im Vorprogramm von Kinovorstellungen liefen. Für diese Kurzfilme kam er mit einer kleinen Belegschaft aus. An *Schneewittchen* hingegen arbeiteten 750 Künstler, darunter 32 Hauptzeichner, 102 Assistenzzeichner, 167 Inbetweener, 20 Layouter, 25 Hintergrundmaler, 65 Spezialeffektzeichner und 158 ausschließlich weibliche Tuscherinnen und Koloristinnen. Die Arbeit dauerte drei Jahre und kostete die damals gehörige Summe von 1,5 Mio. Dollar. So viel Aufwand musste belohnt werden, und zwar mit einem Filmkuss in Zeichentrickqualität. Der *signature song* des Films, der hinreißende Jazz-Waltz *Some Day My Prince Will Come*, dessen Hauptthema auch die Hintergrundmusik des Disneyfilms darstellt, alludiert diese Kussszene bereits aufs prächtigste. Die Filmmusik brachte dem Disneyfilm das Verdikt des Evangelischen Filmdienstes ein, »das Märchen der Brüder Grimm in eine Operette amerikanischen Musters verwandelt« zu haben.[20] In Großaufnahme wird gezeigt, wie der Prinz, dessen Zeichentrickgestalt dem jungen Douglas Fairbanks nachempfunden war, sich über Schneewittchen beugt. Die Lippenberührung dauert wenig mehr als eine Sekunde. Hierauf zeigt der Film die sieben Zwerge, die auf die Knie gehen. Dann wieder Schneewittchen in Großaufnahme, wie ihre Wangen erglühen und sie die Augen öffnet und wieder zum Leben erwacht. Stefan Neuhaus äußert im *Handbuch Märchen* den »Verdacht der Nekrophilie« und verweist darauf, dass die »schöne Leiche« eine in der Literatur alles andere als unbekannte Männerphantasie sei.[21] Aber dies ist genau dieser Kuss, den wir erinnern, wenn wir an Schneewittchen denken.

Nicht nur Märchen wurden am Anfang des 19. Jahrhunderts wieder entdeckt. Mit ihnen erwachte auch das Interesse an alten volkstümlichen Sagen wieder. Die Popularität des *Nibelungen*-Stoffes bis hin zu den Opernfassungen dieses Sagenkreises von Richard Wagner zeugen davon. Auch hier taten sich die Brüder Grimm als Sammler und Herausgeber hervor. Neben ihnen ist aber auch Gustav Schwab zu erwähnen, der mit seinem *Buch der schönsten Geschichten und Sagen für Alt und Jung wieder erzählt* und dann vor allem mit den *Schönsten Sagen des Klassischen Altertums* sehr bekannt wurde. Schwabs Nacherzählungen sind, wie die Grimm'schen Märchen, *ad usum delphini* frisiert, das heißt, allzu anzügliche oder gewalttätige Textpassagen sind vom Editor eliminiert worden. Dies konnte man der Herausgebertätigkeit von Friedrich Gottlieb Welcker nicht nachsagen. Sein dreibändiges Werk über die *Griechische Götterlehre* fiel dem Publikum vor allem wegen der vielen gleichgeschlechtlich liebenden Götter und Männer auf. Welcker berichtet etwa von Kuss-Wettbewerben zwischen

Jünglingen, bei denen man auch einen Schwan gewinnen konnte. Zuvor schon hatte Welcker ein Buch über die griechische Dichterin Sappho von Lesbos und deren vermeintliche sexuelle Vorlieben veröffentlicht: Die Studie *Sappho von einem herrschenden Vorurtheil befreyt* (1816) sollte nach Meinung des Autors eigentlich zur »Ehrenrettung« Sapphos antreten und Belege liefern, dass die Dichterin keine homosexuellen Neigungen gehabt und nicht mit ihren Elevinnen geküsst habe. Tatsächlich ist dies Welcker aber wohl nicht recht gelungen: Erst seit dieser Veröffentlichung steht das Wort »lesbisch« als Synonym für die weibliche Homosexualität.[22]

»Tiefere Bedeutung liegt in dem Märchen meiner Kinderjahre als in der Wahrheit, die das Leben lehrt«, schreibt Friedrich Schiller.[23] Das kann man auch über das Küssen sagen, das im Märchen zumal.

22

Eine Kommunikations-*Art*

Warum muss Liebe enden? Und vor allem, warum muss sie tragisch enden? Warum kann sie nicht beispielsweise mit einem Kuss enden? Diese Frage stellte sich am Anfang des 20. Jahrhunderts der rumänisch-französische Künstler und Bildhauer Constantin Brâncuşi. Er hörte die Geschichte von der unglücklichen russischen Medizinstudentin Tatiana Rashewskaja, die sich in Paris aufgrund einer tragischen Liebe das Leben genommen hatte. Brâncuşi war mit dem Liebhaber bekannt und schlug den Eltern der Verstorbenen vor, für das Grab eine kleine Skulptur zur Verfügung zu stellen. Es handelte sich um die zweite Version einer am Ende auf 40 Stücke angewachsenen Serie mit dem Titel *Le baiser*, der Kuss: Ein Paar, die Arme eng umschlungen, im Kuss vereint, roh und mit den Spuren der bildhauerischen Bearbeitung in Kalkstein gehauen. Eine Skulptur, die fast schon kubistisch daherkommt, aufs äußerste reduziert, mit Anleihen an den Primitivismus. Die sich umschlingenden Arme sind stark betont, die Gesichter dagegen sehr stilisiert und der Kuss mehr zu ahnen als zu sehen. Die im Stein Dargestellten sind fast geschlechtslose Wesen, die sich im Dualog üben: Eine schöne Allegorie auf die Nonbinarität und die Geschlechtslosigkeit des Küssens. Mit seinem Werk zitiert Brâncuşi eine gleichnamige Steinskulptur des damals weltberühmten Auguste Rodin, für den Brâncuşi eine kurze Weile als Student auch selbst gearbeitet hatte, bevor er mit der Bemerkung kündigte: »Il ne pousse rien à l'ombre des grands arbres« (Es wächst nichts im

Schatten großer Bäume). In den Sockel des Grabmals hat der Bildhauer in kyrillischer Schrift graviert: »Tanioucha Rashewskaia, geboren am 6. April 1887, gestorben am 22. November 1910, lieb, liebenswert, geliebt«.[1]

Der Friedhof Montparnasse ist ein Prominentenfriedhof. Charles Baudelaire liegt hier ebenso beerdigt wie César Franck, Guy de Maupassant liegt hier gleich bei Pierre-Joseph Proudhon, Simone de Beauvoir ruht hier vermutlich in Unfrieden neben Jean-Paul Sartre, Tristan Tzara kaspert hier in Ewigkeit, und auch Constantin Brâncuşi selbst hat seine ewige Ruhestätte am nämlichen Ort gefunden. Das etwas abseits gelegene Grab der Rashewskaja ist zur Kultstätte für romantische Liebespaare geworden, der Schriftsteller Marc-Édouard Nabe hat das Grab mit der Skulptur *Le baiser* als Symbiose aus Eros und Thanatos, aus Liebe und Tod bezeichnet.[2]

Bekanntlich ist die Muse ja eine große Küsserin. Der Kuss muss in der Kunst also zwangsläufig eine Rolle spielen. Vieles Handwerk kann als Kunst angegangen werden: Recherchieren ist eine Kunst. Fliesen legen – eine Kunst. Einen Stein bearbeiten kann höchst kunstvoll sein. Aber eine der ganz besonderen Künste ist das Küssen. Denn das Kunstwerk etabliert sich in dem oder der anderen. Küssen ist wie die Kunst – Geschmackssache. Küssen als Kommunikations-*Art* verweist auf die alte lateinische Bedeutung von *ars / artis* als Kunst: Kunst und Küssen, sie gehören auf eine sehr tiefe Weise zusammen, bilden einen sich gegenseitig bedingenden Resonanzraum. Die Kunst hat mit dem Küssen auch das gemein, dass beide die Grenzen der Kommunikation ausreizen. Auch die bildende Kunst lässt sich nicht ohne weiteres verbalisieren. Wer einmal in einem Museum war und sich mit einem der so beliebten Audio-Guides auf den Weg durch die Ausstellung gemacht hat, weiß, wovon hier die Rede ist. Von den Selbstauskünften bildender Künstlerinnen und Künstler ganz zu schweigen! Kunst und Kuss: Beides nichtverbale Kommunikations-*Arten*, beides künstlerische

Ausdrucksformen, die vielfältig interpretierbar, häufig diskutierbar und manchmal sogar strittig sind. Und tatsächlich, ob Malerei oder Skulptur, ob Zeichnung oder Fotografie: Das Küssen ist ein Sujet, das Dir und mir quer durch die Kunstgattungen und Darstellungsformen begegnet.

Das vermutlich berühmteste Kunstwerk zum Thema Küssen ist in Wien zu sehen, wenn man das Museum im Oberen Belvedere-Palast besucht. Gustav Klimts Gemälde *Der Kuss* stellt den Höhepunkt seiner »Goldenen Periode« dar. Die küssende Umarmung eines Paares unter Einsatz von viel Gold, Silber und Platin macht das Bild nicht nur materiell wertvoll, es ist auch der Publikumsliebling des Wiener Museums und gilt als eines der bedeutendsten Beispiele der Malerei des Jugendstils: Das Dekorative, die geometrischen und floralen Formen und die ihren wirtschaftlichen Reichtum zur Schau stellende *Belle Époque* spiegeln sich in Klimts berühmtem Gemälde. Gemalt hatte es Klimt im Jahr 1908, um es bei der Kunstschau Wien im selben Jahr auszustellen. Das damalige k. u. k. Ministerium für Kultus und Unterricht erwarb das Ölgemälde umgehend für die damalige Rekordsumme von 25 000 österreichischen Kronen und überreichte es schon an die Neue Galerie im Belvedere, die heutige Österreichische Galerie, wo es auch immer noch hängt. Dass das Gemälde umgehend eine nationale Ikone Österreichs wurde, war alles andere als selbstverständlich. Mit der Künstlergruppe der Wiener *Secession*, deren Präsident er eine Weile war, hatte Klimt sich vom etablierten, eher konservativen Kunst-*Mainstream* abgewandt. Die Wiener Secessionisten malten, »was sie nicht hätten malen sollen«, gingen an Grenzen und darüber hinaus, erforschten die Macht von Berührungen und Umarmungen, Küssen und anderen erotischen Szenen, auch wenn sie sich damals damit dem Verdacht der Pornographie aussetzten.[3]

Was für einen Dualog führen die beiden Küssenden in Klimts Bild? Gar keinen, das ist jedenfalls die etwas ernüchternde Interpretation von Gottfried Fliedl. Seiner Meinung nach findet der

»kommunikative Aspekt der Liebe« in Klimts Paardarstellung keine Berücksichtigung.[4] Der Kunsthistoriker Werner Hofmann sieht demgegenüber, was den sinnlichen Aspekt des Bildes angeht, die uralte Spannung zwischen den Geschlechtern, zwischen Mann und Frau den dargestellten Körpern entzogen und an das Ornamentale des Gemäldes *Der Kuss* übergeben. Der alte Geschlechtergegensatz wird demzufolge bei Klimt zu einem rein »ornamentalen Kontrastprogramm«.[5]

Diese Perspektive findet sich bestätigt, wenn die Figurenkonstellation des Bildes in den Blick genommen wird. Denn der Mann, der sich von oben küssend über die Frau beugt, erfüllt nur vordergründig alte Geschlechterstereotype. Wenn Du und ich genau hinsehen, stellen wir fest, dass die Füße unter dem Gewand der Frau herausragen. Die Frauenfigur kniet also vor dem Mann: Würde sie stehen, müsste sie darum sogar deutlich größer sein als er. Vielleicht soll die Frau im Gemälde *Der Kuss* Emilie Flöge darstellen, die langjährige Geliebte Klimts, vielleicht aber auch eine der vielen anderen Musen, Geliebten und Modelle des Künstlers. Eigentlich spielt diese Frage keine Rolle, denn konkretistisch und gegenständlich wollte Klimt nie sein: Jede der vielen Besucherinnen und Besucher, die fasziniert vor dem *Kuss* im Wiener Belvedere stehen, werden sein Gemälde als das ansehen, was es in Wahrheit ist, nämlich eine Allegorie auf das Küssen und auf die Liebe, auf Körperkommunikation und das Überschreiten kommunikativer Grenzen. Mehr Dualog, mehr Kommunikation auf Augenhöhe, mehr Symmetrie und Egalitarismus des Küssens als im Ölgemälde *Der Kuss* von Gustav Klimt geht nicht.

Vielleicht markiert Klimt mit diesem Kunstwerk schon einen der Endpunkte der künstlerischen Darstellung des Küssens im 20. Jahrhundert. Zuvor war das Thema Küssen als Motiv in der Malerei ausgiebig ausgeschlachtet worden. Vor allem in der Kunst des Rokoko, die zum letzten Mal die Libertinage und die Sinnenfreude des europäischen Adels feierte, waren Darstellungen von Küssenden schwer in Mode. Besonders François Bouchet und Jean-Honoré Fragonard haben das Motiv der Küssenden in immer neuen Variationen gedreht und gewendet. Bouchet war der Hofmaler des französischen Königs Ludwig XV. und wurde für seine Frivolität besonders von den Aufklärern, von Diderot und den Enzyklopädisten, stark gescholten. Sein Schüler war Fragonard, der die historische Malerei gleich ganz aufgab und sich voll und ganz zu einem Maler der Erotik und des heiteren Lebensgenusses im Stil von Antoine Watteau entwickelte. Schon Bouchet hatte die Grenzen des Darstellbaren und im Bild Kommunizierbaren, was erotische Details anging, weit ausgedehnt: Sein Gemälde *Herkules und Omphale* zeigt die beiden Protagonisten gänzlich nackt auf einem Bett in innigem Kuss, der Mann greift auch noch beherzt mit der Hand die rechte Brust der Frau. Fragonard hat mit Gemälden wie *Moment der Lust* oder explizit mit *Der Kuss* den Dualog als berührende Kommunikationsart immer wieder variiert. Sein Gemälde *Mädchen mit Hund* ist an Frivolität kaum noch zu überbieten. Betrachterinnen und Betrachter schwanken in der Beurteilung dieses Bildes, das ein junges Mädchen auf einem schwellenden Alkovenkissen halbnackt mit einem Hündchen zwischen den Beinen tollend zeigt, zwischen der Frage, ob hier nur naive Lebensfreude ausgedrückt wird oder ob das Gemälde in seiner Lüsternheit, in der des Hündchens Schweif die Lustregionen des weiblichen Körpers umspielt, während die Schnauze des Tiers sich den aufgeschürzten Lippen der jungen Schönen nähert, nicht eher dafür steht, dass hier Art-Grenzen gleich auf multiple Weise überschritten werden.

Xavier Fauches und Christiane Noetzlins Ansicht jedenfalls, man sehe »in der bildenden Kunst kaum einmal zwei Lippenpaare zueinander finden«,[6] werden Du und ich uns nicht vorbehaltlos anschließen können. In der Malerei ist das Küssen seit der Renaissance bis zum Beginn des 20. Jahrhunderts ein fast durchgängiges Thema. Etwas anders sieht es in der Bildhauerei aus. Das hat aber auch pragmatische Gründe: Büsten und Statuen stellen sehr häufig

Einzelpersonen dar und eher selten Figurengruppen. Für einen in Stein gehauenen Dualog ist da nur dann und wann Gelegenheit. Bei der Porträtbüste, die schon die Römer liebten, geht es, wie der Begriff schon nahelegt, um die Darstellung einer Einzelperson. Aber auch Standfiguren, wie sie zu repräsentativen Zwecken, als Dekor oder eben als Grabschmuck üblich waren und sind, kommen meist mutterseelenallein daher. Allerdings müssen Du und ich uns vergegenwärtigen, dass die Darstellung nur einer Zweiergruppe in Gips oder Marmor die Komplexität des Kunstwerks in theoretischer wie praktischer Hinsicht enorm erhöht. Ganz praktisch, weil mehr Material benötigt wird, das Werkstück, das ja meist vom Atelier an seinen Schau-Platz bewegt werden muss, deutlich an Gewicht zulegt und es natürlich als Auftragsarbeit auch deutlich teurer wird. Aber auch in einer theoretischen Hinsicht gibt es künstlerische Widerstände gegen Figurengruppen: Die steinernen Figuren müssen in Beziehung zueinander gesetzt werden, müssen miteinander agieren, müssen eine Geschichte erzählen und dürfen nicht einfach nur versteinert nebeneinander stehen. Drei Typen von Interaktionen sind darum in der Bildhauerkunst besonders verbreitet, der Kampf, der Tanz und der Kuss, manchmal sogar eine Kombination dieser Typen. Die vielleicht älteste in Stein gehauene Kussdarstellung ist ein ägyptisches Reliefdetail aus Tell el-Amarna, *Nofretete küsst ihre Tochter*, aus dem Jahr 1350 v. u. Z., das heute im Brooklyn Museum in New York bestaunt werden kann. Die Römer kannten küssende Statuen vor allem als Grabskulpturen von Ehepaaren, wo entweder die Verstorbenen selbst oder allegorische Kussszenen aus der Mythologie dargestellt wurden. Im *Museo Archeologico Nazionale* in Neapel ist das *Küssende Paar* aus Terracotta zu sehen, das archäologische Museum in Venedig zeigt *Satyr und Menade küssen sich* aus einem Altarrelief, als herausragendes Beispiel gallo-römischer Kunst sind im *Musée d'Archéologie Nationale* in St-Germain-en-Laye die sogenannten *Liebenden von Bordeaux* zu sehen.[7]

Die womöglich sinnlichste antike Statue zweier Küssender ist die Figurengruppe *Amor und Psyche*, die in den Kapitolinischen Museen in Rom zu sehen ist. Diese römische Kopie eines hellenistischen Originals wurde in der Mitte des 18. Jahrhunderts auf dem Aventin ausgegraben. Das kindlich dargestellte Paar hält sich eng umschlungen. Psyche ist mit einem Umhangstoff halbbekleidet, während Amor vollständig nackt ist. Doch beide Figuren sind eher androgyn dargestellt und betonen dadurch die Nonbinarität und den Egalitarismus des Küssens. Die Skulptur ist direkt am in der Regel offenstehenden Fenster postiert, das auf die *Piazza del Campidoglio* weist. Wer das Fenster kennt und es vom Platz aus ins Visier nimmt, kann die nicht minder entzückende Hinterseite der Figurengruppe erspähen. Amor und Psyche waren ein beliebtes Motiv, um Küssende in Marmor zu hauen. Die berühmteste neuzeitliche Version, die viele Imitatoren gefunden hat, ist die Skulptur aus strahlend weißem Marmor von Antonio Canova aus dem Jahr 1787, die heute im Louvre zu bestaunen ist. Ein fast engelsgleicher Amor mit enorm weit ausgebreiteten Schwingen beugt sich über die dahingestreckte Psyche, ihre Brüste mit Arm und Hand bedeckend und greifend. Fast ein Gegenstück dazu ist das 100 Jahre später geschaffene Werk *Sakuntala (Die Verlassenheit)* von Camille Claudel aus dunklem patiniertem Gips. Hier ist die Frau die Erhabene und beugt sich über den Mann, der ihr auf Knien die Lippen entgegenreckt.

Die meisten dieser Bildhauerwerke zeigen nicht den Moment des Kusses selbst und darum auch nicht die Berührung der Lippen, sondern meist den Augenblick davor. Es handelt sich um den Moment der höchsten Spannung, den die Bildhauerinnen und Künstler einfangen wollen, den süßen Nu des Davor und nicht die Erfüllung, die Vollendung und damit irgendwie auch den Abschluss der Kussinteraktion. Durch diesen kleinen künstlerischen Kniff entsteht in der Betrachterin der Eindruck eines Davor und Danach und damit einer erzählten Geschichte, die sich in

Stein gehauen findet. Eine der berühmtesten Marmorskulpturen überhaupt ist eine, die einen verhinderten Kuss zeigt. Es handelt sich um Gian Lorenzo Berninis lebensgroße Darstellung der Geschichte von *Apollo und Daphne*, die sich in der Galleria Borghese in Rom befindet. Der antike Mythos besagt, dass Apollo wegen ihrer grenzenlosen Schönheit in Liebe für Daphne entbrannt ist, während diese dem Aspiranten nur mit größtem Abscheu begegnet. Um dem Liebhaber zu entwischen, bittet sie die Götter, ihr die Schönheit zu rauben, und sie findet sich in einen Baum mit Ästen und Blättern verwandelt. Bernini zeigt genau diesen Augenblick der Verwandlung, in der Daphne als bildhübsche Frau noch zu sehen, der Baum in ihr aber schon zu ahnen ist, während sie von Apoll verfolgt wird. In allem übersteige diese Skulptur Berninis, so sein Biograph Baldinucci, »jede Vorstellung, […] ein Wunderwerk der Kunst«, die »così al vivo«, so lebendig wirke, als ob die Figuren tatsächlich leben würden.[8] Auch diese Darstellung kennt ein Vorher und ein Nachher, denn selbst in Baumgestalt, so erzählt der Mythos weiter, erkaltet Apollos Liebe für Daphne nicht, und er umarmt den Baum und küsst seine Rinde: Ein frühes Beispiel für Objektophilie und einen Umgang mit Bäumen, den man heute als Waldbaden bezeichnen könnte und der für einen, wenn auch vielleicht esoterischen Dualog mit der Natur stehen kann.

Im 20. Jahrhundert war es vor allem die Fotografie, die das Küssen als Motiv für sich entdeckt und gleichzeitig dem Küssen im 20. Jahrhundert damit auch Denkmäler gesetzt hat. Eine dieser Fotografien, die zu den Ikonen des vergangenen Jahrhunderts zählt, ist Robert Doisneaus *Le Baiser de l'Hôtel de Ville* (Der Kuss vor dem Rathaus). Das Bild zeigt eine scheinbare Alltagssituation in der Pariser Rue de Rivoli im Jahr 1950. Über 500 000 Poster und 400 000 Postkarten sollen von dem Motiv vertrieben worden sein.[9] Ein junges Paar hält sich auf dem Schwarzweißfoto im Arm und scheint sich spontan zu küssen. Ganz so spontan war die Situation indes nicht: Der Fotograf hatte von seiner Agentur Rapho den

Auftrag erhalten, für das amerikanische *Life*-Magazin eine Fotoreportage über sich in der Öffentlichkeit küssende Paare in Paris zu schießen. Der kurze Begleittext der regelmäßig in *Life* erscheinenden Fotoserie *Speaking of Pictures* behauptet: »In Paris young lovers kiss wherever they want to and nobody seems to care« – In Paris küssen junge Liebende, wo immer sie wollen, und niemanden scheint es zu kümmern. Das Foto vor dem Hôtel de Ville ist eines von sechs Aufnahmen, aus denen diese Doppelseite besteht, und eigentlich nicht die hervorstechendste. Sie findet sich auf der rechten dieser Doppelseite im obersten linken Quadranten, ist für diese Collage beschnitten und trägt die Bildunterschrift: »This was short kiss, ›a kiss rapide‹, says photographer«. Streng genommen sind sowohl die Behauptungen des Begleittextes wie der Bildunterschrift unwahr: Nicht sich spontan küssende Paare hatte Doisneau fotografiert, sondern Modelle aufgetrieben, die die Kussszenen für die Reportage nachstellten. Für sein Rathaus-Foto hatte Doisneau die Schauspielschüler Françoise Bornet und Jacques Carteaud engagiert, die er zuvor küssend in der Nähe des Invalidendoms gesehen hatte. Das Shooting, bei dem fünf bis sechs Posen an verschiedenen Orten von Paris aufgenommen wurden, dauerte laut Bornet einen halben Tag. Es sagt vielleicht auch mehr über den gedachten Adressaten, also die US-amerikanische Gesellschaft der 1950er Jahre, aus als über das Frankreich der Nachkriegszeit. Denn mit der Fotoserie wird ein Frankreichbild von großer Libertinage, von einer Gleichberechtigung der Geschlechter und einer ungezwungenen Spontaneität gezeichnet, das in diametralem Gegensatz zum prüden und rückwärtsgewandten Menschenbild der damaligen amerikanischen Gesellschaft stand.[10]

Eine weitere, vielleicht die wichtigste oder bekannteste ikonische Fotodarstellung von Küssenden ist jenes Bild, das Alfred Eisenstaedt am 14. August 1945 auf dem New Yorker Time Square geschossen hat: Es zeigt den damals 22-jährigen Matrosen George Mendonsa, der bei der spontanen Feier anlässlich der Kapitulation

Japans und damit des Endes des Zweiten Weltkriegs auf dem New Yorker Time Square ebenso spontan die gleichaltrige Zahnarzthelferin Greta Zimmer in den Arm nahm und küsste. Jährlich am Jahrestag des Kriegsendes und dieses Fotos treffen sich am nämlichen Ort, dem Time Square in New York, kostümierte Paare, um genau dieses Foto nachzustellen. Das Original trägt den Titel *V-J Day in Times Square* und ist ebenfalls im *Life*-Magazin erschienen. Der V-J Day ist der »Victory over Japan Day«. Es existiert von dieser Szene zwischen Zimmer und Mendonsa noch ein weiteres Foto von einem anderen Fotografen, Victor Jorgensen, aus einer etwas anderen Perspektive, das aber nicht die Bekanntheit der Aufnahme Eisenstaedts erreicht hat. Ironie der Geschichte: Sowohl die geküsste Frau als auch der Fotograf waren Immigranten, die auf der Flucht vor Hitler in New York gelandet waren.

Zimmer und Mendonsa kannten sich vorher nicht, die Szene war tatsächlich ungestellt und spontan. Dabei soll der Kuss immerhin 15 Sekunden gewährt haben, genug Zeit für ein gestochen scharfes Bild mit einer Leica-Kamera auf Kodak-Super-Double-X-Farbfilm. »Ich sah ihn überhaupt nicht auf mich zukommen, da hatte er mich schon im Arm!«, erzählte Greta Zimmer später.[11] Heute steht eine acht Meter hohe Skulptur, die der amerikanische Künstler Seward Johnson nach der Fotografie unter dem plakativen Titel *Unconditional Surrender* (Bedingungslose Kapitulation) geschaffen hat, im französischen Caen unmittelbar vor den Toren jenes Memorials, das der Landung der Alliierten in der Normandie gedenkt. Als Denkmal stehen diese beiden Küssenden aber nicht so sehr für Freiheit und Kriegsende als vielmehr für die Disruptionen in der Wahrnehmung des Küssens und seiner Bedeutung in und für die Öffentlichkeit: Französische Feministinnen fordern den Abriss der Skulptur, denn als Darstellung eines nicht einvernehmlichen und damit gewaltsam erzwungenen Kusses müsse sie als Beispiel für einen sexuellen Übergriff und damit als Ausdruck einer *Rape Culture* gewertet werden.[12]

Der Kuss im 21. Jahrhundert enthüllt nichts mehr, sondern im Gegenteil soll verhüllt werden. Visionär hat das der surrealistische Maler René Magritte mit seinen beiden ähnlichen Gemälden *Die Liebenden I und II* vorausgesehen. Du und ich sehen zwei Küssende, sie in rotem Kleid, er in schwarzem Anzug mit dunkler Krawatte, aber beide Köpfe sind mit weißen Tüchern verhüllt, der Kuss ist also gar kein unmittelbarer, sondern nur noch ein mittelbarer, vom Stoff getrennt, ohne echte Lippenberührung. Hier ist keine Wahrnehmung mehr, kein gegenseitiges Sich-Erkennen, kein Fühlen: Eine traurige Szenerie. Irgendwie fühlt man sich erinnert an das tragische Paar aus Erich Kästners Gedicht *Sachliche Romanze*, das in derselben Zeit entstanden ist wie Magrittes Bilder. Dort heißt es:

»Sie waren traurig, betrugen sich heiter,
versuchten Küsse, als ob nichts sei,
und sahen sich an und wußten nicht weiter.
Da weinte sie schließlich. Und er stand dabei.«

Warum Liebe endet: Darüber hat die Soziologin Eva Illouz in ihrem gleichnamigen Buch nachgedacht. Du und ich könnten auch fragen: Warum Küssen endet? Nach Illouz' Meinung sind wir im Zeitalter eines »skopischen Kapitalismus« angekommen. Das griechische Verb *skopein* heißt so viel wie »sehen«, und in einem Kapitalismus, der skopisch ist, ist das Visuelle vorherrschend, das »durch die Spektakulisierung der Sexualität, ihre Verwandlung in ein auf mehreren Märkten zirkulierendes Bild, dauerhaft einen fantastischen Mehrwert generiert«.[13] Dieses Sich-zu-Markte-Tragen erfolgt aber nicht paarweise, sondern individualisiert: Jeder und jede ist sich selbst der und die Nächste, die typische Visualisierung ist darum das *Selfie*. Man hat nur noch ein Auge für sich selbst, und bei dem exponentiellen Wachstum der Summe aller weltweit minütlich geschossenen Fotos mit Smartphones und

Digitalkameras wird die Wahrscheinlichkeit, dass überhaupt jemand anderes die Selfies des eigenen Selbst wahrnimmt, kleiner und kleiner: *One-to-zero-communication.* »Die neue Einsamkeit« nennt das Diana Kinnert, passenderweise prangt auf dem Titelblatt ihres Buches ein Handy. Vom Dialog ist das so weit entfernt wie vom Dualog: Küssen war gestern.

Auch *Der Kuss* von Constantin Brâncuşi ist heute verhüllt. Die Grabskulptur, eines der bedeutendsten Werke der modernen Kunst, ist Gegenstand eines Erbschaftsstreits geworden. Die Skulptur steht zwar immer noch an Ort und Stelle auf dem Friedhof Montparnasse, wird aber von einer Holzarmierung vor den Blicken der Öffentlichkeit verborgen – ein fast tragikomisches dingliches Zitat des Magritte'schen Gemäldes. Der Kuss hat als berührende Kommunikationsart ausgedient, was seinen Tauschwert im sexuellen Kapitalismus angeht. Heute geht es dann doch wieder um harte Münze statt um weiche Lippen. Die Muse küsst nicht mehr.

23

Unter Brüdern

Man erkannte ihn an der Trittleiter, die er immer mit sich führte. Der französische Fotograf Régis Bossu war nicht besonders groß, eher klein, fast zart. Er war keiner, der sich mit Ellenbogen durch die Pressemeute hindurchdrängelte, um den besten Ausblick aufs Motiv zu haben.[1] Er war dafür auch nicht gebaut. Wenn er einen anderen Fotografen im Pulk anstieß, entschuldigte er sich. Deswegen die Leiter. Auf die konnte er klettern, um doch noch ein Foto zu schießen, wenn er wieder hinter all seinen Kollegen stand. So war es auch in jenem Oktober 1979, als Leonid Breschnew seine Rede zum 30. Jahrestag der Deutschen Demokratischen Republik (DDR) hielt. All die Fotografen mit ihren schweren Apparaturen und großen Objektiven hatten sich schon aufgebaut, Régis Bossu aber stand ganz hinten mit seiner Leiter, seiner Nikon-Kleinbildkamera und seinem Teleobjektiv. Das große Ganze bekam er auf diese Weise nicht ins Bild. Er musste sich für einen Ausschnitt entscheiden, ein Detail, eine Vergrößerung, die dennoch alles über diesen damals historischen Termin erzählen konnte.

Bossu arbeitete in dieser Zeit für die große französische Fotoagentur Sygma. Angefangen hatte er seine journalistische Tätigkeit in der Bildredaktion von *Stars and Stripes*, einer Zeitschrift für amerikanische Soldaten in Europa. Die Redaktion hatte ihren Sitz erst in Verdun und zog später um nach Darmstadt. Bossu zog mit und landete auf diese Weise in Deutschland. Das waren noch gute Zeiten für Fotografen.

Erich Honecker war Generalsekretär des Zentralkomitees der SED und Vorsitzender des Staatsrats. Damit hatte er die beiden wichtigsten Ämter der DDR inne und war der politisch mächtigste Mann im Lande. Zu Leonid Breschnew, dem politischen Führer der damaligen Supermacht Sowjetunion, hatte Honecker eine besondere Beziehung, denn Breschnew hatte 1971 Honecker bei dessen Putsch gegen seinen Vorgänger Walter Ulbricht unterstützt. Zwischen Honecker und Breschnew waren die politischen Machtverhältnisse völlig klar, und das brachte auch ihr Äußeres schon deutlich zum Ausdruck: Hier der breitschultrige, massige Körper des trinkfesten Breschnew, dort der schmächtige, fast asthenische Körper des saarländischen Schalmeispielers. Nach dessen Rede ging der kleine Honecker auf den großen Breschnew zu, und dann kam jener Augenblick, den Régis Bossu für immer auf Fotofilm gebannt hat: Beide Männer in dunklen Anzügen, weißen Hemden und mit Krawatte, sie umarmen sich, umschließen sich fast, beide neigen die Köpfe zu Seite, Honecker noch etwas mehr als Breschnew, beide haben die Augen geschlossen, und dann drücken sie ihre Lippen aufeinander, sehr fest, sehr innig.

Die französische Agentur gibt dem Foto später einen Namen: *Le baiser*, französisch für: der Kuss. »Baise moi!« als Aufforderung dagegen meint unter Franzosen und Französinnen Liederlicheres und lässt sich im Deutschen nur etwas unfein mit »Fick mich!« wiedergeben. »Se faire baiser« wiederum heißt auch so viel wie »sich hereinlegen lassen«. Der Bedeutungsrahmen für den sozialistischen Bruderkuss ist damit denkbar weit aufgezogen.

Seit wann küssen sich eigentlich Brüder? Seit wann ist das Verhältnis ausgerechnet von Brüdern, gar sozialistischen, durch einen Kuss gekennzeichnet? Sind Brüder nicht die, die sich an die Gurgel wollen, Stichwort: Kain und Abel? Was der Bruderkuss mitteilt, ist schon auf den ersten Blick paradox und heterogen. Wenn Brüder, sozialistische zumal, sich küssen, ist Liebe nicht zwangsläufig mit im Spiel. Bruderliebe, auch so ein Oxymoron.

Das europäische Mittelalter kannte den Kuss des Lehnsherrn an die Vasallen. Mit dem Kuss wurde die symbolische Aufnahme in die *familia* als sozialer Gruppe, als Wirtschafts-, Verteidigungs- und Sozialvereinigung besiegelt. Er stiftete Verwandtschaft im Geiste und stand für einen mittelalterlichen Kommunikationsraum, der noch nicht durch formal bestimmte Sinngrenzen, sondern durch sensorisch wahrnehmbare persönliche Interaktion bestimmt war. Der normannische Chronist Ordericus Vitalis Watzlawik berichtete etwa, Wilhelm der Eroberer habe bei seinen Besuchen in London »sämtliche Anwesende durch seine zärtlichen Höflichkeitsbekundungen erfreut, sie warmherzig zu Willkommensküssen eingeladen und überhaupt die größte Liebenswürdigkeit gezeigt«.[2] Der Eroberer griff mit dieser Kusspraxis auf vielleicht noch wesentlich ältere politische Bräuche zurück. Racine lässt jedenfalls in seinem Drama *Britannicus* den römischen Kaiser Nero seinem Erzieher Burrus gestehen: »Ich küsse meine Gegner, um sie zu ersticken.«[3]

Im ausgehenden Mittelalter wurde das Küssen bei diplomatischen Herrscherzusammenkünften zur Routine. Künstlerisch stilisierte und affektbetonte Kuss- und Begrüßungsszenen reflektieren in der mittelhochdeutschen Dichtung den hohen gesellschaftlichen Stellenwert der Brüderlichkeit als ein Prinzip der Rittermoral. Nachdem beispielsweise bei Hartmann von Aue Gawein und Iwein einander erkannt haben, küssen sie sich viele Stunden lang einander auf die Augen, Wangen und auf den Mund. Gahmuret küsst bei Wolfram von Eschenbach seine Ritter zum Empfang.[4] Gleiches gilt für den Kuss der Ehrendame, den sie dem Ritter gibt: Er ist in der Vormoderne nicht eigentlich mit Erotik konnotiert, sondern steht für die ritualisierte Aufnahme in den Familienverband, auch wenn im Zeichen mittelalterlicher Minne die Erotik vermutlich nicht vollständig aus diesen Kussszenen eskamotiert werden kann.

Der Kuss der Dame war in ein Zeichensystem der mittelalterlichen *ars donandi,* der Kunst der Guten Gabe oder des Gastgeschenks, inkorporiert: Er symbolisierte, wie Dmitri Zakharine in seiner Studie Von *Angesicht zu Angesicht* schreibt, »den Reichtum und die Militärstärke des Lehnsherrn und verwies implizit auf dessen Reproduktionsfähigkeiten«.[5] Dabei sei der männliche Gast vom Hausherrn meist dazu eingeladen worden, von seiner Frau mit einem Kuss begrüßt zu werden. In der mittelalterlichen Dichtung wird der Damenkuss dementsprechend meist als Gage für ritterliche Tugenden hochstilisiert. Als Parzival in Wolfram von Eschenbachs Versroman die Tochter seines Lehrers trifft, wird auch ihm eine symbolträchtige Annäherung erlaubt, dabei »kuste er se an den munt«.[6] Im Kinofilm *The Last Duel* (2021) unter der Regie von Ridley Scott schildern die Drehbuchautoren Matt Damon, Ben Affleck und Nicole Holofcener historisch völlig korrekt, wie der Ritter Jean de Carrouges (gespielt von Matt Damon) anlässlich einer Feierlichkeit seine Frau Marguerite (Jodie Comer) dem Rivalen Jacques Le Gris (Adam Driver) zum Kusse anbietet.

In der Sozialpsychologie wird diese Form der Körperkommunikation, wie schon erwähnt, auch als Proxemik bezeichnet. Der Begriff kommt vom Lateinischen *proximus* (»der Nächste«, »der Nachbar«) und drückt die Konstituierung von Nähe- und Ferne-Beziehungen aus. Menschen und auch Menschengruppen wie Clans oder Verwandtschaftsgruppen definieren innerhalb ihrer Überlebensnische ein Territorium, das vor Eindringlingen geschützt und für das Gemeinschaftsleben gepflegt wird. Der Begrüßungskuss steht für die Aufnahme in diesen engeren Kreis, in das geschützte Territorium. Dieser Kuss, gerade durch die Dame des Hauses Unbekannten gegenüber, differenzierte sich von einem Ritual zu einem regelrechten Zeremoniell aus, also einer Kommunikationsart mit festgeschriebenen und unabänderlichen Abläufen, die symbolische Akte darstellen. Ein solches Zeremoniell in seinem durchaus komplexen 17-stufigen Algorithmus hat Dmitri Zakharine dargestellt:

1. Die ankommenden Gäste bleiben auf einer zeremoniellen Distanz an der Tür stehen.
2. Die gastgebenden Frauen, die im Hauptraum am gedeckten Tisch erscheinen, verbeugen sich bis zur Brust- oder Gürtellinie. Indessen verbeugen sich auch die Gäste an der Tür stehend bis zur Gürtellinie, wobei sie mit der Hand den Boden berühren.
3. Danach heißt der Hausherr die Gäste willkommen und verbeugt sich wie die Gäste zuvor.
4. Nach der Verbeugung bittet der Hausherr die Gäste, seine Frau zu küssen.
5. Darauf erwidern die Gäste, der Hausherr solle erst selbst seine Frau küssen.
6. Danach küssen erst der Hausherr, dann die Gäste die Frau des Hauses.
7. Vor und nach dem Kuss verbeugen sie sich bis zur Gürtellinie
8. Die Frau verbeugt sich vor den Gästen bis zur Brustlinie.
9. Danach fängt die Frau des Hauses an, die Gäste mit einem Glas Wein zu bewirten.
10. Der Hausherr verbeugt sich dabei vor den Gästen bis zur Gürtellinie und lädt sie zum Weintrinken ein.
11. Die Einladung erwidern die Gäste mit den Worten, er möge erst seine Frau bitten, Wein zu trinken.
12. So befiehlt der Hausherr seiner Frau, Wein zu trinken.
13. Dann trinkt er selbst.
14. Er reicht anschließend den Gästen Wein.
15. Vor dem Ergreifen und nach dem Zurückgeben der Schale verbeugen sich die Gäste bis zur Gürtellinie.
16. Nach der Bewirtung verlässt die Frau des Hauses die männlichen Gäste und geht in einen anderen Raum zu den anderen Frauen des Hauses, beispielsweise zu den Schwiegertöchtern.
17. Vor dem Mittagessen werden alle verheirateten Frauen von den männlichen Gästen des Hauses geküsst, während die un-

verheirateten Frauen nicht aus ihrem Gemach herauskommen dürfen.[7]

Auffällig ist, dass die Frauen in dem gesamten Zeremoniell wortlos bleiben. Dass sie bei diesem Begrüßungsakt sprechen, ist nicht nur nicht vorgesehen, sondern sogar untersagt. Ihnen steht ausschließlich die nonverbale orale Kommunikation des Küssens zu. Im Prozess der Moderne differenzieren sich die Begrüßungsrituale und auch andere soziale Umgangsformen in West und Ost. In Westeuropa nimmt man Abschied von den meisten direkten Formen der Körperkommunikation und verschreibt sich semantisch bestimmteren Ausdrucksarten. Bei Hofe und in den literarischen Salons in Paris oder Wien wird die geschmeidige Konversation zum Erkennungsmerkmal einer sich als gehoben empfindenden Gesellschaft, werden entsprechend die verbalen Fertigkeiten stark in den Vordergrund gestellt und in den Bildungsprogrammen betont und buchstäblich *ver*-tont. Im Osten dagegen, in Russland zumal, bleibt die Körperkommunikation in viel stärkerem Maße gesellschaftlich am Leben. Schon die orthodoxe Ostkirche hatte die Abkehr der katholischen Welt vom Lippenkuss als *osculum pacis* nicht mitgemacht. Westliche Reisebeschreibungen stellen zwar detailliert die russischen Kussrituale dar, bagatellisieren und trivialisieren diese östlichen Formen der Körperkommunikation aber durch Sinnfragen, da dem Westen die Bedeutung solch körperlicher Interaktionen schlicht nicht mehr geläufig ist. Was in der öffentlichen Kommunikation in Westeuropa nun vermisst und auch angeprangert wurde, ist in Russland das Fehlen privater Konversation als individuell angelegtes Sprechhandeln. Deswegen, so Zakharine, habe eine russische Frau aus westlicher Sicht mit dem Kussempfang nicht zufrieden sein können, weil sie dabei wortlos bleiben musste: »Das stumme Auftreten russischer Frauen geriet also in einen Widerspruch mit den wortzentrierten Verhaltensstereotypen, die im literarischen Salon Westeuropas für Edelfrauen als maßgebend galt.«[8]

Auch nach der Verwestlichung der höfischen russischen Gesellschaft durch Zar Peter den Großen wurde das vormoderne Kusszeremoniell beibehalten. Der Lippenkuss unter Männern gehörte beispielsweise noch bis ins 19. Jahrhundert zum russischen Militärwesen. Leo Tolstoi etwa stellt in seinem Roman *Anna Karenina* dar, wie ein General einen Wachtmeister »auf seine feuchten und frischen Lippen« küsst, und Wronskij sagt an einer Stelle im nämlichen Roman zu seinem Konkurrenten Lewin: »Dann bleibt uns wohl nichts anderes übrig, als Küsse zu wechseln.«[9]

Wird der Begrüßungskuss auch selbst in Russland zunehmend als bäurisch empfunden, hält er sich doch insbesondere unter den Mitgliedern der Handwerkszünfte. Eine erstarkende Arbeiterbewegung nutzt den Kuss dann als Erkennungsmerkmal und als Zeichen der Solidarität und der Zugehörigkeit zu einer politischen Bewegung. Aus dem spontanen und emotionalen Austausch von Küssen wird dann, wie Claudia Schimmel es in ihrer Studie zum »sozialistischen Bruderkuss« dargestellt hat, eine standardisierte Begrüßung speziell unter kommunistischen Genossinnen und Genossen in den Anfangsjahren der *Kommunistischen Internationale* (KI): »Freude, Optimismus, Aufbruchstimmung und die endlich erfahrene internationale Solidarität fanden ihren Ausdruck in stürmischen Umarmungen und in Küssen.«[10] Die österreichische Kommunistin Ruth von Mayenburg, die die NS-Zeit und den Zweiten Weltkrieg als Bewohnerin des berühmt-berüchtigten Hotels Lux in Moskau überlebte, stellt eine Kussszene auf einer Schiffspassage zum Weltkongress der Kommunistischen Internationale dar:

> »Schon auf dem Schiff hatte es internationale Verbrüderungen gegeben: Deutsche umarmten ihre französischen Genossen, die Schweizer ihre italienischen und alle miteinander die Schiffsmannschaft, den Kapitän mit dem altrussischen Osterkuß rechts, links, rechts auf die Wange.«[11]

Diese Brüderlichkeit indes und auch das damit zusammenhängende brüderliche Küssen hielten sich in der jungen Sowjetunion nicht lange. Im stalinistischen Terror und im Großen Vaterländischen Krieg wurde nicht geküsst, sondern getötet und gestorben. Auch war es schlechterdings unvorstellbar, dass ein einfacher kommunistischer Genosse den »großen weisen Führer« Josef Stalin küssen gedurft hätte. Im Kommunismus waren zwar prinzipiell alle gleich, aber, um mit Georg Orwell zu sprechen, einige waren eben doch gleicher.

Erst unter Stalins Nachfolger Nikita Chruschtschow wurde der Gründungsmythos der kommunistischen Weltbewegung von Gleichheit, Brüderlichkeit und Solidarität wiederbelebt. Die Reanimation des »sozialistischen Bruderkusses« als offiziöses Begrüßungsritual geschah in dieser Zeit sehr bewusst, um genau einen solchen Mythos wieder heraufzubeschwören. Der französische Ethnologe Claude Lévi-Strauss hat diese Methode in seiner strukturalistischen Mythentheorie als *bricolage* bezeichnet:

> »Ein neuer Mythos wird gebildet, indem vorgefundene und meist bedeutungslos gewordene Inhalte aus ihren ursprünglichen Zusammenhängen gelöst und durch einfallsreiche Kombination einer neuen Intention untergeordnet werden.«[12]

Die öffentliche Begrüßung von Staatsgästen hat immer rituellen Charakter. Das gilt zumal im Medienzeitalter, wenn solche Rituale massenmedial und mit Hinblick auf ein Publikum inszeniert werden. Und es gilt außerdem besonders in Zeiten, in denen der Flugverkehr stark zugenommen und damit auch die persönliche zwischenstaatliche Interaktion, sprich: der Staatsbesuch, zu einem immer häufiger vorgeführten *event* sich entwickelte und mit der Fortentwicklung der Medientechnik im Rahmen einer immer größer werdenden Medienöffentlichkeit. Teil dieser Entwicklung war die Entfaltung und Intensivierung des Arsenals körperkommunikativer Ausdrucksmittel in der Begegnung von Politikern und Staatsführern. Symbolisiert werden mit einem solcherart inszenierten und mythologisierten sozialistischen Bruderkuss darum nicht die persönlichen Beziehungen zwischen den Staatsoberhäuptern, sondern die öffentlichen Beziehungen zwischen Staaten und Nationen.

Analysen sowjetischer Wochenschauberichte haben ergeben, dass der Einsatz solcher körperkommunikativer Ausdrucksformen von der sowjetischen Politprominenz fein abgestuft wurde, je nachdem, welche Position der Kommunikationspartner in der Systemauseinandersetzung und dem vom Ostblock apostrophierten »Klassenkampf« innehatte. Für westliche Politiker musste ein sparsames Händeschütteln reichen. Kommunikationspartner aus sogenannten Entwicklungsländern und Vertreter solcher westlicher Länder, die nach sowjetischer Ansicht nicht am »Kalten Krieg« beteiligt waren (zum Beispiel Finnland), wurden mit einem Händedruck begrüßt, der von einem Schulterklopfen oder einer leichten Berührung des Oberkörpers begleitet wurde. Ausschließlich Vertreter des Ostblockstaaten wurden von den sowjetischen Oberhäuptern mit einer Umarmung und dem Bruderkuss gewürdigt.

Speziell Aufnahmen aus den 1980er Jahren zeigen, dass dieses Ritual des sozialistischen Bruderkusses sich im Laufe der Zeit in ein Zeremoniell entwickelt hat, das schließlich sehr starren Regeln folgte und in dem die Proxemik, also die Form der Annäherung, den Eingeweihten sehr deutlich die Distanz und auch das hierarchische Gefälle der »sozialistischen Brüder« aufzeigte: Je länger der Weg auf der Rollbahn, um den Staatsgast zu begrüßen und »brüderlich« zu küssen, umso größer der Machtunterschied zwischen den Kommunikationspartnern.

In den politischen Wochenschauberichten wiederholte sich in ebenfalls ritualisierter Form als Kommentar zu den Bruderkussszenen am häufigsten der Satz: Genosse X habe den Genossen Y

»warm und brüderlich« oder »herzlich und brüderlich« begrüßt. Dieser Satz erinnert an die lateinische zeremonielle Formel *fraterne et amicabiliter* (brüderlich und freundschaftlich), die in den mittelalterlichen Protokollen der Herrschertreffen belegt ist. Die sozialistischen Brüder schlossen also nicht nur oral, sondern auch verbal direkt an mittelalterliches Gepräge an.

Nicht alle Politikleute waren einverstanden mit dem Bruderkuss als Begrüßungszeremoniell. Fidel Castro auf Staatsbesuch in der Sowjetunion entstieg seinem Flugzeug mit Zigarre im Mund, um den oralen Annäherungsversuchen von Leonid Breschnew zu entgehen. Besonders Letzterer war ein berüchtigter Küsser, der diese berührende Kommunikationsart auf ganz eigene Art interpretierte: Breschnew gab immer erst einen Kuss auf die linke Wange, dann auf die rechte und dann erst, als Finale, frontal und mit festem Druck auf den Mund. Das jugoslawische Staatsoberhaupt Josip Tito soll Breschnew angeblich so stark geküsst haben, dass dessen Lippe blutete.[13] In einem einzigen dokumentierten Fall hat ein sozialistischer Anführer auch einen westlichen Politiker geküsst: Bei der Unterzeichnung des Abrüstungsabkommens SALT II im Jahr 1979 nutzte wiederum Breschnew die Gelegenheit einer Umarmung, um dem damaligen US-Präsidenten Jimmy Carter einen Kuss auf die Wange zu drücken, was diesen öffentlich stark in Bedrängnis brachte, nachdem die Sowjetunion im gleichen Jahr in Afghanistan einmarschierte. In den Medien war damals schnell von »Judaskuss« die Rede, also von einer verräterischen Kussgeste, die freundliche Nähe nur vortäuschte, um in Wahrheit mörderische Absichten zu kaschieren. Es war nicht das erste Mal, dass die Brüderküsse sowjetischer Anführer in Verdacht gerieten, das Gegenteil von dem zu bedeuten, was sie öffentlich symbolisierten: Breschnews Vorgänger Nikita Chruschtschow küsste im Jahr 1968 seinen »kleinen Bruder«, den tschechischen Regierungschef Alexander Dubček, kurz bevor er sowjetische Panzer nach Prag schickte, um dem *Prager Frühling* ein Ende zu bereiten. Auch die geläuterte Exkommunistin Ruth von Mayenburg befand, die sozialistische Kussgeste habe »kaum mehr etwas mit dem ursprünglichen Bruderkuß gemein, der allzubald auch in der Kommunistischen Internationale zum Judaskuß entartete«.[14]

Der Judaskuss ist wahrlich eine besondere Form des Bruderkusses: Mit einem Kuss hat Judas, der gewesene Apostel, Zeugnis abgelegt, aber ein invertiertes Zeugnis, das dem Verrat gleichkam. Der Mann, den Judas küsste, wurde den römischen Häschern erkenntlich als dieser Jesus, der sich angeblich als König der Juden bezeichnete und, so die Anklage oder Denunziation, das Volk zum Aufstand aufwiegeln wolle. Dieser Kuss in der Judas-Ausfertigung ist in höchstem Maße ambivalent in seinem Mitteilungscharakter: Dem Geküssten signalisiert er trügerische Sicherheit, geheuchelte Brüderlichkeit und Treue, den römischen Zuschauern den Schiffbruch einer Idee von der Nachfolge Christi. Liebe und Betrug in einer einzigen kommunikativen Geste, das schafft vielleicht nur der Kuss. Im Verrat ist das traurige Ende des Küssens schon angelegt.

Eine späte und irrsinnige historische Konsequenz des Judaskusses symbolisiert die Macht der Bilder und der Mythen, die durch Küsse ausgelöst werden können. Die Deutschen der Nazizeit imprägnierten sich und ihren mörderischen Antisemitismus ausgerechnet mit Verweis auf den küssenden Verrat durch Judas und den vermeintlichen Mord Jesu durch die Juden: »Hätten die mal damals nicht den Jesus umgebracht …« Auch Pastor Dietrich Bonhoeffer, der selbst im KZ Flossenbürg durch Nazis hingerichtet wurde, schrieb in seinem im April 1933 als Reaktion auf den Judenboykott verfassten Aufsatz *Die Kirche vor der Judenfrage*: »Niemals ist in der Kirche Christi der Gedanke verloren gegangen, daß das ›auserwählte Volk‹, das den Erlöser der Welt ans Kreuz schlug, in langer Leidensgeschichte den Fluch seines Leidens tragen muss.«[15] Die These von der *Theoktonia*, also dem Gottesmord, reicht bis in die Antike zurück und rechtfertigte quer durch die

Geschichte den kirchlichen und christlichen Antisemitismus. Die Tonlage gab bereits um das Jahr 160 der Bischof Melito von Sardes vor, als er in einem Nietzscheanismus *avant la lettre* dekretierte: »Gott ist ermordet worden.«[16]

Schon die Grundthese entblößt sich bei Anwendung gesunden Menschenverstands im Verein mit etwas historischem Wissen als böswilliger Ausdruck des reinsten Antisemitismus. Denn es waren ja gar nicht die Juden, die den »Erlöser« ans Kreuz geschlagen hatten, sondern die Römer. Die Kreuzigung war eine typisch römische Art der Todesstrafe. Nach dem Spartakus-Aufstand, einer italienweiten Sklavenbewegung, ließen die Römer gleich 6000 rebellische Sklaven entlang der Straße von Rom nach Capua kreuzigen. Wer also die Mörder Jesu verfolgen wollte, der müsste schon den Italienern nachstellen oder, da das Deutsche Reich sich ja über viele Jahrhunderte als Rechtsnachfolger des römischen betrachtete, eigentlich die Deutschen selbst. Die Folgen des Judaskusses müssten also eigentlich in deutschen Selbsthass münden – irgendwie war der Nationalsozialismus ja auch so eine typisch deutsche Art des Selbstmords. Vielleicht fällt den Deutschen deswegen bis heute das Küssen schwer.

Im Jahr des Mauerfalls 1989 hat ausgerechnet der Moskauer Künstler Dmitri Vrubel das legendäre Foto von Régis Bossu mit Farbe auf die Berliner Mauer gepinselt. Heute ist es der berühmteste Teil der *East Side Gallery*, einem 1,3 Kilometer langen erhaltenen Stück Mauer an der Mühlenstraße in der Nähe des Ostbahnhofs, das museal dokumentiert, wie Freaks und Künstlerinnen nach dem Ende des DDR-Regimes die Grenzbefestigung für ihren nonverbalen künstlerischen Ausdruck okkupierten. Sechs Mauersegmente, je anderthalb Meter lang und knapp dreieinhalb Meter hoch, insgesamt gut 30 Quadratmeter hat der russische Maler vereinnahmt, um die historische Szene zwischen Leonid Breschnew und Erich Honecker als ironisches Zitat auf der symbolträchtigen Mauer zu verewigen. Unter das Mauergemälde schrieb Dmitri

Vrubel auf Deutsch noch einen Satz, der eigentlich auf eine unglückliche Liebesziehung des Künstlers zu zwei Frauen gemünzt war. Der Satz passt aber mindestens ebenso gut auf das historische Motiv, das der Künstler im Bild festgehalten hat: »Mein Gott, hilf mir, diese tödliche Liebe zu überstehen«.

24

Gegenstände küssen

Eine der ikonischen Formen des Küssens von Gegenständen symbolisiert der Papst, der beim Staatsbesuch nach dem Verlassen des Flugzeugs den Asphalt der Landebahn des Gastlandes küsst. Vor allem Johannes Paul II., der »Reisepapst«, hat sich mit diesem Kussritual tief ins kollektive Gedächtnis eingegraben. Doch es war gar nicht dieser polnische Papst, der diesen speziellen Brauch der Berührung zarter Lippen mit harten Gegenständen erfunden hat. Es war vielmehr einer seiner Vorgänger, Papst Paul VI., der als erster Papst alle Kontinente dieser Erde bereiste. Vor dessen Amtszeit war es gar nicht üblich, dass der Papst die Stadt Rom überhaupt verließ, außer vielleicht, um die heiße Jahreszeit in seiner Sommerfrische in Castel Gandolfo zu verbringen. Paul VI. war auch der Papst, der als Erster vor der UNO gesprochen und der als Erster, ja tatsächlich, bei seiner Ankunft den Boden des Gastlandes geküsst hat. Er hat das erfunden. Er hat auch die Enzyklika *Humanae Vitae* veröffentlicht und damit die frauen-, sexual- und auch kussfeindliche katholische Lehrmeinung festgezurrt. Irgendwie ein Widerspruch, aber das passt vielleicht zur hier in Rede stehenden Geste, denn auch das Küssen kalter Objekte mit warmen Lippen ist ja ein Widerspruch. Aber was sollte man auch von einem Papst erwarten, der unter seinen Gewändern ein Büßerhemd aus kratzigem Ziegenfell, das sogenannte *cilicium*, zur Selbstkasteiung trug?

Ja, es gibt Leute, die Gegenstände küssen. Ein Priester küsst den Messkelch. Ein Fußballer küsst den Ball. Eine Eingebürgerte küsst den neuen Pass. Ein Mafioso küsst den Ring des Paten. Eine Lottogewinnerin küsst das frischgewonnene Geld oder ihren Lottoschein. Einer der meistgeküssten Gegenstände in Deutschland ist das Gänseliesel in Göttingen. Die Brunnenfigur wird regelmäßig von frischgebackenen Doktoren erstiegen und geküsst. Auch Doktor*innen* tun dies, was ein Beleg für die Nonbinarität und den Egalitarismus des Küssens ist. Dieser Brauch ist mindestens seit den 1920er Jahren aktenkundig, denn das Küssen des Liesels war lange verboten, und dem Jurastudenten Georg Graf Henckel von Donnersmarck wurde vor dem Göttinger Amtsgericht der »Kuss-Prozess« gemacht. Mit seiner Forderung nach »Kussfreiheit« konnte er sich selbst beim Berliner Kammergericht nicht durchsetzen und musste eine Strafe von 10 Reichsmark berappen. Der Verfasser dieser Zeilen muss gestehen, dass auch er vor Jahren diesem Brauch nachkam und das Gänseliesel küsste. Da war es allerdings legal, denn das Kussverbot wurde vom Rat der Stadt Göttingen im Jahr 2001 aufgehoben.

Was teilen Leute mit, die Gegenstände küssen? Wenn Du und ich davon ausgehen, dass Kommunikation ein Austausch ist, ein Geben und Nehmen, in dessen Verlauf Sender und Empfänger dauernd die Rollen wechseln, und wenn Du und ich ferner davon ausgehen, dass Gegenständen die Sensoren fehlen, um für menschliche Kommunikate empfänglich zu sein, dürften die Gelingensbedingungen für Kommunikation zwischen Mensch und Objekt, zwischen Lippen und Gegenständen schlicht nicht gegeben sein. Das Küssen von Gegenständen wäre dann ausschließlich ein Fall von Autokommunikation, in der der Küssende etwas mit sich selbst ausmacht, aber nicht mit seinem Kussobjekt kommuniziert. Denn Autokommunikation ist in Wahrheit *keine* Kommunikation, weil man sich selbst nichts mitzuteilen hat: Alles, was man sich mitteilen könnte, weiß man schon.

Was das Küssen von Gegenständen als kommunikativer Akt dann noch sein könnte, wäre ein demonstratives Verhalten. Der oder die Küssende vermittelt also nicht dem Kusspartner als Kommunikationspartner (hier: ein Gegenstand) etwas, sondern einer Öffentlichkeit als außenstehende Beobachter. Das Küssen von Gegenständen wäre dann ein Ausdruck einer besonderen Beziehung des Küssenden zu eben jenem Gegenstand, die nicht dem Gegenstand, sondern der Umwelt kommuniziert wird.

Einen interessanten dritten Fall, was die Bedeutung des Küssens von Gegenständen angeht, diskutiert Erasmus von Rotterdam. Er beschreibt eine Art Übersprungshandlung, wenn das Küssen von zufälligen Gegenständen *pars pro toto* an die Stelle dessen tritt, für das der Gegenstand eigentlich steht. Erasmus ist aufgefallen, dass Heiligenverehrung in seiner Zeit häufig auf Gegenstände fokussierte statt auf das Heilige selbst. Er schreibt: »Wir küssen voll Ehrerbietung die Schuhe der Heiligen und ihre übelriechenden Lappen, und bekümmern uns nicht um ihre Schriften.«[1]

Du und ich haben festgestellt, dass Küssen eine egalitäre und demokratische Art der Kommunikation ist. Mensch und Gegenstand haben allerdings kein egalitäres Verhältnis, schon allein deswegen, weil der Mensch kein Gegenstand ist. Oder ist da vielleicht doch etwas? Steckt vielleicht doch mehr Kommunikation zwischen Mensch und Ding, als unsere Schulweisheit sich träumen lässt?

Gegenstände zu küssen scheint keine symmetrische Kommunikation zu sein. Symmetrisiert und damit tatsächlich zu einem Kommunikationsakt gemacht könnte eine solche berührende Annäherung an die Dingwelt werden, wenn man die Theorie der Resonanz des Soziologen Hartmut Rosa auf diese objektivistische oder auch objektophile Form des Küssens anwendet. Rosa entlehnt den Begriff der Resonanz aus der Physik, um eine Subjekt-Objekt-Beziehung als schwingendes System zu beschreiben, in dem beide Seiten sich wechselseitig anregen. Sein Beispiel ist ein Vortrag, bei dem die Zuhörerinnen dem Redner »wie gebannt« lauschen oder »an seinen Lippen hängen« im Vergleich zu einer ähnlichen Situation, in der »die Zuhörenden sich langweilen, sich zwingen müssen zuzuhören und sich nicht im Geringsten berührt fühlen«.[2] Der Unterschied zwischen diesen beiden Situationen ist, dass im ersten Fall beim Publikum etwas zum Schwingen gebracht wird, also Resonanz entsteht. Rosa bezeichnet diesen Vorgang der Herstellung von Resonanzbeziehungen auch als »Synchronisation«. Im zweiten Fall passiert das nicht, es handelt sich dann um einen Zustand »einer resonanzfreien Interaktion, bei der die wechselseitige Berührung und Synchronisation nicht gelingt«.[3]

Resonanz ist also Berührung und Synchronizität. Das Küssen zweier Menschen ist demnach immer eine Resonanzbeziehung, denn ein Kuss, der einen der beiden Küssenden kalt lässt, ist kein Kuss. »Momente intensiver Resonanzerfahrung« seien, schreibt Rosa, immer auch

> »erfüllt von einem starken Moment der Sehnsucht: Sie bergen das *Versprechen* auf eine andere Form der Weltbeziehung – in gewisser Weise lässt sich vielleicht sogar sagen: ein Heilsversprechen –; sie vermitteln die Ahnung von einer tiefen Verbundenheit«.[4]

Das Küssen ist mit Sicherheit eine solche intensive Resonanzerfahrung. Küssen ist eine berührende Kommunikationsart, und gerade Berührungen spielen in Rosas Resonanztheorie eine besondere Rolle:

> »*Berührung* meint immer auch eine Verflüssigung der Weltbeziehung, deren Folge es ist, dass Selbst und Welt verändert aus der Begegnung hervorgehen.«[5]

Solche Begegnungen spielen sich für Rosa nicht nur zwischen Menschen (oder vielleicht auch noch Menschen und Tieren) ab. Auch der Dingwelt räumt der Soziologe Resonanzqualitäten ein. Nur das »rationalkognitive, wissenschaftlich etablierte und legitimierte Universum der Moderne« sei ein »stummes Universum, in dem außer der Stimme des Menschen keine weitere Stimme vernehmbar ist«.[6] Für Rosa sind hingegen Beziehungen zur Objektwelt denkbar, in der die Dinge nicht »starr und stumm« sind, sondern schwingen, auf Ansprache und Berührung reagieren, in denen sie zu »singen« beginnen. »Soziologie mit der Stimmgabel« hat darum Dieter Thomä diese Theorie genannt.[7] Ein solcher Fall wäre auch das Küssen von Gegenständen. Außerhalb einer veröffentlichten Situation, in der etwa ein Sportler vor den Fernsehkameras seine Medaille küsst, um *der Welt* seinen Sieg mitzuteilen, könnte sich im Küssen eines Gegenstands ein privater Kommunikationsakt ereignen, in welchem in der Tat der Küssende und der Gegenstand *miteinander* kommunizieren, eine instantane Paarbeziehung eingehen, einen Dual bilden, einen Dualog führen, wenn der Gegenstand resonierend auf den Kuss »antwortet«. Es nimmt nicht wunder, dass Rosa ausgerechnet auf die Epoche von Novalis und E. T. A. Hoffmann, von Mary Shelley und Joseph Eichendorff rekurriert, wenn er seine Resonanztheorie auf die Welt der Objekte anwendet und einen »bis in die banalsten Formen aktueller Alltagswelten fortwirkenden Kern der Romantik« erblickt.[8] Immerhin heißt es schon bei Eichendorff in jenem Gedicht, das laut Rosa das programmatischste Gedicht der Romantik überhaupt sei:

»Schläft ein Lied in allen Dingen
Die da träumen fort und fort,
Und die Welt hebt an zu singen,
Triffst Du nur das Zauberwort.«[9]

Zugegeben, das klingt etwas esoterisch. Entsprechend dürfen Du und ich uns nicht darüber wundern, dass Rosa sich mit dieser auf Gegenstände bezogenen Resonanztheorie auf solche archaischen, animistischen und auch totemistischen Kulturen bezieht, in denen belebte, beseelte oder gar »sprechende« Gegenstände existieren, die »in einer inneren Verbindung zu den Menschen und oft auch in einem resonanten Beziehungs- und Verweisungsgeflecht zu Ahnen, Geistern oder Göttern stehen«.[10] Immerhin gibt es auch in Deiner und meiner modernen Welt nicht nur katholische Priester, die Landebahnen, oder Fußballer, die Pokale küssen, sondern auch Menschen, die Bäume umarmen, sich in Hochhäuser verlieben oder tiefsitzende Leidenschaften für Sammelobjekte entwickeln.

Indes ist die Resonanz in der Physik, aus der der Soziologe Rosa den Begriff entlehnt hat, eine messbare und darstellbare Größe. Auch Kommunikanten als Teil des Kommunikationsspiels sind messbare Ereignisse, etwa als Schall beim gesprochenen Wort. Selbst der Kuss als nicht verbale und häufig nicht hörbare Kommunikationsart stellt ein messbares und aufzeichenbares Kommunikationsereignis dar, Du und ich müssen uns dafür nur an die Elektrisiermaschine von Georg Matthias Bose oder die Kussmaschine von Wolfgang von Kempelen erinnern. Die kommunikative Resonanz von Pokalen oder Asphaltmetern beim Küssen ist hingegen nicht messbar, weswegen sie als Größe im Kommunikationsspiel schwer darstellbar ist. Wer sich an Paul Watzlawicks berühmtes und vielzitiertes Dictum »man kann nicht *nicht* kommunizieren« erinnert, denkt hier vielleicht an einen stummen Zuhörer, der allein durch sein Verhalten etwas mitzuteilen hat, ohne dass dies ohne weiteres messbar wäre. Die Bäume, Medaillen oder Kleidungsstücke, die mit zärtlichen Küssen bedacht werden, sind in diesem Sinne vielleicht auch »stumme Zuhörer«, die tatsächlich am Kommunikationsspiel teilnehmen, auch wenn Physiker dies nicht aufzeichnen können.

Indes ist gegen diese Annahme (und vielleicht auch allgemein gegen Watzlawicks Hypothese) einzuwenden, dass, wenn jedes auch noch so passive Verhalten als Kommunikation angesehen würde, hier vielleicht Kommunikation und Interpretation verwechselt werden. Und womöglich ist genau das auch der Denkfehler in der Resonanztheorie von Hartmut Rosa. Jedes stumme Verhalten (oder Nichverhalten) und auch jeden schweigenden

Baum im Walde für eine Spielfigur im Kommunikationsspiel zu halten überdehnt unter Umständen den Kommunikationsbegriff so arg, dass von ihm als distinktem wissenschaftlichen Konzept nicht mehr viel übrig bleibt: »… warte nur, balde ruhest du auch«, würde Goethe an dieser Stelle vermutlich einfallen. Vielleicht liegt die Wahrheit nicht im Auge des Betrachters, aber im Munde der Küssenden.

25

Knutschen *auf* der Kinoleinwand

Der erste Kuss, der je im Kino gegeben wurde, war der, den May Irwin und John C. Rice sich im Jahr 1896 gaben. May Irwin war eine kanadische Sängerin und Schauspielerin, die im Vaudeville-Theater und in Broadway-Musicals zu einem frühen Star der Unterhaltungsindustrie wurde. In einem solchen Broadway-Musical, dem Stück *The Widow Jones* von 1895, endete ihr Auftritt mit einem Bühnenkuss zwischen ihr und ihrem Bühnenpartner John C. Rice. Im gleichen Jahr hatten auf der anderen Seite des Atlantiks, in Frankreich, die Brüder Auguste und Louis Jean Lumière ihren Cinématographen vorgestellt. Das Kino, jene grandiose Erfindung der beiden französischen Brüder, die nicht nur das Lichtspiel entwickelten, sondern auch noch den so unfassbar passenden Namen »Lumière« wie »Licht« trugen, war kaum in den Vorstadtsälen und Nebenstraßenetablissements angekommen, da wurde auf der Leinwand, die die ganze Welt in Übergröße zeigt, auch schon geküsst.

Der erste Filmkuss allerdings ereignete sich gerade nicht in Frankreich, sondern in den USA. Der Erfinder Thomas Alva Edison hatte ein eigenes Gerät auf den Markt gebracht, das Kinetoskop, eine Art Guckkasten für bewegte Bilder. Er merkte aber schnell, dass sein Gerät mit der französischen Entwicklung des auf eine Leinwand projizierten Zelluloidfilms nicht mithalten konnte. Darum adaptierte er den französischen Cinématographen und produzierte mit seiner eigens gegründeten Firma Vitascope dafür

Filme. Nun brauchte es nur noch ein zugkräftiges Programm. William Heise, der Produktionsleiter der neu gegründeten Filmproduktionsfirma, sah das Broadway-Musical über die Witwe Jones und wollte es verfilmen – allerdings nicht das gesamte Musical, weil das Filmen damals technisch noch sehr stark limitiert war. Es gab noch keine Möglichkeit des Filmschnitts, so dass ein Werk von vornherein auf die Länge einer einzigen Filmrolle beschränkt war. Heise beschränkte sich darum ausschließlich auf die Schlussszene des Musicals, nämlich den Kuss. Er dauerte nur 30 Sekunden, wenig mehr als 15 Meter Filmmaterial. Man sieht, in schwarzweiß, wie May Irwin und John C. Rice erst die Wangen aneinander reiben, sich dabei weiter unterhalten und schließlich für wenige Sekunden die Lippen vollends aufeinanderdrücken. Sie versuchen selbst dabei noch weiterzureden, was schon deswegen verzweifelt wirkt, weil es sich um einen Stummfilm handelt.

Was Du und ich nach heutigen Maßstäben als äußerst verunglückten Kuss ansehen würden, reichte 1896 für einen veritablen Skandal. Die *New York World* sezierte in einem Artikel mit dem Titel *The Anatomy of a Kiss* die Filmszene, ließ mehrere Film-Stills nachzeichnen und präsentierte sie ihren Leserinnen und Lesern in großen Abbildungen. Der amerikanische Filmhistoriker Charles Musser geht sogar davon aus, dass der Film *The Kiss* ursprünglich gar nicht für eine Vorführung vor Publikum gedacht gewesen sei. Es habe sich vielmehr um eine Werbeaktion in besagter Tageszeitung *New York World* zur Feier der 200. Aufführung des Musicals gehandelt.[1] Die Öffentlichkeit sei erst durch diese Publikation mit den ungewöhnlichen Zeichnungen auf den Film aufmerksam geworden. Auch sei die Kussszene in *The Widow Jones* dem Broadwaypublikum gar nicht sonderlich aufgefallen. Es gab allerdings in der Zeit um und vor 1896 eine gewisse öffentliche Aufmerksamkeit für die Kussthematik. Musser erwähnt hier etwa Edvard Munchs Gemälde *Der Kuss* von 1892 oder Rodins Skulptur *Der Kuss* von 1896.

Es lag aber, was die amerikanische Öffentlichkeit angeht, vor allem an einer *Carmen*-Inszenierung mit der britisch-spanischen Schauspielerin Olga Nethersole, die mit auch noch wechselnden männlichen Bühnenpartnern »lange und leidenschaftliche Küsse« tauschte, was zu intensiven Debatten unter Theaterkritikern, Leserbriefschreiberinnen und Kirchenoffiziellen führte. Im Vergleich zu *performance* Nethersoles mit ihrem englischen Pass und ihrem mediterranen Blut, deren Kussverhalten für »europäisch« angesehen wurde, erschien das Bühnen-Küsschen zwischen Irwin und Rice noch »amerikanisch«, und das heißt zurückhaltend und schüchtern, zumal dieser Kuss züchtig die neuerliche Eheschließung einer Witwe besiegelte. Erst in der Großaufnahme auf der Leinwand bekam dieser Kuss eine Größe, die sich zu Bedeutung auswuchs.

In einer Rezension für das Chicagoer *Chap Book* bekundete der Kritiker Herbert S. Stone, dass ihn der Anblick der küssenden Münder tief verletzt habe. Ganz im Stile Voltaires, der sich 150 Jahre zuvor über Bühnenküsse ereifert hatte, geifert der frühe amerikanische Filmkritiker, dass schon in Lebensgröße das »gierige Abgrasen der Lippen des anderen« kaum zu ertragen sei. Durch die Nahaufnahme zu gargantuesken Proportionen vergrößert, sei dieser Filmkuss absolut ekelerregend.[2] Es soll sogar Stimmen gegeben haben, die nach der Polizei verlangten, um dem Treiben der küssenden Filmleute auf der Leinwand ein Ende zu bereiten! Der enormen Wirkung dieses kleinen und heute völlig harmlos wirkenden Filmschnipsels tat dies keinen Abbruch, im Gegenteil. Diese Wirkung kam sicherlich durch die vom Chicagoer Kritiker angesprochene Großaufnahme zustande: Auch an Bühnenküssen war zuvor Anstoß genommen worden. Noch zu Beginn des 20. Jahrhunderts war es zum Beispiel am Königlichen Schauspielhaus in Hannover bei Strafe verboten, sich auf der Bühne zu küssen. Zuwiderhandlungen wurden mit 60 bis 100 Mark Strafe geahndet.[3] Doch einen solchen Bühnenkuss sah man nur in einiger Entfernung, noch dazu war es bei vielen Schauspielerinnen üblich, den Daumen zwischen die Münder zu schieben, um zu verhindern, dass die Bühnensituation schamlos ausgenutzt würde. Viel zu sehen gab es also auf der Schauspielbühne eigentlich nicht. Anders im Film und in der vergrößernden Projektion auf eine Leinwand: Hier hatten die Zuschauerinnen und Zuschauer den Eindruck, wirklich »the real thing« zu erblicken – ein nachhaltiges Erlebnis. Die *New York World* brachte es im Kommentar zu ihrer Bilderstrecke auf den Punkt:

> »Solche Bilder sind niemals zuvor aufgenommen worden. […] Die 15 Meter gefilmter Kuss bestehen aus sechshundert verschiedenen Ansichten. Es bräuchte ein halbes dutzend Zeitungsseiten, um diese langgezogene Küsserei abzudrucken.«[4]

Der Zeitungsartikel erschien am 26. April 1896. Die erste öffentliche Aufführung des Films *The Kiss* erfolgte offenbar erst am 10. Mai, und das nur im Beiprogramm eines anderen Films. Erst durch das große Echo wurde *The Kiss* zum *headliner* und machte national die Runde. Der Film wurde zur erfolgreichsten Vitascope-Produktion der 1890er Jahre. Im Katalog von Edisons Firma wurde die Produktion damit beworben, dass *Der Kuss* »jedes Mal stürmischen Beifall auslöste«. Wegen dieses enormen Erfolgs, der *The Kiss* zum vielleicht ersten *Blockbuster* der Kinogeschichte machte, fand die kleine Szene unzählige Remakes. Eines dieser Remakes fertigte sogar die Edison Company selbst an: In *The New Kiss* von 1900 halten die Küssenden sich auch nicht mehr züchtig bei der Hand, sondern küssen sich eng umschlungen.

Wer hinfort ins Kino ging, der wollte Küsse sehen. Mit der Entwicklung des Filmschnitts, also der Möglichkeit, mehrere Sequenzen aneinanderzuschneiden, war überhaupt erst die Erzeugung von *continuity* möglich, also einer fortlaufenden Handlung, die aus aufeinanderfolgenden Episoden bestand. Und auch hier zählten Kussszenen zu den besonders beliebten *Sujets*, etwa George Albert Smiths Film *The Kiss in the Tunnel* (1899).

Mit der Weiterentwicklung des Films zu einem universellen Unterhaltungsmedium wurden auch die Möglichkeiten des Küssens auf der Leinwand immer weiter ausgelotet. In Alan Croslands Film über den Verführer *Don Juan* (1926), basierend auf dem Poem von Lord Byron, küsst John Barrymore in der Titelrolle seine wechselnden Filmpartnerinnen insgesamt 119 Mal. Dieser Film ist auch der erste, der mittels des damals neuartigen Vitaphone-Verfahrens das Filmgeschehen mit einer Orchestermusik nebst Begleitgeräuschen synchronisierte. Erstmalig war damit ein Kuss auf der Leinwand auch hörbar. Im selben Jahr erschien der Film *Flesh and the Devil* (dt. Titel: *Es war*) mit Greta Garbo und John Gilbert. Das Hauptdarstellerpaar küsst sich nicht nur eng umarmend im Liegen, nein, sie haben dabei zum ersten Mal in der Filmgeschichte auch noch die Lippen geöffnet! Schon 1930 im Film *Morocco* kommt es zum ersten gleichgeschlechtlichen Kuss in der Historie des Kinofilms. In dem Hollywoodstreifen von Josef von Sternberg, der zuvor in Deutschland mit seiner Hauptdarstellerin bereits *Der Blaue Engel* gedreht hatte, küsst Marlene Dietrich in Frack und mit Zylinder im Vorbeigehen eine Frau als Dank für eine Rose, die sie anschließend ihrem Filmpartner Gary Cooper überreicht. Die Dietrich, die in diesem frühen Tonfilm ihre erste englischsprachige Rolle spielte und damit sogleich für einen Oscar nominiert wurde, konnte zum Zeitpunkt der Dreharbeiten die Fremdsprache noch nicht gut und musste darum ihren Text phonetisch memorieren. Das Küssen hingegen musste nicht übersetzt werden, da es nonverbale Körperkommunikation ist. Für den Stummfilm war das Küssen darum wie geschaffen, ja, Küssen und Stummfilm haben gerade das gemeinsam, dass sie beide ausschließlich nonverbale Körperkommunikation zur Verfügung haben, um sich zum Ausdruck zu bringen. Im Tonfilm ist der Kuss das letzte Überbleibsel der stummen Filmzeit und zeigt, was kommunikativ noch alles möglich ist, wenn das Drehbuch keinen Text mehr hergibt. Küssen ist die Grenze des Drehbuchs. Im Stummfilm unterbricht das Küssen die verbale Kommunikation nicht, weil es keine gibt. Der Tonfilm kehrt im Küssen wieder an seine Ursprünge zurück und wird zum Stummfilm. Der Kuss im (Stumm-)Film ersetzt nicht den Sex, sondern den Dialog. Küssen ist purer Film, ist fürs Auge und für den Körper, für die Sinne und fürs Gefühl. Das macht die ganz besondere Funktion des Küssens fürs Kino aus. Küssen im Film wurde so wichtig, dass es manchmal reichte, das Wort Küssen im Filmtitel vorkommen zu lassen, um Menschen zum Kinobesuch zu bewegen. François Truffauts französischer Film *Les Quatre Cents Coups* erhielt darum den deutschen Titel *Sie küßten und sie schlugen ihn*. Und der Hollywoodstreifen *The Perils of Pauline*, einer der Lieblingsfilme des Philosophen Ludwig Wittgenstein, erhielt auf Deutsch den Titel *Pauline, lass das Küssen sein*.

Eine Befragung unter französischen Kinobesucherinnen und -besuchern zu den besten Filmküssen aller Zeiten brachte Filmklassiker auf die Spitzenplätze: An erster Stelle steht der Kuss von Clark Gable und Vivien Leigh in *Vom Winde verweht* (1939). Platz zwei markieren Deborah Kerr und Burt Lancaster mit ihrem Kuss, den sie sich halbbekleidet am Strand in dem Film *Verdammt in alle Ewigkeit* geben. Dialog: »Noch nie hat mich jemand so geküsst wie du. – Niemand? – Niemand«. Den dritten Platz belegen Ingrid Bergman und Humphrey Bogart mit ihrem Abschiedskuss in *Casablanca*: »Küss' mich, als wär's das letzte Mal!« Aber auch bei späteren Filmen sind es häufig die Kussszenen, an die Du und ich uns erinnern: Anita Ekberg und Marcello Mastroianni küssen sich im Schatten des Trevi-Brunnens in Fellinis *La Dolce Vita* (1960), Kirsten Dunst und Tobey Maguire küssen sich auf dem Kopf in *Spider-Man* (2002), Kate Winslet und Leo DiCaprio küssen sich im Untergang der *Titanic* (1997).[5] Der Kuss im Bug des Schiffs in dem monumentalen Film erscheint auch deswegen seinerseits so monumental, weil er fast paradigmatisch Alfred Hitchcocks

Definition von *suspense*, der unterschwelligen Spannung, erfüllt. Während Kate und Leonardo sich küssen, wissen Du und ich, was die beiden Küssenden noch nicht wissen, dass ihr Schiff im nächsten Atemzug untergehen und dieser Kuss darum ihr erster und letzter sein wird. Hitchcock wusste um die besondere Bedeutung des Küssens für den Film und hatte eine eigene Theorie dazu. In Interviews, die er dem französischen Kollegen Truffaut gegeben hat, unterscheidet der Meister »Überraschungsküsse« und »Spannungsküsse«. Der Überraschungskuss sei ein handlungsförderndes Signal für dramatische Veränderungen, der ekstatische, aber nicht unkontrollierte Spannungskuss dagegen erzeuge Erwartungsdruck und diene, um im Bilde zu bleiben, dazu, Dir und mir den Mund wässrig zu machen.

Beim Ausloten, was mit dem Leinwandkuss noch alles möglich ist, hat Hollywood die Grenzen des Küssbaren weit nach außen verschoben. Der erste Kuss zwischen zwei Männern ereignete sich 1971 im Film *Sunday Bloody Sunday*. Im selben Jahr kam *Harold and Maude* ins Kino und zeigte Dir und mir das küssende Paar mit der größten Altersdifferenz (59 Jahre). Diskussionen gibt es darüber, welches der längste Kuss der Filmgeschichte sei. Lange lag *You're in the Army now* (1941) vorn, in dem Jane Wyman und Regis Toomey sich 185 Sekunden lang küssen. Getoppt wird dies allerdings vom Film *Kids in America* aus dem Jahr 2005: Hier küssen sich Stephanie Sherrin und Gregory Smith unter dem Abspann am Ende des Films sage und schreibe 5 Minuten und 43 Sekunden. Möchten Du und ich Küsse unter Abspännen nicht mitzählen, dann hielte der Film *Elena Undone* von 2010 den Rekord mit einem Kuss, der 3 Minuten und 24 Sekunden andauert.

Schon zur Stummfilmzeit sahen konservative Kreise, kirchliche Verbände und andere Moralhüter durch das Treiben auf der Leinwand wie auch durch das Treiben der Leinwandhelden im richtigen Leben die guten Sitten bedroht. In Deutschland wurde 1926 vom Reichstag ein »Gesetz zur Bewahrung der Jugend vor

Schund- und Schmutzschriften« erlassen, das explizit auch Kinofilme umfasste. Auffälligerweise definiert dieses Gesetz überhaupt nicht, was unter Schund und Schmutz genau zu verstehen sei. Man rekurrierte vielmehr auf die allgemeinen sittlichen Vorstellungen der Bevölkerung und delegierte alles Weitere an Prüfstellen, die sich aus Mitgliedern der Jugendwohlfahrt, der Volksbildung, der Lehrer sowie des Buch- und Kunsthandels zusammensetzten. Eine eigentliche Zensurmaßnahme war das nicht, sondern vielmehr eine Handelsbeschränkung, durften doch, ähnlich wie heute, entsprechend indizierte Werke nicht mehr an Menschen unter 18 Jahren verkauft werden. Die Weimarer Verfassung hatte eine (Vor-)Zensur verboten, jedoch gerade für den Film eine Ausnahme vorgesehen, für »Lichtspiele« konnten nämlich »durch Gesetz abweichende Bestimmungen getroffen werden« (Artikel 118). Der Begriff des »Schmutzfilms« entstand schon in der späten Kaiserzeit. Besonders alles, was nach damaligem Verständnis mit Erotik zu tun haben konnte, galt als jugend- und gesellschaftsgefährdend. Dazu reichte das nackte Bein einer Schauspielerin auf der Leinwand oder eben ein Kuss.

In den USA liefen die Diskussionen um Küsse und Erotik im Kino einerseits noch heftiger als in Deutschland, andererseits war die Lösung, die die amerikanische Filmindustrie fand, eine auf den ersten Blick vielleicht etwas mildere. Auch hier war anfangs ein Virus Mitschuld an der Entwicklung: Nach dem Ersten Weltkrieg und der Pandemie durch die sogenannte Spanische Grippe (die in Wahrheit aus den USA kam) mussten viele kleine Kinos, die Nickelodeons, schließen. Stattdessen etablierte sich in Hollywood ein Oligopol aus fünf großen Filmstudios, die gleichzeitig auch Eigentümer der größten und schönsten Kinosäle im ganzen Land waren. Um diese großen Filmtheater zu füllen, brauchte es besonders zugkräftige Filme, und so bauten die Studios planmäßig ein Starsystem rund um die beliebtesten Schauspielerinnen und Schauspieler auf, damit das Publikum schon wegen der großen

Namen auf den Plakaten ins Kino kam. Stoffe, die Skandale versprachen, Kontroversen auslösten oder für »Mund-zu-Mund«(!)-Propaganda sorgten, waren den Studios besonders lieb und teuer. Zum Glamour auf der Leinwand kam schnell das glamouröse Treiben jener Stars, das wesentlicher Teil des Filmmarketings war, aber konservative Kreise auch darin bestärkte, dass ein untugendhaftes Verhalten auf der Leinwand zu einem ebensolchen im wahren Leben führte. Und die Realität tat alles, um diesem Vorurteil gegen das junge Medium Kino gerecht zu werden: Der Schauspieler und Regisseur »Fatty« Arbuckle war in einen Vergewaltigungsfall involviert (und wurde später rehabilitiert), Charles Chaplin hatte eine Zeitlang eine minderjährige Geliebte, der Regisseur William Desmond Taylor wurde gar in seinem Bungalow in Hollywood ermordet.[6] Drogengeschichten, wilde Partys und angebliche Orgien, wie sie neuerdings etwa der Regisseur Damien Chazelle in seinem Film *Babylon – Rausch der Ekstase* über das Hollywood der 1920er Jahre inszeniert hat, regten zusätzlich die (schmutzigen) Phantasien von Publikum und Tugendwächtern an. Deren Engagement stellte auch eine wirtschaftliche Gefahr für die Filmstudios dar: Die *Catholic Legion of Decency* etwa repräsentierte ca. 20 Millionen Katholiken in den USA und konnte über Boykottaufrufe missliebige Filme in einen finanziellen Misserfolg verwandeln.

Als die Rufe nach einem Zensurgesetz lauter wurden, reagierte die Filmwirtschaft und gründete eine Organisation zur Selbstkontrolle, die *Motion Picture Producers and Distributors of America, Inc.* (MPPDA). Präsident dieses Gremiums wurde Will H. Hays, ein republikanischer Politiker und ehemaliger Postminister der US-Regierung, der als ausreichend konservativ galt, um auch die strengsten Bedenkenträger mit dem Hollywoodkino wieder zu versöhnen. Hays schien für das Amt des Präsidenten der MPPDA sehr geeignet, da er bereits als Postminister das Versenden pornographischen Materials durch den *United States Postal Service* mit drastischen Strafanzeigen verfolgt hatte. Seine Aufgabe, für die er von der Filmwirtschaft großzügig bezahlt wurde, bestand vor allem darin, das Image des Hollywoodkinos zu retten, ohne dass die Studios sonderlich etwas ändern müssten. Hays stellte eine Liste mit »Don'ts« und »Be Carefuls«. Daraus entwickelte sich nach und nach ein Maßnahmenkatalog, der oft auch als »Hays-Code« apostrophiert wird. Dies ist allerdings ein Missverständnis, denn dieser Code wurde in Wahrheit von zwei katholischen Aktivisten verfasst, dem Herausgeber des *Motion Picture Herald*, Martin Joseph Quigley Sr., und dem katholischen Geistlichen Daniel Lord, und im Jahr 1930 von der MPPDA übernommen. Erst nach einigen weiteren Filmskandalen wurde dieser *production code* 1934 verpflichtend. Eine neugegründete *Production Code Administration* (PCA), deren Direktor ein weiterer katholischer Aktivist namens Joseph Ignatius (!) Breen wurde, begutachtete fortan alle neugedrehten Filme. Bei Verstößen gegen den Code wurden 25 000 Dollar Strafe fällig, und der Film durfte nicht in den MPPDA-Kinos, zu denen die wichtigsten Premierenkinos zählten, gezeigt werden.

Schon die Präambel hängt die moralische Fahne sehr, sehr hoch und widerspricht, rhetorisch geschickt, der allgemeinen Anschauung über die Wirkung von Kinofilmen oder jedenfalls jener von Leuten, die im Kinosessel vor allem mit Sorgenfalten saßen:

> »Wenn Filme Geschichten präsentieren, die das Leben zum Besseren beeinflussen, können sie zur stärksten Kraft für die Verbesserung der Menschheit werden.«

Der erste Paragraph des *production codes* machte deutlich, welcher Anspruch künftig ans Hollywoodkino gelegt wurde:

> »Kein Film darf produziert werden, der die moralischen Standards derjenigen, die es sehen, herabsetzt. Daher sollte die Sympathie des Publikums niemals auf die Seite von Verbrechen, Fehlverhalten, Bösem oder Sünde gelockt werden.«[7]

Dann folgt eine lange Liste mit Ausführungsbestimmungen, die festlegen, was in Kinofilmen alles nicht gezeigt, gesagt oder dargestellt werden soll: Straftaten dürfen nie so gezeigt werden, dass Sympathien mit den Verbrechern aufkommen, insbesondere brutale Morde sollen gar nicht auf der Leinwand gezeigt werden. Die »Heiligkeit der Institution Ehe« soll gewahrt werden, deswegen sollen »leidenschaftliche Szenen« nur dargestellt werden, wenn sie für die Story unbedingt notwendig sind – das gilt selbst für Geburtsszenen, die niemals gezeigt werden sollen. Über Verführung und Vergewaltigung (die im *code* in einem Atemzug genannt werden) dürfen niemals Witze gemacht werden. Obszönitäten vor allem im Zusammenhang mit den Wörtern Gott, Lord, Jesus oder Christus sind unter allen Umständen verboten. Nacktheit ist, selbst als Silhouette, komplett untersagt, auch auf frivole Tanzkostüme solle verzichtet werden, und die Geschlechtsorgane von Kindern dürfen niemals gezeigt werden. Schließlich wird darauf hingewiesen, dass die US-Flagge nie respektlos behandelt und keine anzüglichen oder indezenten Titel verwendet werden dürfen.

Während einige dieser Regelungen vermutlich heute durchaus (wieder?) als angemessen angesehen werden können, liest sich der *production code* in seiner Gesamtheit doch eher so, als wäre er vom Kultusminister des Talibanregimes in Afghanistan verfasst worden. Insbesondere das Küssen auf der Leinwand wurde von der MPPDA stark eingeschränkt und von der PCA streng kontrolliert. Im *code* heißt es unmissverständlich: »Exzessives und lustvolles Küssen, lustvolle Umarmungen, suggestive Posen und Gesten dürfen nicht gezeigt werden.«

In der Konsequenz hieß das für die Filmemacher: Ein Kuss durfte nicht länger als drei Sekunden dauern, das waren 2,15 Meter Filmmaterial. Es verstand sich für Hollywood jener Zeit von selbst, dass Küsse nicht auf andere Körperteile als die Lippen erfolgen, nicht zwischen Angehörigen verschiedener Ethnien getauscht und nicht gleichgeschlechtlich gegeben werden durften (der Kuss der Dietrich mit einer Frau geschah noch vor Inkafttreten des *codes*). Er durfte nur im Stehen oder Sitzen verabreicht werden, idealerweise nur unter Eheleuten geschehen, und er durfte nicht isoliert dargestellt werden, sondern ausschließlich eingebettet in die verschiedenen Phasen einer Kusssituation »vom ersten Lächeln bis zur Trennung der Liebenden«.[8]

Der Hays-Code brachte einige kuriose Neuerungen mit sich: Film-Ehepartner in Hotelszenen fanden in ihren Zimmern getrennte Betten vor, die es so in Hotels zuvor gar nicht gab. Erst in Reaktion auf die Kinodarstellung gingen die großen Hotelketten dazu über, Zimmer mit getrennten Betten einzuführen.

Kommunikation ist ein Spiel, das einerseits Regeln folgt, andererseits aber die Mitspieler auch dazu verleitet, die Grenzen dieser Regeln ständig auszuloten und, wenn niemand aufpasst, auch zu überschreiten. So geschah es auch mit dem *production code* in Hollywood. Die bevorstehenden Strafen und angedrohten Boykottaktionen regten Drehbuchautorinnen und Regisseure zu enormer Kreativität an, was die Darstellung von Kussszenen, Sex oder Gewalt anging: Gewaltakte fanden im *Off* statt, vor Sexszenen wurde das Licht gelöscht und speziell, was die wichtigen Kussszenen anging, wurde ein gerüttelt Maß an Phantasie an den Tag gelegt, um die filmischen Möglichkeiten des Küssens auszureizen.

Alfred Hitchcock etwa gilt als Erfinder des »osculum interruptum«, denn im Film *Notorious* (»Berüchtigt«) küssen sich Ingrid Bergman und Cary Grant an die drei Minuten lang, was nur deswegen möglich war, weil sie dabei in einem nichtssagenden Dialog ständig fortfuhren und dadurch das Küssen unterbrachen: »Für die Schauspieler«, erinnerte sich der Regisseur,

> »war dies eine wirkliche Leistung, denn während ihr Gesicht in Großaufnahme gefilmt wurde, mußten sie umherschlendern, nach dem Telefonhörer greifen oder zu einer Tür hingehen. Sie küßten einander und redeten dabei von Essen oder Abspülen.«[9]

In mehrfacher Hinsicht heikel unter den Bedingungen des *production codes* war der Film *Island in the Sun* (dt.: »Heiße Erde«, 1957). Der Film spielt auf einer fiktiven Karibikinsel und handelt von der Liebe zwischen Menschen unterschiedlicher ethnischer Herkunft. Der Titelsong, gesungen von Harry Belafonte, der auch eine Hauptrolle spielte und mit diesem Film zum Superstar wurde, wurde zum Millionenseller. In den Südstaaten der USA wurde der Film boykottiert, der rassistische Ku Klux Klan organisierte Protestaktionen. Das lag vor allem auch an einer Kussszene, die keine war: Der »Schwarze« Belafonte in der Rolle des David Boyeur köpft eine Kokosnuss mit einer Machete und reicht sie der »Weißen« Joan Fontaine in der Rolle der Mavis Norman zum Trinken. Als diese ihm die Kokosnuss zurückgibt, trinkt auch Belafonte daraus, achtet dabei aber genau darauf, mit seinen Lippen dieselbe Stelle der Kokosnuss zu berühren.

Über solche kreativen gestalterischen Lösungen ist das Küssen vielleicht nicht mehr hinausgekommen. Die filmischen Möglichkeiten der Darstellung des Küssens sind womöglich ausgeschöpft. Das abendländische »Geständnistier«, wie es Michel Foucault genannt hat,[10] ist vielleicht am Ende seiner Geständnisse angekommen, jedenfalls was das Küssen und seine filmische Präsentation in der Öffentlichkeit angeht. Es gebe nichts weniger Aphrodisierendes als Liebes- und Kussszenen vor der Kamera, meinte schon Brigitte Bardot: »Es ist, wie wenn man mit einem Polizisten schläft, der den Verkehr an der Place de la Concorde regelt.«[11] Der französische Kultregisseur Jean-Luc Godard gab bereits in den 1960er Jahren zu Protokoll:

> »Die Gestalten in meinen Filmen umarmen und liebkosen sich, aber sie küssen sich nie. Der Kuß ist etwas Intimes und Privates, rein persönlich und deshalb unzeigbar. Auf eine riesige Leinwand gebracht, wirkt er abstoßend. Wenn Leute sich auf der Straße küssen, sehe ich nie hin. Ich respektiere ihre Intimsphäre.«[12]

Und an anderer Stelle bemerkt er, zunehmend cineastisch verzweifelt:

> »Mein ganzer Ehrgeiz ist darauf gerichtet, Leute filmen zu können, die einander küssen. Allerdings sehe ich noch nicht richtig, wie sich das machen läßt.«[13]

Offiziell galt der *production code* bis 1967. Doch schon seit Ende der 1950er Jahre spielte er in Hollywood keine große Rolle mehr. Dokumentarische Filmstoffe, die sich stärker an realen Alltagsproblemen orientierten, und der allgemeine Zeitgeist zwischen Rock 'n' Roll und Hippiebewegung ließen ihn zunehmend obsolet erscheinen. Eine neue Explizitheit in der Leinwanddarstellung nahm aber auch dem Küssen selbst viel von seinem ursprünglichen Kinozauber. Nur im Fernsehen, das dem Kino seit den 1960er Jahren Konkurrenz machte, konnte ein Kuss noch für Aufregung sorgen. Zum Beispiel der zwischen Captain James Tiberius Kirk und Lieutenant Nyota Uhura in der Fernsehserie *Star Trek* (»Raumschiff Enterprise«). Der Kuss zwischen den beiden in der Folge »Plato's Stepchildren« wurde am 22. November 1968 erstmalig ausgestrahlt und gilt als erster Fernsehkuss zwischen zwei Mitgliedern unterschiedlicher Ethnien. Diese Geltung ist indes für sich schon bemerkenswert, weil es auch zuvor schon in der nämlichen Fernsehserie zu Küssen kam, die ethnische Grenzen überschritten. Es handelte sich dabei allerdings um Küsse zwischen Menschen und *aliens*, was offenbar in moralischer wie in identitätspolitischer Hinsicht nicht so problematisch ist. Schon 1966 küsste Lieutenant Uhura darüber hinaus die weiße Krankenschwester Chapel, und Enterprise-Steuermann Hikaru Sulu durfte Uhura auf den Hals küssen. Wenn Küssende nach ihrer ethnischen Herkunft identifiziert werden, scheint es also vor allem darum zu gehen, ob ein »weißer« Mann jemanden küsst, der »nicht weiß« ist – in moralischer Hinsicht sind das selbst sehr zweifelhafte Kriterien.

Im deutschen Fernsehen dauerte es bis zum Jahr 1990, damit ein Kuss für Aufregung sorgte. In der Serie *Lindenstraße* küssten sich in Folge 224 zwei Männer, nämlich Robert Engel, gespielt von Martin Armknecht, und Georg Uecker in der Rolle des Carsten Flöter. Die Produktionsfirma erhielt danach Bombendrohungen, die Schauspieler wurden auf offener Straße beschimpft mit Äußerungen wie: »Du schwule Sau, ab ins KZ.«[14] Schauspieler Georg Uecker outete sich in der Folge selbst öffentlich als schwul, was damals noch ein mutiger Schritt war, denn homosexuelle *role models* gab es damals noch nicht so viele. Der Männerkuss zur besten Sendezeit im Ersten Deutschen Fernsehen hat vielleicht ein kleines bisschen zu einem gelasseneren Umgang der Gesellschaft mit Homosexualität geführt. Und das alles wegen eines Fernsehkusses, der nur zwei Sekunden dauerte und damit sogar noch die Maßgabe des alten *Hays Code* unterschritt. Apropos! William Hays machte seinem Namen als gefühlloser Eisblock offenbar alle Ehre: Die Hays Mountains wurden nach ihm benannt – sie liegen in der Antarktis.

26

Knutschen *im* Kinosaal

»Komm mit mir ins Cinema«, fordert die Dichterin Else Lasker-Schüler 1937 auf, dort finde man, »was einmal war: Die Liebe!«. Und sie fährt fort:

> »Und schnappt nach uns aus heißem Sand
> Auf seiner Filmenseide,
> Ein Krokodilweib, hirnverbrannt,
> Dann – küssen wir uns beide!«[1]

Das Kino ist nicht nur ein Ort, an dem Du und ich auf der großen Leinwand die Heldinnen und Helden beim Küssen betrachten können, sondern im Kinosaal auch die Zuschauerinnen und Zuschauer sich gegenseitig näherkommen können, immer paarweise, einen Dual bilden, in Dualog treten und Körperkommunikation ausüben können. »Kann es einen besseren Ort für den ersten Kuss geben als das Kino?«, fragt David Pfeifer und gibt gleich selbst die Antwort: »Wohl kaum.«[2]

Das Kino und der Filmkuss haben zur Ver-Öffentlichung des Küssens in einem vielleicht nicht unerheblichen Ausmaß beigetragen. Und das vor allem nach dem Ende des Zweiten Weltkriegs mit einer zeitweise fast globalen Kulturhegemonie des *american way of life*, transportiert durch das Kino. Die Küsse auf der Leinwand, auch wenn sie im Spiel des Spielfilms vielleicht in privatem Rahmen sich ereignen, waren doch öffentliche Küsse im Lichte der Lichtspielhäuser. So gewöhnte man eine Öffentlichkeit an das Küssen in der Öffentlichkeit, bis jeder Teenager es sich auf dem Marktplatz oder in der Milchbar traute. Seitdem wurde auch in solchen Weltregionen geküsst oder jedenfalls das Küssen nicht mehr als völlig abwegige Betätigung angesehen, die zuvor noch *non-kissing-areas* waren. »Jeder Johnny küßt heute wie Clark Gable«, stellte Günther Anders in seinem medienphilosophischen Hauptwerk *Die Antiquiertheit des Menschen* fest.[3] Tatsächlich hat Hollywoods Starsystem nicht weniges zum globalen Erfolg des Küssens als popkulturelles Phänomen wie als Alltagsphänomen beigetragen. Der Star informiere nicht nur, schrieb Edgar Morin, sondern er formiere auch, sei nicht nur Verführer, sondern auch Lehrer. Heute würden Du und ich vielleicht sagen: *Influencer*. Aus Bewunderung für den Star nehme man wahr, wie er

> »welche Formen des Streichelns und des Umarmens er zeigt, welche Techniken der Liebe und des Küssens. Er nährt den Mythos von der wundertätigen und allmächtigen Liebe und lädt dazu ein, das Mysterium von Zärtlichkeit und Kuß auf dem Altar der Liebe zu erneuern.«[4]

Es seien die Filmstars gewesen, so Morin weiter, die den Kuss auf den Mund dort verherrlichten, wo er existierte, und dort einführten, wo er nicht existierte. Und der französische Filmwissenschaftler folgert:

> »Der Kuss ist nicht nur die Schlüsseltechnik des Liebesspiels und auch nicht der filmische Ersatz für eine von der Zensur verbotene Paarung: Er ist das triumphale Symbol für die Rolle des Gesichts und der Seele in der Liebe des 20. Jahrhunderts.«[5]

Das Kino und das Küssen haben eine wichtige Gemeinsamkeit, die das eine und das andere wie geschaffen füreinander erscheinen lässt. Küssende schließen beim Küssen die Augen, und im Kino geht das Saallicht aus. In beiden Fällen entsteht ein hyperrezeptiver Raum, der die totale Konzentration und Fokussierung auf den kommunikativen Akt ermöglicht. Deswegen küsst man so gerne im Kino, nur dass man vom Kino nicht mehr viel mitbekommt. Küssen killt Kino. Eine Art von Kommunikationskonkurrenz. Könnten Du oder ich jemanden küssen, der lieber den Film sehen will? Wohl eher nicht. Wie eingeschränkt die Küssenden im Multitasking sind, zeigt das Küssen im Kino *par excellence*: Wer im Kino küsst, der muss den Film noch einmal gucken. Man kann nicht zwei kommunikative Akte gleichzeitig ausführen. Aber der eine kommunikative Akt kann zum anderen führen. Küssen und Kino sind kommunikativ anschlussfähig.

Dass Kino und Küssen zusammenpassen, zeigt sich auch darin, dass der Kinofilm selbst gerne das Küssen im Kino thematisiert. Ob in *Herr Lehmann* von Leander Haußmann, in *La Boum* mit Sophie Marceau oder in *Cinema Paradiso* mit Philippe Noiret: Das Kino ist nicht nur selbstreferentiell, was es selbst angeht, sondern referiert auch auf das Andere, das Küssen, weil es gar nicht so anders ist. David Pfeifer findet dafür das Bild vom Spiegel, der sich im Spiegel spiegelt:

> »Kaum ein Bild wird so häufig gezeigt wie Pärchen, die sich vor der Leinwand näherkommen. Dabei bleibt die Kamera auf das Paar gerichtet, selten sieht man, in welchem Film sie sitzen, nur wie sie sich näherkommen. Dann schafft das Kino einen Kinomoment im echten Leben: ein Paar in Aufregung sieht einem Paar in Aufregung zu. Wie ein Spiegel, der sich in einem Spiegel spiegelt. Und egal wie nah sie sich auf oder vor der Leinwand kommen – die Liebe kann sich immer noch dazwischenquetschen.«[6]

Diese Kraft, die das Küssen auf das Kino ausübt, sie hat auch ihre Wirkung auf die Ausführenden, also auf die großen küssenden Liebespaare im Film. Und das wirkt nur auf den ersten Blick paradox: Denn Schauspielerinnen und Schauspieler, die sich im Kinofilm küssen, spielen das Küssen ja nur. Das bedeutet, sie küssen sich gar nicht wirklich. Es sieht nur aus wie ein Küssen, ohne wirkliches Küssen zu sein. Die Unwirklichkeit des Filmkusses liegt gerade darin, dass die Kusspartner sich gegenseitig gar nichts mitzuteilen haben. Das Spiel folgt Regeln, aber es sind andere Regeln, als sie sonst bei der Kommunikationsart Küssen herrschen. Der Filmkuss enthält also zwei Botschaften: Eine an den Kusspartner oder die Kusspartnerin (die in Wahrheit nur eine Spielpartnerin ist) und eine an das Kinopublikum. Das Kinopublikum erfährt: Zwei küssen sich inniglich. Die das Küssen Spielenden teilen sich dagegen folgendes mit: Wir tun, was im Drehbuch steht.

Jedoch, diese Grenze wird immer wieder überschritten. Die großen Liebespartner auf der Leinwand, wie oft sind sie auch Liebespaare jenseits von Eden, im wirklichen Leben geworden! Das Küssen übt seine kommunikative Kraft auch dann aus, wenn es nur gespielt ist. Das lehrt uns, dass man Küssen nicht vortäuschen kann. Schnitt: Prinzessin Leia und Weltraumpirat Han Solo auf dem Eisplaneten Hoth im Film *Star Wars: The Empire Strikes Back*. Solo will sich während der Verteidigungsschlacht gegen das böse Imperium verabschieden. Leia will ihn aufhalten, weil sie »seine hervorragenden Führungsqualitäten« schätzt, doch Han glaubt, sie habe nur Angst, er könne verschwinden, ohne ihr einen Abschiedskuss gegeben zu haben. Da wolle sie sich lieber von einem Wookie küssen lassen, entgegnet sie, worauf Han Solo kontert: »Das kann ich arrangieren. Ein ordentlicher Kuß würde Ihnen guttun.« Zum Kuss zwischen den beiden Leinwandhelden Leia und Han kam es dann erst in Episode 6. Aber eben auch im wirklichen Leben küssten sich die beiden Schauspieler Carrie Fisher und Harrison Ford. Wie Fisher erst in ihrem Erinnerungsbuch *The Princess Diarist* (2016) verriet, waren die beiden Hauptdarsteller der *Stars-Wars*-Saga während der Dreharbeiten ein Liebespaar.[7] Die Magie des Leinwandkusses hat sich in die Realität übertragen.

Nur küssen zu spielen, ohne wirklich zu küssen, scheint schwierig. Legendär waren Richard Burton und Liz Taylor mit ihrer On-Off-On-Beziehung, die in aller Öffentlichkeit zelebriert wurde. Die beiden haben ihr Privatleben in ein Dualleben verwandelt und darin, auch öffentlich, jene Dualoge und Dramen fortgeführt, die Du und ich sonst nur aus dem Kino kennen.

Auch die Probleme des Küssens übertragen sich auf das gespielte Küssen im Film. Der Kuss zwischen Scarlett O'Hara und Rhett Butler aus dem Film *Vom Winde verweht*, eine der Ikonen des Küssens im Kino, konnte zwischen den Schauspielern Vivien Leigh und Clark Gable keine romantischen Gefühle auslösen. Der männliche Part, Weltstar Clark Gable, soll so »exzessiven Mundgeruch« gehabt haben, dass jede Kussszene die Schauspielerin erhebliche Überwindung kostete.[8] Damit wird ein altes Problem der Philematologie angesprochen, das bereits im *Domostroi*, einem altrussischen Hausbuch, thematisiert wird. Dort wird die korrekte Praxis des Christuskusses dargelegt. Auf die Begleiterscheinungen jenes Odems, der dort von Sender zu Empfänger wandert, wird gesondert eingegangen. Mag auch das Küssen eine Form der Mund-zu-Mund-Beatmung sein, bei der Atemluft den Besitzer wechselt, kann es doch nach alter russischer Weisheit den Küssenden den Atem verschlagen. Besser ist's darum, beim Küssen manchmal die Luft anzuhalten, und das wäre auch manchen Hollywoodstars zu raten gewesen:

> »Wenn du in Christi Namen Küsse tauschst, so halte dabei ebenfalls den Atem an und schmatze nicht mit den Lippen. Denke an die menschlichen Gebresten. Wir verabscheuen den eklen Geruch des Knoblauchs, den von Betrunkenen, von Kranken und alles, was übel riecht. Wieviel widerwärtiger muss dem Herrn unser Gestank sein und unser Geruch. Sei deshalb hierin sehr umsichtig.«[9]

Heute treiben nicht mehr Küsse die Handlungen von Kinofilmen voran, es wird unter Indienstnahme von Intimitätskoordinatorinnen oder *intimacy coaches* zu expliziteren Formen der Körperkommunikation vorangeschritten. Für das Knutschen im Kinosaal und das Küssen in der Öffentlichkeit hat das Konsequenzen, denn die Stars verlieren damit ihren Vorbildcharakter: Realer Sex im Kinosessel ist, anders als Knutschen, schlechterdings nicht vorstellbar (von bestimmten dafür vorgesehenen Etablissements abgesehen). Das Kino bietet Raum für einen Dualog, nicht aber für weitergehende und noch privatere Aktivitäten. Das Kino trägt also eine Mitschuld, wenn das Küssen heute in der Gesellschaft ins Hintertreffen gerät. Johnny küsst nicht mehr wie Clark Gable, weil er gar nicht mehr küsst, nicht auf der Leinwand und aller Wahrscheinlichkeit nach im Kinosessel auch nicht.

27

Lipstick Traces

Das große Zeitalter des Hollywoodkinos ist ein Zeitalter des Lichts ganz eigener Art, das nicht gemessen wird in seiner Orientierung an Freiheit, Gleichheit, Brüderlichkeit, sondern an Lux und Kilowattstunden. Das große technische Problem des *filmings* war ja, dass für die Lichtspiele Licht benötigt wurde, und zwar je mehr, je besser. Der Umzug der amerikanischen Filmindustrie von der Ostküste nach Hollywood war in der deutlich größeren Zahl verfügbarer Sonnenstunden pro Tag begründet. Doch das Tageslicht reichte irgendwann für die Filmproduktion unter den Bedingungen der Unterhaltungsindustrie auch nicht mehr aus. Schon in den 1910er und 1920er Jahren wurden Filmsets mit Kohlenbogenlampen ausgestattet, die das Filmset so grell beleuchteten, dass die darin agierenden Schauspieler und Schauspielerinnen »einfach gräßlich« aussahen. Das war jedenfalls die Einschätzung von Max Factor.[1]

Factor war ein Pole jüdischen Glaubens, der 1877 als Maksymilian Faktorowicz geboren wurde und in Łódź, Warschau, Berlin und Moskau das Handwerk des Perückenmachers und Kosmetikers gelernt hatte. In Moskau stieg er schon als junger Mann zum offiziellen Kosmetikberater der Zarenfamilie sowie des Bolschoi-Theaters auf und eröffnete in der russischen Stadt Rjazan sein erstes eigenes Geschäft für Haar- und Schönheitsprodukte. Mit 27 Jahren wanderte Factor mit seiner Familie in die USA aus und orientierte sich bald nach Hollywood hin. Nachdem er 1914 seinen ersten Stummfilm gesehen hatte, entwickelte Factor die erste Filmschminke unter dem Namen »Flexible Greasepaint« und geriet damit schlagartig in den Fokus der Filmindustrie. 1920 erfindet Factor den Begriff »Make-up« und wittert einen großen geschäftlichen Erfolg, wenn er seine Produkte, die bis dahin ausschließlich für die Filmindustrie hergestellt worden waren, dem allgemeinen Publikum zur Verfügung stellt. Die Kosmetiklinie »Society« wirbt mit dem unschlagbaren Versprechen, dass speziell Frauen mit diesem Schönheitsprodukt genau so großartig, strahlend, phantastisch aussehen können wie die Filmstars auf der Kinoleinwand.

Die französischen Philosophen Gilles Deleuze und Félix Guattari haben darauf hingewiesen, dass das Gesicht kein Körperteil sei, sondern ein Schriftzeichen und im Film der ganze Körper »in einem unvermeidlichen Prozeß zum Gesicht wird«.[2] Umso mehr gilt das für den Mund und die Lippen, sind sie doch eine Verheißung, eine Hoffnung, ein Versprechen auf berührende Kommunikation, auf etwas Orales, das Worte nicht ausdrücken können. Die Lippen hervorzuheben, zu unterstreichen, herauszustellen heißt so viel wie, den Film selbst zu unterstreichen und herauszustellen. 1928 entwickelt Max Factor »Lip Pomade« und nennt es später »Lippgloss«. Der zaubert einen ganz besonderen Glanz auf die Lippen der Filmschauspielerinnen und wird schnell zur begehrten Ware auch für die Filmzuschauerinnen. 1940 schließlich bringt Max Factor Jr., der Sohn des Firmengründers, den ersten wasser- und vor allem kussfesten Lippenstift mit Namen »True-Color« auf den Markt. Er zeichnet sich »durch besondere Abriebfestigkeit und optimalen Farberhalt aus, ohne dabei die Haut zu irritieren«.[3] Um das Produktversprechen einzuhalten, hatte die Produktentwicklungsabteilung ein junges verlobtes Paar zu Kussexperimenten angestellt. Diese zogen sich allerdings über Monate in die Länge, und selbst dem kussfreudigen Pärchen wurde es irgendwann zu viel. Daraufhin wurde eine Maschine unter dem Namen *Black*

Box entwickelt, die zwei Lippenpaare nachbildete und auch »Kuss-Maschine« genannt wurde. Die maschinellen Lippenpaare wurden mit einem Druck von zehn Pfund aufeinandergepresst, wobei auf *ein* Lippenpaar die zu testende Farbschmiere aufgetragen und zwischen die Lippenpaare ein Tuch gespannt wurde.[4] Die erste Schauspielerin, die den kussechten Lippenstift unter Wirklichkeitsbedingungen getestet haben soll, war Lucille Ball. Sie wurde später der US-amerikanischen Öffentlichkeit vor allem durch die Fernsehshow *I Love Lucy* bekannt. Da Lucille Ball diese Sendung auch selbst produzierte, kaufte sie in Hollywood das RKO-Filmgelände und wurde damit die erste Frau, die in Hollywood Studiochefin war. Mit ihrer Produktionsfirma schuf sie später dann solche Erfolgsserien wie *Star Trek* und *Mission Impossible*.

Der Lippenstiftabdruck ist die einzige Art, wie ein Kuss aufgezeichnet werden kann, mithin zählt der Lippenstiftabdruck zu den Aufschreibesystemen. Vergleichbar ist dem nur noch der Knutschfleck, allerdings ist der Knutschfleck keine Aufzeichnung, sondern eine körpereigene Reaktion auf eine etwas rüde Art des Knutschens, nämlich eine durch Unterdruck hervorgerufene Hautblutung, die in der Medizin auch hypobare Sugillation genannt wird. Er ist also eher eine Einschreibung als eine Aufschreibung und wird, wie nicht erst das Neue-Deutsche-Welle-Sternchen Ixi mit ihrem Popsong »Mach mir doch kein' Knutschfleck« wusste, gerne vermieden. Gleiches gilt für den Lippenstiftabdruck, vor allem natürlich im Film, wo er die *continuity* stören würde, wenn er nicht als handlungstreibendes Element im Drehbuch explizit vorgesehen wäre. Das Küssen soll, wie auch Alain Montandon feststellte, »keine sichtbaren Spuren vergangener Küsse« nach sich ziehen.[5] Küssen soll nahezu rückstandsfrei bleiben, ist eine Übertragungs-, nicht aber eine Speicher-Kommunikationstechnik. Der Kuss kann nur in seinem eigenen Vollzug übermittelt, aber nicht nachträglich abgerufen werden. Das machte die Erfindung von Max Factor Jr. so wichtig.

Kosmetik und Schönheitspflege, wie sie das Kino popularisiert hat, ist vor allem von Frauen adaptiert worden – wenn Du und ich von bestimmten Subkulturen wie der queeren *Community*, dem Karneval oder dem Zirkus absehen und auch wenn es heute vielleicht einen wachsenden Markt auch für pflegende Männerkosmetik gibt. Das war in der Unterhaltungsindustrie nur bedingt angelegt, denn im Film und auf der Bühne waren und sind Frauen wie Männer gleichermaßen geschminkt, nämlich aus denselben aufnahme- und beleuchtungstechnischen Gründen. Die »Glutaugen« des italienischen Stummfilmstars Rudolfo Valentino, in die sich die Kinozuschauerinnen (und, wer weiß, auch manche Zuschauer?) in großer Zahl »verguckten«, hatten ihre filmtechnischen Voraussetzungen in kräftigen Lidstrichen und stark geschminkten Augenumrandungen, weil das damals noch orthochromatische Filmmaterial für Hauttöne unempfindlich war und Gesichtskonturen deswegen sehr schwer darzustellen waren. Das Kino hat hier ein Schönheitsideal gerade für Frauen kreiert, denn Frauen waren und sind in der Industriegesellschaft, wie schon Simone de Beauvoir in ihrer Studie über *Das andere Geschlecht* herausgearbeitet hat, eine Ware, die buchstäblich ihre Haut zu Markte trägt:

> »Sie malt sich die Lippen und Wangen, um ihnen die unbewegliche Festigkeit einer Maske zu verleihen; sie fängt ihren Blick in der schwarzen Dichte von Kohel und Mascara ein, so daß er nur mehr ein schillernder Schmuck der Augenhöhle ist; eingeflochten, gelockt, modelliert verlieren ihre Haare ihren aufreizend vegetabilischen Charakter. In der geschmückten Frau ist die Natur zwar gegenwärtig, aber gefangen, durch menschlichen Willen den Wünschen des Mannes angepaßt.«[6]

Selbstverständlich war diese Entwicklung nicht und benötigte viel (kultur-)industriellen Aufwand. In vorindustrieller Zeit und noch bis zum Ende des 19. Jahrhunderts war das Schminken und offen sichtbare Kosmetik gesellschaftlich eher verpönt und neben den Schauspielerinnen vor allem den Prostituierten vorbehalten. Den Lippenstift etwa machte erst die französische Schauspielerin Sarah Bernardt bekannt. Seit 1910 steckte der Lippenstift als Erfindung des Kosmetikhauses Guerlain in einer Metallhülse und war dadurch für den Alltagsgebrauch geschaffen. Bühnenschminke taugte auch deswegen nicht als Vorbild für Alltagskosmetik, weil Bühnenschauspielerinnen und -schauspieler buchstäblich dick auftragen mussten, damit auch das Publikum in der letzten Reihe noch Gesichtskonturen und Lippenbewegungen sehen konnte. Im Kinofilm mit seinen Großaufnahmen für die Leinwand wurde hingegen »für die erste Reihe« geschminkt, hier waren dezentere und natürlichere Formen der Kosmetik angesagt, die für das vor allem weibliche Publikum leichter adaptierbar waren. Das Schönheitsideal eines permanent makellosen Gesichts, das jede Naheinstellung aushalten können muss, täuscht eine Natürlichkeit nur vor und führt in Wahrheit zu einer dauerhaften Maskerade. Diese Paradoxie hat de Beauvoir besonders nachdrücklich ausbuchstabiert: »Eine Frau ist um so begehrenswerter, je stärker die Natur in ihr entfaltet und je nachdrücklicher sie in ihr gebändigt erscheint.«[7] Eva Illouz' Begriff des »skopischen Kapitalismus«, der Ansehnlichkeit in eine handelbare Ware verwandelt hat, beschreibt diese Entwicklung besonders treffend.

Der Filmsoziologe Edgar Morin hat in seiner Studie über die Hollywood-»Stars« herausgearbeitet, welche Bedeutung die kosmetische Modellierung des Gesichts im Kinofilm als Vorbild für ein nahezu globales Schönheitsideal hatte. Er unterstreicht dabei, wie stark optische Eindrücke auch mit dem Gefühlsleben zusammenhängen:

> »Es [das Star-System] trägt dazu bei, auf der ganzen Welt eine Vorstellung von Liebe und eine Zivilisation der Liebe zu verbreiten, die sehr spezifisch für die Entwicklung westlicher Gesellschaften ist. Es beschleunigt die Erotisierung des menschlichen Gesichts.«

In der ersten großen Zeit des Kinos veröffentlicht 1929 denn auch die englische Psychoanalytikerin Joan Riviere im *International Journal of Psychoanalysis* ihren Aufsatz *Womanliness as a Masquerade*. Sie präsentiert in dieser Arbeit Patientinnen, die einerseits beruflich sehr erfolgreich sind und im Licht der Öffentlichkeit stehen, andererseits aber dem Zwang unterliegen, mit Männern flirten und kokettes Verhalten an den Tag legen zu müssen:

> »Weiblichkeit war daher etwas, das sie vortäuschen und wie eine Maske tragen konnte, sowohl um den Besitz von Männlichkeit zu verbergen, als auch um der Vergeltung zu entgehen, die sie nach der Entdeckung erwartete [...]. Der Leser mag sich nun fragen, wie ich Weiblichkeit definiere und wo ich die Grenze zwischen echter Weiblichkeit und der ›Maskerade‹ ziehe. Ich behaupte gar nicht, daß es diesen Unterschied gibt; ob natürlich oder aufgesetzt, eigentlich handelt es sich um dasselbe.«[8]

Die Psychoanalytikerin verabschiedet mit ihrer These in einem Akt wissenschaftlichen Vatermords, wie auch Claudia Liebrand feststellt, »Zentralaxiome der Freudschen Psychoanalyse«, also solche Behauptungen wie die Schicksalhaftigkeit der Anatomie oder das »Rätsel Weiblichkeit«. Weiblichkeit steckt bei Riviere nicht *hinter* Make-up und Maske, sondern sie findet sie *in* ihr.[9] Hier bestätigt sich, was später eine wesentliche These von de Beauvoir wird, nämlich: Zur Frau wird man nicht geboren, zur Frau wird man gemacht, und zwar mittels Make-up, Schminke und Lippenstift. Der Kinofilm hat darum schon lange vorgemacht, was mittlerweile auch in Teilen der Gesellschaft oder jedenfalls einigen gesellschaftlichen Subsystemen gang und gäbe ist, nämlich der Rollentausch: Ob in *Manche mögen's heiß* oder *Charleys Tante*, ob in *Tootsie* oder in *Boys Don't Cry*, Männer können Frauen oder Frauen können Männer spielen und damit auch sein.

Diese körperlichen Transformationsprozesse haben beim Gesicht nicht Halt gemacht und sie beschränken sich längst nicht mehr auf Farbe und Tinkturen. Aus der Unterhaltungsindustrie ist eine Schönheitsindustrie geworden, die zum Skalpell greifen lässt, wo der Farbtopf nicht mehr auszureichen scheint und wo mit Botox jene Körperregionen aufgehübscht werden können, deren Natürlichkeit nicht mehr dem Ideal zu entsprechen scheint. Auch hier ist Hollywood vorangegangen: Schon seit den 1950er Jahren vertrauen sich Schauspielerinnen und auch Schauspieler nicht mehr Kosmetikern wie Max Factor an, sondern gleich Chirurgen. Das Aufspritzen der Lippen mit Hyaluronsäure oder Botox vergrößert ihr Volumen, kann aber, wie der medizinische Experte schreibt, »zu einem sehr festen, gummiartigen Tastgefühl führen, das spätestens beim Küssen auffällt und befremdlich wirkt.«[10]

Das Küssen im Film und die Großaufnahmen der Gesichter haben einst zur Entwicklung der modernen Kosmetik geführt. Heute macht diese Entwicklung dem Küssen ein dickes Ende.

28

Pop und Küssen

Vielleicht das letzte kulturelle Residuum, in dem Küssen als künstlerischer Ausdruck noch eine Rolle gespielt hat, ist die Popmusik. Als der Film sich vom Küssen entfernt, als das Küssen für den Film unwichtig geworden ist, weil teils eine neue Explizitheit um sich gegriffen hat, teils dokumentarische und realistische Formate der romantischen Romanze zugesetzt haben und teils das Fernsehen dem Kino den Rang abgelaufen hat, da hat die Popmusik das Küssen eine kleine Weile für sich adaptiert. *Der letzte Tango in Paris* von Bertolucci ist ein Tanz um Geschlechtsteile, das Küssen hat hier ausgedient. James Bond geht mit seinen »Girls« ohne Umwege ins Bett, und der Porno von heute hat trotz des Verdikts von Henry Miller (»Porno tötet den Sex«)[1] vor allem das Küssen getötet. Dafür durften die Beatles vom Küssen *singen*: »Close your eyes and I kiss you / tomorrow I miss you« singen sie in *All My Loving*. In *And I Love Her* heißt es: »She gives me everything / And tenderly / The kiss my lover brings / She brings to me«. Und in *I Should Have Known Better* lassen sie hören: »Whoa, oh, I never realized what a kiss could be / This could only happen to me«. Mit den fast unartikulierten, dahingestotterten Eingangssilben »whoa, oh« performen die Beatles eine Gesangstechnik, die eher aus dem Jazz und der Soulmusik bekannt ist und dort als Scatgesang bezeichnet wird. Der Scatgesang ist eine besondere Form der Vokalmusik, bei dem rhythmisch und melodisch aneinandergekettete Silbenfolgen ohne Textbedeutung improvisiert werden. Oft sollen damit Instrumentalphrasen imitiert werden. Erfunden hat den Scatgesang angeblich der Jazztrompeter Louis Armstrong, als ihm bei einer Schallplattenaufnahme versehentlich das Notenblatt mit dem Songtext auf den Boden gefallen ist und er statt der *lyrics* die mittlerweile zu Musikgeschichte geronnene Phrase gesungen hat: »Di da du bi bol di-bi-la daou«.

Die Beatles haben lautmalerische Emotionsausdrücke, im Chor gesungene Rumpfsilben und solche Scatgesangelemente zum Markenzeichen ihrer Musik gemacht. Besonders das »yeah!« als Slangversion des englischen »yes« wurde wie im Song »She Loves You Yeah Yeah Yeah« für den Beatles-Gesang ikonisch. So ikonisch, dass zu DDR-Zeiten der Erste Sekretär des Zentralkomitees der SED, Walter Ulbricht, den Ausdruck als Matrize für den Sittenverfall westlicher Beatmusik nutzte. Bei seiner Ankündigung des Verbots westlicher Popmusik beim XI. Plenum des ZK der SED 1965 fand er dafür die berühmten, sächsisch vernuschelten Worte: »Ist es denn wirklich so, dass wir jeden Dreck, der vom Westen kommt, nu kopieren müssen? Ich denke, Genossen, mit der Monotonie des Je-Je-Je, und wie das alles heißt, ja, sollte man doch Schluss machen.«

Du und ich können es nicht anders interpretieren, denn als dass die Songwriter der Beatles, John Lennon und Paul McCartney, mit ihrem Scatgesang die Grenzen der Sprache, die Grenzen der Kommunikation ausloten wollten und darum Ähnliches taten wie die Küssenden zu allen Zeiten. Scatten und Küssen sind zwar unterschiedliche Phänomene, teilen aber doch die Grundskepsis gegenüber verbaler Kommunikation und stehen für die intensive Suche nach neuen Ausdrucksformen jenseits diskursiver Informationsvermittlung.

Ob *Kiss* von Prince oder *Don't Talk Just Kiss* von Right Said Fred, ob *Kiss Me Quick* von Elvis oder *Kiss Me, Honey Honey, Kiss Me* von Shirley Bassey, ob im Schlager *Rote Lippen soll man küssen* von Cliff Richard oder die Erste Allgemeine Verunsicherung mit *Küss die Hand, schöne Frau*: Pop und Kuss, sie matchten lange wie ein Liebespaar. Zweifelsohne können Du und ich feststellen, dass in der aktuellen populären Musik der Zauber des Küssens verflogen ist. Wo musikalisch noch geküsst wird, geschieht es in post-postmoderner Ironie (Scott Bradlee: »Should've known / You was trouble from the first kiss«), als abgestandenes Zitat (Helene Fischer: »Und morgen früh küss ich dich wach«) oder als Abgesang: »Last Kiss« hat Taylor Swift wohl nicht zufällig einen ihrer Songs überschrieben.

Die Popmusik hat nicht nur ihre grundlegenden Eigenschaften wie Rhythmik und Harmonik vom Jazz geerbt, sondern auch das Küssen als *Sujet* ihrer Texte. Der Jazz als erste originär afroamerikanische Kunstform bewies mit ihrem Kuss-Diskurs seine Nähe zum Hollywoodbetrieb. *The Jazz Singer* (1927) hieß der erste Tonfilm der Kinogeschichte, und wo im Film geküsst wurde, da durfte die musikalische Untermalung nicht fehlen. Das Küssen ist darum in den Songtexten des Jazz und der Swingära stets präsent: *Say it with a Kiss* singt Billie Holiday, von *Kisses And Tears* seufzt Frank Sinatra, Ella Fitzgerald bittet *Knock Me a Kiss*, und Chet Baker singt mit seiner betörend weichen Stimme in seinem Song *There Will Never Be Another You* die elegischen Zeilen: »There will be other lips that I may kiss / But they won't thrill me like yours used to do«.

Das Musical konnte da nicht hintanstehen, zumal viele Jazzstandards den populären Musicals entliehen waren: *Kiss Me, Kate* (1948) mit der Musik des bedeutenden Jazzkomponisten Cole Porter war eines der erfolgreichsten Broadway-Musicals seiner Zeit, eine recht freie Adaption von Shakespeares *Der Widerspenstigen Zähmung*. Noch erfolgreicher war *My Fair Lady* (1956), die Musicalversion von George Bernard Shaws Theaterstück *Pygmalion*, die den Ovid'schen Mythos vom Bildhauer, der durchs Küssen einer Statue Leben einhaucht, ins bildungsbürgerliche London des Jahre 1912 verlegt. Im Stück wie im Musical will der Sprachforscher Professor Higgins aus dem einfachen Blumenmädchen Eliza Doolittle mit seinen linguistischen Methoden eine Dame der höheren Gesellschaft machen. Der Kuss des Bildhauers aus der antiken Vorlage wird transformiert in eine linguistische Problemlösungsstrategie, auch hier wird das Küssen also als kommunikative Grenzsituation identifiziert, die offenbar auch als Nachhilfeunterricht in Sprachbeherrschung übersetzt werden kann. Die »lingua« als Sprache wie als Zunge spielt bei beiden Fertigkeiten eine entscheidende Rolle.

Der Jazz fand über die Offiziersmessen der amerikanischen und britischen Besatzungssoldaten Eingang in die Populärkultur der deutschen Nachkriegszeit, und damit auch sein Lieblingsthema, das Küssen. Wenig bekannt ist, dass ein swingender Foxtrott aus jener Zeit, der als Karnevalslied bekannt wurde, eine Zeitlang als inoffizielle Nationalhymne der frühen Bundesrepublik Deutschland gedient hat und dass hierdurch das Küssen, das mehrfach im Refrain vorkommt, mit nationalhymnischer Bedeutung aufgeladen wurde. Karl Berbuers Lied *Wir sind die Eingeborenen von Trizonesien* (1948) lässt seinen Kehrvers enden mit den Worten: »Wir sind zwar keine Menschenfresser, / doch wir küssen umso besser.« Der Titel nimmt Bezug auf den Zusammenschluss der drei westlichen Besatzungszonen zur sogenannten Trizone, aus der sich die Bundesrepublik entwickelte. Weil eine offizielle Nationalhymne bei Gründung der BRD noch fehlte (die dritte Strophe des »Liedes der Deutschen« wurde erst 1952 durch Bundespräsident Theodor Heuss zur Hymne erklärt), wurde bei internationalen Sportveranstaltungen ersatzweise der Trizonesien-Song gespielt. Dass jede zweite Zeile des Refrains auf ein semantisch erstaunlich unterbestimmtes Gestammel mit dem Wortlaut »Hei-di-tschimmela-tschimmela-tschimmela-tschimmela-bumm« ausging und damit die lyrische Kommunikation an weitentlegene Grenzen geführt wurde, die der deutschen Sprache außerhalb des Kölner Karnevals nicht einmal schimmerten, lässt das Küssen mit seinem eigenen kommunikativ grenzverschiebenden *empowerment* als Textelement in diesem Song fast notwendig erscheinen. Gerne können Du und ich uns vorstellen, wie es wäre, wenn statt »Einigkeit und Recht und Freiheit« ein solcher Kuss-affiner Scatgesang weiterhin als Nationalhymne bei Schiffstaufen, Fußballländerspielen oder zum Sendeschluss des Fernsehprogramms des Bayerischen Rundfunks erklänge. Es gibt indes Hinderungsgründe, warum der Trizonesien-Song heute bei offiziellen Anlässen eher nicht mehr gespielt werden sollte: Dass in dem Songtext Angehörige indigener Völker gleichgesetzt werden mit »Menschenfressern«, würden Du und ich nach heutigen Maßstäben als nicht sonderlich *woke* bezeichnen, auch wenn den Gründungsvätern und -müttern der jungen Bundesrepublik diese sprachliche Sensibilität vermutlich ebenso abging wie den Vertretern des rheinischen Karnevals.

29

Die Bussi-Bussi-Gesellschaft

Das Bussi oder Busserl kennen Du und ich aus dem Süddeutschen und dem Österreichischen für einen in der Regel kurzen, nicht erotisch oder romantisch gemeinten Kuss auf die Wange. Busserl entstand um das Jahr 1700 als oberdeutsche Verkleinerungsform des noch im 17. Jahrhundert bezeugten »Buss« für »Kuss«. Das wissen die Brüder Jacob und Wilhelm Grimm in ihrem *Deutschen Wörterbuch* mitzuteilen. Im Rheinischen sagt man noch heute »bützen« zum Küssen. Und im Süddeutschen ist auch das »Bussi geben« als Begrüßungs- oder Abschiedsgruß auf die Wange weit verbreitet. Der Lippenkontakt wird damit gerade vermieden. Das Bussi ist intimer als ein Handkuss, dessen antiquierter Vorläufer, aber doch nicht so intim wie ein Mund-zu-Mund-Kuss. Der Egalitarismus des Küssens findet sich darum im Bussi aufgehoben, es gibt Kussspender und Kussempfänger. Mit etwas Übung und Kussfertigkeit lassen sich Bussis auch simultan geben, so dass beide Kommunikationspartner gleichzeitig Küssende und Geküsste sind. Aber dennoch bleibt es dabei, dass das Bussi oder Busserl gerade dadurch gekennzeichnet ist, dass die Gleichzeitigkeit und damit auch Gleichwertigkeit des Kussorgans, also von Lippen zu Lippen, tunlichst vermieden wird. Bussi-Bussi ist Nähekommunikation auf Distanz, wahrt noch die Form gegen die Intimität, will keine Grenzen überschreiten, wie es das Küssen tut.

Küsst dann eigentlich, wer nur Bussi-Bussi macht? Was ist das für eine Geste: Eine Kuss-Antäuschung? Ein illegitimer Kuss? In

Frankreich ist der Wangenkuss zwischen Männern und Frauen eine typische Begrüßungsgeste. In Italien sogar zwischen Mann und Mann, was einen Egalitarismus eigener Art darstellt. In Deutschland dagegen scheint der Wangenkuss ein gesellschaftliches Distinktionsmerkmal. Deswegen können Du und ich von einer »Bussi-Bussi-Gesellschaft« sprechen. Andreas Odenwald und Günter Schöneis sehen in ihrem *Lexikon der Lebensart* vor allem die Angehörigen der »Society«, der Theater-, Film- und Modebranche als Akteure dieser speziellen zeremoniellen Gesellschaft, die sich den Brauch des Wangenkusses ihrerseits aus französischen und italienischen Filmen der 1950er und 1960er Jahre abgeschaut haben sollen. Besonders die Münchener »Schickeria«, wie sie etwa der Filmemacher Helmut Dietl in seinen Fernsehserien wie dem *Monaco Franze* oder in Kinofilmen wie *Rossini Oder Die mörderische Frage, wer mit wem schlief* karikiert hat, wurde von Spöttern und Kabarettistinnen gerne etwas abschätzig als Bussi-Bussi-Gesellschaft verschrien: »Dieser Begriff wird immer noch gerne benutzt, um das oberflächliche Partyleben der Schickeria in der bayerischen Landeshauptstadt zu bezeichnen.«[1]

Kommunikationscodes können der Abgrenzung dienen. Im Falle des Bussi-Bussi scheint genau das der Fall zu sein. Es macht nämlich einen großen Unterschied, ob man gebusserlt wird oder nicht, und nur wer gebusserlt wird, gehört dazu, ist »in«, ist Teil jener Gesellschaft, die gerade durch diesen Code zur exklusiven »Bussi-Bussi-Gesellschaft« wird. Es ist wie der Schwur oder das Gelübde einer Geheimgesellschaft oder Bruderschaft. Das Egalitäre und Demokratische des Küssens verkehrt sich im Bussi-Bussi-Machen bei all seiner Infantilisierung ins Gegenteil.

Für die Society-Kolumnistin Nina Vogl ist dieses Bussi-Bussi denn auch »der wohl unehrlichste, heuchlerischste und scheinheiligste Move überhaupt«.[2] Dass Bussi-Bussi keine Nähekommunikation darstellt, sondern im Gegenteil eine äußerst distanzierte

Kommunikationsart ist, deren Ausdrucksspektrum von Exklusivität bis Antipathie reicht, bringt Vogl deutlich auf den Punkt:

> »Man kommt sich beim Bussi zwar ungefähr gleich nah, aber echte Profis knutschen ja nicht wirklich die Wange des anderen ab, sondern hauchen ihm ihre innere Abneigung sanft ins Ohr.«

Mit der Bussi-Bussi-Gesellschaft ist die Transformation des Küssens an ihr Ende gelangt, und damit ist auch das Küssen an ein Ende gelangt. Die Bussi-Bussi-Gesellschaft ist eine post-kommunikative. Das obligatorische Bussi-Bussi erscheint nur oberflächlich wie ein Ritus. In Wahrheit ist es aber die De-Ritualisierung des Küssens, die ultimative Säkularisierung. Es handelt sich nur noch um das Zitat des alten Ritus oder seine Farce, die auf die Tragödie folgt.

30

Der Abschied

Der Anfang vom Ende des Küssens lässt sich recht genau datieren. Es endete zu Beginn des Ersten Weltkriegs. Joseph Joffre war Generalstabschef und später Oberbefehlshaber der französischen Armee. Als er 1914 das kleine Örtchen Thann im Elsass erobert, soll er verkündet haben: »Ich bringe Euch Frankreichs Kuss.«[1] Die Indienstnahme der zärtlichsten aller Gesten für kriegerische Zwecke markiert den Tiefpunkt der Geschichte des Küssens. Es wird sich davon nicht mehr recht erholen, die Gewaltgeschichte des 20. Jahrhunderts spricht darüber Bände. Man müsste dem französischen Marschall, der auf französischer Seite auch für die Gemetzel von Verdun steht, das Bonmot des serbischen Schriftstellers Miodrag Bulatovic entgegenhalten: »Ich wollte das Vaterland küssen, aber ich weiß nicht, wo sein Kopf ist.«[2] Nach dem französischen General Joffre ist heute in Frankreich eine Rotweintraube benannt. Man kann sich über das traurige Schicksal des Küssens also immerhin mit Alkohol hinwegtrösten.

Der Erste Weltkrieg markierte in mehr als einer Weise einen Schlussstrich in der Geschichte des Küssens. Denn das Küssen wurde auf vielfältige Art und Weise in den Schützengräben Flanderns und Frankreichs, Russlands und Galiziens in den Militärdienst genommen. »The dying kiss«, den sterbenden Kuss nennt das der britische Literaturhistoriker Santanu Das in seiner Untersuchung über das Küssen in den Schützengräben des Ersten Weltkriegs. Er schließt sich einer These an, die Magnus Hirschfeld schon 1930 in seiner *Sittengeschichte des Weltkriegs* formuliert hatte, nämlich dass im Krieg der Körperkontakt und die Körperkommunikation zwischen den Soldaten aufgrund von Verletzungen und Sterblichkeit, Einsamkeit und Langeweile, dem fortgesetzten Bombardement, dem »breakdown of language« (Zusammenbruch der Sprache) und einem Gefühl von Entfremdung ein neues Level von Intensität erreicht habe, das die mühsam errichteten moralischen Codes der bürgerlichen Gesellschaft zum Einsturz gebracht habe.[3] Der Kuss im Angesicht des Todes und der Tod des Küssens sind Auswirkungen desselben weltgeschichtlichen Ereignisses, des universellen und industriellen Mordens, das die Menschheit sich im 20. Jahrhundert angewöhnt hat. Dass das Küssen ein zum Tode Verurteilter ist, ahnte auch der Philematologe Christopher Nyrop bereits. Er sah schon im ausgehenden 19. Jahrhundert eine Verwandtschaft zwischen diesen beiden Phänomenen, dem Küssen und dem Tod: »Der Kuss erlöst vom Tod, und ebenso ist der Tod selbst nichts anderes als ein großer Kuss der Zuneigung.«[4] Und der Wunsch nach einem Kuss im Sterbemoment ist auch keine Erfindung der Schützengräben der vergangenen Weltkriege. Der legendäre englische Admiral Nelson soll in seiner Todesstunde zu seinem Adjutanten die berühmten Worte gesagt haben: »Kiss me, Hardy«, eine Ikone der Kameraderie und eines heroischen Märtyrertums. Hardy unterdes küsste seinen Admiral zum endgültigen Abschied nicht nur einmal, sondern zweimal, damit der Sterbende nicht glaube, der Adjutant habe nur auf Befehl geküsst.[5]

Die kulturhistorische Vorlage entstammt allerdings nicht dem militärisch-industriellen Komplex, sondern dem Liebesleben in seiner weltliterarischen Erscheinung: In William Shakespeares Tragödie über die beiden todunglücklich verliebten *Romeo und Julia* trinkt Julia ein Gift, was sie wie tot aussehen lässt, wiewohl sie in Wahrheit nur betäubt ist. Romeo findet die scheinbar Tote in ihrer Gruft und nimmt daraufhin ein wirklich tödliches Gift. Julia erwacht indes planmäßig und spricht die berühmten Worte, die den *dying kiss* für alle Zeiten, in denen Menschen sich noch für menschliche Tragödien interessieren, in Form bringt:

> »Was ist das hier? Ein Becher, festgeklemmt
> In meines Trauten Hand? – Gift, seh ich, war
> Sein Ende vor der Zeit. – O Böser! Alles
> Zu trinken, keinen gütgen Tropfen mir
> Zu gönnen, der mich zu dir brächt? – Ich will
> Dir deine Lippen küssen. Ach, vielleicht
> Hängt noch ein wenig Gift daran und läßt mich
> An einer Labung sterben.«[6]

Abschiede und Küssen stehen ja in einem inniglichen Verhältnis. Ein Abschied ohne Kuss ist wie eine Reise ohne Wiederkehr, eine Träne ohne Trost. Dabei ist der Abschiedskuss entschieden vom flüchtigen Kuss zu unterscheiden. Denn der Abschiedskuss ist gerade nicht flüchtig, sondern im Gegenteil oft sogar besonders nachhaltig und innig. Was Du und ich nach dem Abschied erinnern, das ist die letzte gemeinsame Situation, das ist gerade der Kuss: Nachhaltiger kann Kommunikation kaum sein. Ilsa sagt zu Rick im legendären Film *Casablanca*: »Kiss me! Kiss me as if it were the last time!«

Dich und mich kann bisweilen das Gefühl beschleichen, dass Liebe und Sexualität unendlich komplizierter geworden sind. Die Leichtigkeit und die Libertinage der 1960er und 1970er Jahre sind dahin. Und das hat große Auswirkungen auf das Küssen, ja, es gilt auch für das Küssen. Genderverhältnisse, Missbrauchsängste, Warenförmigkeit, Machtbeziehungen und deren Aufklärung und Bekämpfung durchziehen heute in einer durchsexualisierten Welt den Geschlechterdiskurs und das Liebesleben. Erschwerend kommt hinzu, dass heute keine Nähemedien mehr genutzt werden, sondern Distanzmedien: Wir gehen nicht mehr gemeinsam ins »Cinema«, sondern sitzen isoliert und einsam vor unseren digitalen Endgeräten. Auch das Küssen ist davon massiv betroffen, es hat seine Leichtigkeit verloren und damit auch seine kommunikative Kraft, seine Aussage. Weil das Küssen *perdu* ist, haben Du und ich vielleicht den Glauben und die Lust an der oder dem anderen verloren. Das Küssen mit all seinen egalitären, nonbinären und demokratischen Konnotationen hätte den Glauben stärken können, dass es ein Gleich und Gleich unter uns Menschen als Partner und Partnerinnen in Zweierbeziehungen, im Dual geben könne. Das Verschwinden des Küssens lässt jene Kräfte wieder stark werden, die für Hierarchien, für Binaritäten und andere Ausschließlichkeiten, für Ungleichheit und schließlich für Totalitarismen stehen. Wo wieder monologisiert wird, ist für den Dualog kein Raum.

Wie sieht eine Welt aus, in der nicht mehr geküsst wird? Sie sähe aus ein bisschen wie die Welt von Peter Pan, allerdings ist die Pan-Welt eine Welt *vor* der Unschuld, während die Welt ohne Küssen eine Welt *nach* der Unschuld sein wird. In James M. Barries Geschichte heißt es:

> »Außerdem sagte sie, daß sie ihm einen Kuß geben würde, wenn er wollte, aber Peter wußte nicht, was sie meinte, und hielt erwartungsvoll die Hand auf. ›Aber du weißt doch, was ein Kuß ist?‹ fragte sie verdutzt. ›Das weiß ich, wenn du mir einen gibst‹, sagte er steif, und weil sie ihn nicht kränken wollte, gab sie ihm einen Fingerhut.«[7]

Aus dem Kuss ist ein Fingerhut geworden! Auf diese Größe ist diese einst weltverändernde berührende Kommunikationsart zusammengeschrumpft! Ein kleines Stück Plastik oder Metall. Niemandem sagt das Küssen mehr etwas, es hat seine Ausdruckskraft verloren. Der Dualog ist zu Ende.

Es lohnte an diesem Endpunkt, noch einmal Rückschau zu halten auf die wechselvolle Geschichte des Küssens. Die westliche Kultur hat neben der Atombombe und dem Zyklon B auch den Kuss hervorgebracht. Mit ihren Wanderungen, ihren Schiffen, ihren Satelliten und ihren Medien hat sie das Küssen um die ganze Welt getragen, nicht als herrische Geste, sondern um mit einem zarten Hauch die Verwerfungen europäischer Unkultur zu heilen. Entgegen dem weitverbreiteten Vorurteil ist ja die europäische Kultur die unzivilisierte. Zivilisierte Kulturen wie die Inuit, die Tahitianer oder die Ureinwohner Polynesiens müssen nicht küssen, denn sie wissen sich zu benehmen. Der Kuss ist die Entschuldigung des Westens für die Verletzungen, die er der Welt zugefügt hat. Dass ein für alle Mal *ad acta* gelegt geglaubte europäische Unsitten aus der Asche vergangener Zeit wieder emporsteigen, Antisemitismus und Brandsätze, Fremdenhass und *fake news*, Imperialismus und Streubomben, zeigt, dass die Kraft dieser Entschuldigung, dass die Energie des Küssens nachlässt und verklingt. Der unschuldige Kuss hat keinen Platz mehr in einem Europa, das sich wieder schuldig macht. Würden wir doch wieder mehr küssen, die Welt wäre ein friedlicherer Ort! Dialog und Dualog sind eine Möglichkeit, wie Du und ich das friedliche Zusammenleben der Zukunft sichern könnten. So bleibt es beim Abschiedskuss, der auch den Abschied vom Küssen bedeutet. Die Wehmut ist unverkennbar.

Von all unseren Küssen bleiben wie von alten Tempeln am Ende nur Ruinen. Die eingestürzten Säulen, die Mauerreste und verstreuten Ziegel sind ein Memento unserer persönlichen Kussgeschichte. Einige unserer verflossenen Küsse haften etwas intensiver im Gedächtnis als andere. Es sind die stehengebliebenen Tore jenes Tempels, durch die wir in die längst vergangenen Zeiten wieder eintreten können, als das Küssen noch geholfen hat. Der allererste Kuss ist der Rumpf des Altars, der zwischen den Trümmern einer großen Halle steht. Dort finden sich auch die Überbleibsel unseres Hochzeitskusses, der Kuss auf die Stirn eines Neugeborenen – oder auf die eines Sterbenden, der Mutter oder des Vaters. In den Katakomben der Ruine finden sich auch die Residuen jener Küsse, die Dich und mich verletzt, verkauft oder verraten haben.

Geküsst wird weiterhin? Vielleicht. Aber dieses Küssen hat nicht mehr jene öffentliche Bedeutung, die das Küssen einstmals hatte. Unsere persönliche Lebenswelt, jener Teil der großen und weiten Weltgeschichte, die wir unser Ich nennen, ist dennoch vielleicht weiterhin eine Geschichte von Küssen. Diese Geschichte ist ins Private zurückgekehrt. Sie wird mit Lippen erzählt, aber nicht mit Worten. Sie haftet, sie schmeckt, sie duftet, sie ist feucht, sie ist warm oder kalt, sie wird immer in uns sein, und mit jedem Kuss, den wir trotz alledem und alledem neuerlich geben, teilen wir diese Geschichte mit jemand anderem einzig durch eine Berührung, ohne dass ein Satz gesprochen werden müsste.

Dank

Der Autor dankt für wertvolle Hinweise, entlegene Fundstücke, den ein oder anderen Kaffee am Schreibtisch und jede Menge Rat und Tat: Christel Barth, Fridolin Haarkötter, Yvonne Heylmann, Filiz Kalmuk, Kathrin Keller, Donald Lateiner, Thorsten Lorenz, Olaf E. Müller, Alexander Roesler, Andreas Séché und Thomas Winzberg.

Anmerkungen

01 Sendschreiben an die Leserin und den Leser

1 Kierkegaard 2021, S. 486.
2 Letzteres war das Siegerthema des Jahres 2023 im Fach Biologie des Ignoble-Noble-Price, also des »unwürdigen« Nobelpreises, der jedes Jahr an der Harvard University vergeben wird. Vgl. Abrahams 2023.

03 Experiment: Du kannst dieses Buch küssen

1 Cummings 2022.

04 Der natürliche Kuss

1 Freud 1972, S. 47.
2 Freud 1972, S. 59.
3 Freud 1972, S. 97.
4 Freud 1972, S. 60.
5 Freud 1972, S. 75.
6 Freud 1972, S. 87 (Hervorheb. im Orig.).
7 Freud 1972, S. 88 f.
8 Freud 1972, S. 89.
9 Freud 1972, S. 85.
10 Eibl-Eibesfeldt 1998, S. 155.
11 Morris 1970, S. 47.
12 Morris 1970, S. 48.
13 Morris 1970, S. 49.
14 Morris 1970, S. 50.
15 Morris 1970, S. 52.
16 Morris 1970, S. 62.

17 Morris 1970, S. 62.
18 Morris 1970, S. 63.
19 Morris 1970, S. 69.
20 Morris 1970, S. 67.
21 Morin 1965.
22 Adorno, Horkheimer 2022, S. 149.
23 Vgl. Scheuer 1928, S. 146.
24 Leute 1908, S. 43.
25 Feldegg 1913, S. 54.
26 Ovidius Naso 1980, S. 53 (1. Buch, V.669 ff.).
27 Scheuer 1928, S. 152.
28 Scheuer 1928, S. 144.
29 Scheuer 1928, S. 140.
30 *Von dem Rechte des Frauenzimmers gegen eine Mannsperson, die es wider seinen Willen küsset* 1773.

05 Die Natur küsst nicht

1 Chavanne 2018, S. 80.
2 Darwin 2000, S. 237.
3 Malinowski 2013, S. 187.
4 Jankowiak, Volsche, Garcia 2015, S. 537.
5 Hebold 1777.
6 Scheuer 1928, S. 156.

06 Geschichte des Küssens. Ein antikes Drama…

1 Descartes 1995, S. 7 f.
2 Guellil et al. 2022, 7.
3 Krell 2022.
4 New York Times 2007.
5 Homer, Ilias, Vers 24.506.
6 Ovidius Naso 1995, S. 147 (Buch IV, Cap. 3, v.75).
7 Lateiner 2009, S. 16.
8 Martialis 2013, S. 837 (XI, 98).
9 Vgl. Enfield 2004, S. 43.
10 Martialis 2013, S. 698 (X, 22). Vgl. Lateiner, op. cit., S. 17.
11 Ovidius Naso 2017, S. 511 (X, v.292 ff.).
12 Catullus 1925, S. 3 (Carmen 5).
13 Lateiner 2009, S. 17.

14 Lacroix 2013, S. 32.
15 Vgl. Chavanne 2018, S. 81 ff.
16 Zit. n. Chavanne 2018, S. 100.
17 Schöllgen 1991, S. 212.
18 Kachala, S. 117.
19 Origenes 1996, S. 259.
20 Feuerbach 1956, Bd. 2, S. 486.
21 Chavanne 2018, S. 109.
22 Thomas Richter, *Paxtafeln und Pacificalia* 2003 (Zugl.: Würzburg, Univ., Diss., 1999), S. 19.
23 Fernández 1995.

07 … ein Renaissance-Intermezzo …

1 Scheuer 1928, S. 135.
2 Zit. n. Scheuer 1928, S. 135.
3 Zit. n. Everaerts 1987, S. 23.
4 Lacroix 2013, S. 35.
5 Goethe 1993, Bd. 1, S. 140.
6 Zit. n. Lacroix 2013, S. 45.
7 Patrizi 1975, S. 138.
8 Patrizi 1975, S. 162.
9 Lacroix 2013, S. 47.
10 Castiglione 1996, S. 127.
11 Castiglione 1996, S. 127.
12 Wölfflin 1888, S. 86.

08 … und eine aufgeklärte Tragödie

1 Cassirer 2007, p. VII(Vorrede).
2 Du und ich können nachlesen in der Ausgabe: Voltaire 1838, S. 199–201.
3 Kant 2018, S. 93 (§ 24).
4 Knigge 1978, S. 60. Vgl. Montandon 2006, S. 128.
5 Hufeland 1805, S. 79.
6 Vgl. hierzu und zum folgenden Davidson 2005, hier: S. 99.

09 Küssen als Kommunikation

1 Müller-Lyer 1913, S. 93.
2 Lateiner 2009, S. 16.
3 Heckel 1727, S. 12.
4 Wellershoff 1986, S. 232.
5 Zit. n. Librowicz 1877, S. 65.
6 Danesi 2013, S. 11.
7 Freud 1972, S. 89.
8 Lateiner 2009, S. 17.
9 Chamisso 1974, S. 18.
10 Zu den Kussreglements im internationalen Vergleich vgl. Travelbook o. J.
11 Danesi 2013, S. 27; Lotman 1990, S. 287.
12 Phillips 1997, S. 140.
13 Scheffel 1890, S. 198.
14 Zit. n. Lacroix 2013, S. 131.

10 Kommunikation mit dem Körper

1 Birdwhistell 1952; Birdwhistell 1970.
2 Hall 1959, S. 38; vgl. Hübler 2001, S. 11.
3 Hübler 2001, S. 12.
4 Dunbar 1998, S. 9.
5 Dunbar 1998, S. 9.
6 Dunbar 1998, S. 103.
7 Dunbar 1998, S. 247.
8 Ludwig Wittgenstein, *Tractatus logico-philosophicus. Werkausgabe Bd. 1,* Frankfurt am Main: Suhrkamp 1984, S. 67. (Pkt. 5.6 nach der Wittgenstein-Nummerierung).
9 Hebold 1777, S. 2.
10 Heckel 1727, S.12 f.
11 Knapp 1972, S. 5–8.
12 Sheldon 1940.
13 Hübler 2001, S. 16.
14 Trager 1958.
15 Burgoon, Buller, Woodall 1996.
16 Zit. n. Enfield 2004, S. 95.
17 Hebold 1777, S. 5.
18 Kang 2002, S. 12.

11 Philematologische Typologie

1 Henderson 1991, S. 182.
2 Heckel 1727, S. 31.
3 Hebold 1777, S. 7.
4 Schneider, Martin 2008.
5 Gaal 1819, S. 292.
6 An. 1802, S. 82.
7 Richter 1985, Bd. 6, S. 423.
8 Kierkegaard 2021, S. 487.
9 Librowicz 1877, S. 4.
10 Kempelen 1791, S.170 f.
11 Carré 1992.
12 Librowicz 1877, S. 4.

12 Sind Küsse privat?

1 Hofacker 2012, S. 69.
2 Thürmer-Rohr 2022, S. 380.
3 Arendt 2002, S. 34.
4 Warren, Brandeis 1890, S. 193.
5 Grimm, Krah 2014, S. 5.
6 Locke 1988, Bd. 2, S. 1.
7 Simmel 1992, S. 100.
8 Schlegel 1980, S. 68.
9 Best 2001, S. 72.
10 Buber 2008, S. 3 f.
11 Garcia 2023, S. 269.
12 Lacroix 2013, S. 79.

13 Privat hoch zwei

1 Vgl. Haarkötter 2021, S. 116 ff.
2 Aus Wittgensteins *Philosophischen Untersuchungen* wird im Text nach der internen Paragraphenzählung wie in der Ausgabe Wittgenstein 1990 zitiert
3 Lacroix 2013, S. 160.

14 Küssen und Sex

1 Zit. n. Best 2001, S. 48.
2 Kaplan, Illouz 2021.
3 Le Breton 2011, S. 152.

15 Küsse verstehen

1 Vgl. McLeod o. J.
2 Quine 1980, S. 23.
3 Kafka 1960, S. 302.
4 Searle 2011, S. 192 ff.
5 Mann 1974, S. 647.

16 Freier Disku(r)s(s) unter Gleichen

1 Best 2001, S. 107.
2 Murphy, Dalton 2016.

17 Dürfen Philosophen küssen?

1 Zit. n. Berger, Macho 1989, S. 9.
2 Benjamin 1980, S. 812.
3 Kant 1992, S. 3 (Hervorheb. im Orig.).
4 Zit. n. Berger, Macho 1989, S. 13.
5 Zit. n. Berger, Macho 1989, S. 19.
6 Zit. n. Botul 2001, S. 35.
7 Nietzsche 1977, Bd. 4, S. 330.
8 Krieghofer 2017.
9 Gross 2012, S. 171.
10 Kant 1991, S. 379.
11 Kant 1991, S. 376 f. und Fußnote 1.
12 Kant 1991, S. 388 (Fußnote).
13 Botul 2001, S. 52.
14 Palacio 1996.
15 Arendt 2002, S. 281.
16 Feyerabend 1994.
17 Berger, Macho 1989, S. 18.
18 Bürger 1996, S. 108.

19 Geschichte des Küssens: Romantische Gnadenfrist

1 Tönnies 2018, S. 363.
2 Rousseau 1988, S. 58.
3 Rousseau 1988, S. 60.
4 Lacroix 2013, S. 57.
5 Rousseau 1988, S. 64.
6 Lacroix 2013, S. 57.
7 Zschirnt 2003, S. 75.
8 Cassirer 2023, S. 49.
9 Novalis 1981, S. 214.
10 Novalis 1820, S. 146.
11 Schlegel 1980, S. 35.
12 Eichendorff 1977, S. 271.
13 Zit. n. Zink 2022, S. 267 (Hervorheb. im Orig).

20 Ein Gedicht wie ein Kuss

1 Hegel 1986, S. 392.
2 Librowicz 1877, S. 85.
3 Zit. n. Schöne 1988, S. 887 f.
4 Zit. n. Kühlmann 1982, S. 182.
5 Niefanger 2012, S. 42.
6 Kraus 1989, S. 190.
7 Heine 2022, S. 668.
8 Heine 2022, S. 208.
9 Heine 2022, S. 79.
10 Heine 2022, S. 208.
11 Marx 1960, S. 115.
12 Heine 2022, S. 659.
13 Mörike 1876, S. 75.
14 Panhuis 2019.
15 Zit. n. Stuhlmann 2010, S. 113.
16 Günderode 1857, S. 9.
17 Sebald 2022.
18 taz 2022.
19 Lacan 1975, S. 177.
20 Mann 1974, S. 647.
21 Burckhardt 1970, S. 77.
22 Nietzsche 1977, Bd. 2, S. 93.

23 Haarkötter 2021, S. 312 ff.
24 Marasescu 2004.
25 Elias 1981, S. 1143.
26 Petersdorff 2023, S. 988.
27 Angeblich das teuerste Menü der Welt, vgl. Makowsky 2010.

21 Ein Märchen aus uralten Zeiten

1 Zit. n. Bettelheim 1980, S. 31.
2 Bettelheim 1980, S. 11.
3 Grimm 2007, S. 228.
4 Bettelheim 1980, S. 261.
5 Bettelheim 1980, S. 12.
6 Bettelheim 1980, S. 22.
7 Bettelheim 1980, S. 263.
8 Graham 2017.
9 Mazenauer, Perrig 1998, S. 19.
10 Luhmann 1984, S. 49.
11 Luhmann 1984, S. 186.
12 Vgl. Röhrich 1987, S. 14.
13 Neuhaus 2023, S. 113.
14 Hauff 1981, S. 149.
15 Hoffmann 2004, Bd. 3, S. 298.
16 Propp 1975, S. 13.
17 Röhrich 1987, S. 66.
18 Rölleke 1983, S. 24.
19 Grimm 2007, S. 243.
20 Evangelischer Presseverband München 1967, S. 26.
21 Neuhaus 2023, S. 115.
22 Vgl. hierzu Panhuis 2018.
23 Schiller 1966, Bd. 3, S. 91 (III, 4).

22 Eine Kommunikations-*Art*

1 Vgl. Dupuis 2019.
2 Nabe 1999, S. 18.
3 Artsper 2019.
4 Fliedl 2006.
5 Hofmann 1985, S. 122.
6 Fauche, Noetzlin 1990, S. 181.

7 Viele Beispiele aus Malerei und Bildhauerei sind zu sehen in Ponciroli 2010.
8 Baldinucci 1912, S. 69.
9 Spiegel 2005.
10 Vgl. Vestberg 2011.
11 Kleine Zeitung 2016.
12 Wernicke 2014.
13 Illouz 2018, S. 166.

23 Unter Brüdern

1 In der Darstellung dieser Episode folge ich: Pirich 2009.
2 Zit. n. Carré 1992, S. 105.
3 Racine, *Britannicus*, 4. Akt, 3. Sz., Vers 1.314.
4 Zit. n. Zakharine 2005, S. 526.
5 Zakharine 2005, S. 527.
6 Eschenbach 2003, S. 179 (=III, 176, v. 9).
7 Zakharine 2005, S. 532.
8 Zakharine 2005, S. 534.
9 Tolstoj 1981, S. 826.
10 Schimmel 1998, S. 81.
11 Mayenburg 1991, S. 73 f.
12 Lévi-Strauss 1968, S. 31.
13 Diese eher anekdotischen Berichte stammen aus: Russia Beyond 2022.
14 Mayenburg 1991, S. 73.
15 Martin 2008, S. 78.
16 Rohrbacher, Schmidt 1991, S. 222.

24 Gegenstände küssen

1 Heller 1824, S. 39.
2 Rosa 2018, S. 113.
3 Rosa 2018, S. 113.
4 Rosa 2018, S. 317 (Hervorheb. im Original).
5 Rosa 2018, S. 318 (Hervorheb. im Original).
6 Rosa 2018, S. 381.
7 Thomä 2016.
8 Rosa 2018, S. 387.
9 Eichendorff 1977, S. 103.
10 Rosa 2018, S. 381.

25 Knutschen *auf* der Kinoleinwand

1 Hierzu und zum Folgenden vgl. Musser 2005, S. 29 ff.
2 Zit. n. Best 2001, S. 328 f.
3 Vgl. Best 2001, S. 329.
4 Zit. n. Musser 2005, S. 32 f.
5 Vgl. zu diesen und weiteren Cinetext Bild- und Textarchiv 2009.
6 All diese Geschehnisse lassen sich intensiv recherchiert in diesem True-Crime-Roman nachlesen: Mann, W. 2014.
7 MPPDA Inc.
8 Best 2001, S. 329.
9 Zit. n. Best 2001, S. 331.
10 Foucault 1986, S. 76.
11 Vadim 1987, S. 105 f.
12 Godard 1967.
13 Zit. n. Best 2001, S. 333.
14 Stern 2020.

26 Knutschen *im* Kinosaal

1 Lasker-Schüler 2016, S. 273.
2 Pfeifer 2013.
3 Anders 2002, S. 252.
4 Morin 1957, S. 175 ff.
5 Morin 1957, S. 179.
6 Pfeifer 2013.
7 Fisher 2016.
8 Fickl 2022, S. 233.
9 Mueller 1989, S. 15.

27 Lipstick Traces

1 Coty Beauty Germany GmbH 2023.
2 Deleuze, Guattari 2010, S. 233.
3 Coty Beauty Germany GmbH 2023.
4 Vgl. zu dem gesamten Komplex Enfield 2004, S. 186 f.
5 Montandon 2006, S. 93.
6 Beauvoir 1984, S. 220.
7 Beauvoir 1984, S. 220.
8 Riviere 1994, S. 38 f.

9 Liebrand 2015, S. 179.

10 Knoche 2022.

28 Pop und Küssen

1 Zit. n. Sigusch 2013, S. 520.

29 Die Bussi-Bussi-Gesellschaft

1 Odenwald, Schöneis 2006, S. 50.

2 Vogl o. J.

30 Der Abschied

1 Montandon 2006, S. 124.

2 Körner 1994, S. 95.

3 Das 2005, S. 167, vgl. Hirschfeld 1930.

4 Nyrop 2012, S. 96.

5 Hibbert 1994, S. 376.

6 Shakespeare 1986, Bd. 3, S. 160. Fünfter Aufzug, dritte Szene.

7 Barrie 1988, S. 37.

Literatur

(Aufgeführt wird überwiegend nur diejenige Literatur, die explizit im Buch zitiert wurde. Viele weitere Titel, die für das Zustandekommen dieses Buches wichtig waren, werden hier nicht extra aufgelistet. Der Verfasser ist sich aber deren Beitrag bewusst und dankt von Herzen: Wir stehen auf den Schultern von Riesen! Viele fremdsprachige Zitate wurden stillschweigend vom Verfasser übersetzt.)

Abrahams, Marc 2023. *Ig® Nobel Prize Winners.* https://improbable.com/ig/winners/ (Zugriff vom 31.08.2023).

Adorno, Theodor W.; Horkheimer, Max 2022. *Dialektik der Aufklärung. Philosophische Fragmente.* Frankfurt am Main: S. Fischer.

An. 1802. *Ueber den Kuss und das Küssen. Eine historisch-juridisch-medizinische Abhandlung.* Wien: Pichler.

Anders, Günther 2002. *Die Antiquiertheit des Menschen. Bd. 2: Über die Zerstörung des Lebens im Zeitalter der dritten industriellen Revolution.* München: C.H. Beck.

Arendt, Hannah 2002. *Vita activa oder vom tätigen Leben.* München, Zürich: Piper.

Artsper 2019. *Kunstwerk-Analyse: Der Kuss von Gustav Klimt.* https://blog.artsper.com/de/ein-naeherer-einblick-de/kunst-analyse-der-kuss/ (Zugriff vom 31.08.2023).

Baldinucci, Filippo 1912. *Vita des Gian Lorenzo Bernini. Mit Kommentar übersetzt von Alois Riegl.* Wien: Anton Schroll & Co.

Barrie, James M. 1988. *Peter Pan.* Hamburg: Dressler.

Beauvoir, Simone de 1984. *Das andere Geschlecht. Sitte und Sexus der Frau.* 289. Tsd. Reinbek bei Hamburg: Rowohlt.

Benjamin, Walter 1980. »Kant als Liebesratgeber«, in *Gesammelte Schriften*, hrsg. v. Tilman Rexroth, S. 811–815. Frankfurt am Main: Suhrkamp.

Berger, Wilhelm; Macho, Thomas H. (Hrsg.) 1989. *Kant als Liebesratgeber. Eine Klagenfurter Episode.* Wien: Verl. d. Verbands d. Wiss. Gesellschaften Österreichs.

Best, Otto F. 2001. *Die Sprache der Küsse. Eine Spurensuche.* München, Berlin: Koehler & Amelang.

Bettelheim, Bruno 1980. *Kinder brauchen Märchen.* München: DTV.

Birdwhistell, Ray L. 1952. *Introduction to kinesics. An annotation system for analysis of body motion and gesture.* Louisville, Ky.: University of Louisville.

Birdwhistell, Ray L. 1970. *Kinesics and context. Essays on body motion communication.* New York: Ballentine Books.

Botul, Jean-Baptiste 2001. *Das sexuelle Leben des Immanuel Kant.* Leipzig: Reclam.

Buber, Martin 2008. Ich und Du. (Mit einem Nachwort von Bernhard Casper) Stuttgart: Reclam (= Reclams Universal-Bibliothek, Band 9342).

Bürger, Christa 1996. *Diese Hoffnung, Eines Tages Nicht Mehr Allein Zu Denken. Lebensentwürfe Von Frauen Aus Vier Jahrhunderten.* Stuttgart: J. B. Metzler.

Burckhardt, Jacob 1970. *Weltgeschichtliche Betrachtungen.* Unveränd. Nachdr. d. Ausg. von 1956. Darmstadt: WBG.

Burgoon, Judee K.; Buller, David B.; Woodall, William G. 1996. *Nonverbal communication. The unspoken dialogue.* 2. Aufl. New York: MacGraw-Hill.

Carré, Yannick 1992. *Le baiser sur la bouche au Moyen Age. Rites, symboles, mentalités, à travers les textes et les images, XIe-XVe siècles.* Paris: Le Léopard d'Or.

Cassirer, Ernst 2007. *Die Philosophie der Aufklärung.* Hamburg: Meiner.

Cassirer, Ernst 2023. »Das Problem Jean-Jacques Rousseau«, in *Aufsätze und kleine Schriften 1932–1935*, hrsg. v. Recki, Birgit, S. 3–82. Hamburg: Meiner.

Castiglione, Baldassare 1996. *Der Hofmann. Lebensart in der Renaissance. Dt.: Albert Wesselski.* Berlin: Wagenbach.

Catullus, Gaius V. 1925. *Carmina.* München: E. Heimeran.

Chamisso, Adelbert von 1974. *Chamissos Werke. Gedichte 1. u. 2. Abt.; Gelegenheits-Gedichte; in dramat. Form; Übers.; Peter Schlemihls wundersame Geschichte.* Tübingen: Niemeyer.

Chavanne, Johannes P. 2018. *Pax. Friedensbegriffe in der Eucharistiefeier des Römischen Ritus.* Wien, Münster: LIT.

Cinetext Bild- und Textarchiv 2009. *Kiss me. Legendäre Küsse der Filmgeschichte.* München: Knesebeck.

Coty Beauty Germany GmbH 2023. *Unser Erbe.* https://www.maxfactor.com/de-de/our-brand/our-heritage (Zugriff vom 16.08.2023).

Cummings, Brian 2022. »Kissing the Book«, in *Bibliophobia. The end and the beginning of the book*, hrsg. v. Cummings, Brian, S. 215–235. Oxford: Univ. Press.

Danesi, Marcel 2013. *The history of the kiss! The birth of popular culture.* New York: Palgrave Macmillan.

Darwin, Charles 2000. *Der Ausdruck der Gemütsbewegungen bei dem Menschen und den Tieren. Kritische Edition.* Frankfurt am Main: Eichborn.

Das, Santanu 2005. »›Kiss me, Hardy‹: the dying kiss in the First World War trenches«, in *The kiss in history*, hrsg. v. Karen Harvey, S. 166–186. Manchester: Univ. Press.

Davidson, Luke 2005. »The kiss of life in the eighteenth century: the fate of an ambiguous kiss«, in *The kiss in history*, hrsg. v. Karen Harvey, S. 98–119. Manchester: Univ. Press.

Deleuze, Gilles; Guattari, Félix 2010. *Tausend Plateaus. Kapitalismus und Schizophrenie.* Berlin: Merve.

Descartes, René 1995. *Abhandlung über die Methode des richtigen Vernunftgebrauchs und der wissenschaftlichen Wahrheitsforschung.* Stuttgart: Reclam.

Diogenes 1967. *Leben und Meinungen berühmter Philosophen. Buch 1–10.* Dt.: Otto Apelt. 2. Aufl. Hamburg: Meiner.

Dunbar, Robin I. 1998. *Klatsch und Tratsch. Wie der Mensch zur Sprache fand.* München: Bertelsmann.

Dupuis, Jérôme 2019. »Brancusi, la suicidée, Le Baiser et les millions«, in *L'Express*, S. 36.

Eibl-Eibesfeldt, Irenäus 1998. *Liebe und Haß. Zur Naturgeschichte elementarer Verhaltensweisen.* 12. Aufl. München, Zürich: Piper.

Eichendorff, Joseph 1977. *Werke in einem Band. Hrsg.: Wolfdietrich Rasch.* München, Wien: Hanser.

Elias, Norbert 1981. »Gedichte«, in *Merkur* 35, 401, S. 1143–1145.

Enfield, Julie 2004. *Am Anfang war der Kuss. Liebenswertes rund um die innigste Nebensache der Welt.* Frankfurt am Main: mvg.

Eschenbach, Wolfgang von 2003. Parzival. Studienausgabe. 2. Aufl. Berlin, New York: De Gruyter.

Evangelischer Presseverband München 1967. »Schneewittchen«, in *Evangelischer Filmdienst,* 17, S. 26.

Everaerts, Jan N. 1987. *Die Küsse. Mit einem Nachwort von Matthias Greffrath.* Berlin: Friedenauer Presse.

Fauche, Xavier; Noetzlin, Christiane 1990. *Küsse mich – sonst küss ich dich.* Frankfurt am Main, Berlin: Ullstein.

Feldegg, Ferdinand von 1913. *Die Schönheit im Geschlechtsleben. 12 sexualästhetische Betrachtungen.* 11. Aufl. Wien, Leipzig: Frisch & Co.

Fernández, Víctor 1995. *Sáname con tu boca. El arte de besar.* Buenos Aires: Lumen.

Feuerbach, Ludwig 1956. *Das Wesen des Christentums.* Berlin: Akademie-Verlag.

Feyerabend, Paul 1994. *Wissenschaft als Kunst.* 4. Aufl. Frankfurt am Main: Suhrkamp.

Fickl, Stefan 2022. *Auf den Zahn gefühlt. Wie unsere Zähne stark und gesund bleiben.* Köln: Kiepenheuer & Witsch.

Fisher, Carrie 2016. *The Princess Diarist.* California: Random House.

Fliedl, Gottfried 2006. *Gustav Klimt 1862–1918. Die Welt in weiblicher Gestalt.* Köln u. a.: Taschen.

Foucault, Michel 1986. *Sexualität und Wahrheit 1. Der Wille zum Wissen.* Frankfurt am Main: Suhrkamp.

Freud, Sigmund 1972. *Sigmund Freud. Studienausgabe Band V: Sexualleben.* Frankfurt am Main: S. Fischer.

Gaal, Georg von 1819. »Zur Geschichte des Kusses und Küssens«, in *Conversationsblatt. Zeitschrift für wissenschaftliche Unterhaltung,* 25, S. 289–293.

Garcia, Manon 2023. Das Gespräch der Geschlechter. Eine Philosophie der Zustimmung. Aus dem Französ. von Andrea Hemminger. Berlin: Suhrkamp.

Godard, Jean-Luc 1967. »Alles mit neuen Augen sehen«, in *Die Zeit.* https://www.zeit.de/1967/10/alles-mit-neuen-augen-sehen/komplettansicht (Zugriff am 15.08.2023).

Goethe, Johann W. von 1993. *Goethes Werke.* 15. Aufl. München: C. H. Beck.

Graham, Hannah 2017. *Mum asks school to take Sleeping Beauty off curriculum as it promotes ›inappropriate behaviour‹.* https://www.chroniclelive.co.uk/news/north-east-news/mum-asks-school-take-sleeping-13938590 (Zugriff vom 29.07.2023).

Grillparzer, Franz 1872. *Gedichte.* Stuttgart: Cotta.

Grimm, Jacob u. Wilhelm 2007. *Kinder- und Hausmärchen. [Text und Kommentar].* 3. Aufl. Frankfurt am Main: Deutscher Klassiker Verlag.
Grimm, Petra; Krah, Hans 2014. *Ende der Privatheit? Eine Sicht der Medien- und Kommunikationswissenschaft.* https://www.kultursemiotik.com/wp-content/uploads/2015/02/Grimm-Krah_Privatheit.pdf (Zugriff vom 29.07.2023).
Gross, Felix (Hrsg.) 2012. *Immanuel Kant. Sein Leben in Darstellungen von Zeitgenossen.* 1912. Aufl. Darmstadt: WBG.
Guellil, Meriam et al. 2022. »Ancient herpes simplex 1 genomes reveal recent viral structure in Eurasia«, in *Science advances* 8, 30, S. 1–13.
Günderode, Karoline 1857. *Gesammelte Dichtungen.* Mannheim: Friedrich Götz.
Haarkötter, Hektor 2021. *Notizzettel. Denken und Schreiben im 21. Jahrhundert.* Frankfurt am Main: S. Fischer.
Hall, Edward T. 1959. *The silent language.* Greenwich (Conn.): Fawcett.
Hauff, Wilhelm 1981. *Werke in einem Band.* München, Wien: Hanser.
Hebold, Gottlob 1777. *Ueber den Kuß und ueber die Langeweile.* Sorau: Gottlob Hebolds Erben.
Heckel, Johann F. 1727. *Historisch-Philologische Untersuchung Von den mancherley Arten und Absichten der Küsse. Vormahls in Lateinischer Sprache beschrieben.* Chemnitz: Stößel.
Hegel, Georg W. 1986. *Vorlesungen über die Ästhetik III. Werke 15.* Frankfurt am Main: Suhrkamp.
Heine, Heinrich 2022. *Sämtliche Werke in vier Bänden. Band 1: Gedichte.* Darmstadt: wbg Edition.
Heller, Joseph 1824. *Vertheidigung des großen Erasmus von Rotterdam gegen ungegründete Beschuldigungen desselben durch die Anhänger Huttens.* Bamberg: Kunz.
Henderson, Jeffrey 1991. *The maculate muse. Obscene language in Attic comedy.* 2. Aufl. Oxford: Univ. Press.
Hibbert, Christopher 1994. *Nelson. A personal history.* London: Viking.
Hirschfeld, Magnus (Hrsg.) 1930. *Sittengeschichte des Weltkrieges.* Leipzig, Wien: Verlag für Sexualwissenschaft Schneider & Co.
Hofacker, Ernst 2012. *Von Edison bis Elvis. Wie die Popmusik erfunden wurde.* Stuttgart: Reclam.
Hoffmann, E.T. 2004. *Sämtliche Werke*, hrsg. v. Gerhard Allroggen. Frankfurt am Main: Deutscher Klassiker Verlag.
Hofmann, Werner 1985. »Das Fleisch erkennen«, in *Ornament und Askese im Zeitgeist des Wien der Jahrhundertwende. Referate des Symposiums*

der Wiener Festwochen »Ornament und Askese im Zeitgeist des Wien der Jahrhundertwende«, abgehalten vom 3. bis 7. Juni 1985 im Schubertsaal des Wiener Konzerthauses, hrsg. v. Alfred Pfabigan, S. 120–129. Wien: Brandstätter.

Hübler, Axel 2001. *Das Konzept »Körper« in den Sprach- und Kommunikationswissenschaften.* Tübingen, Basel: Francke.

Hufeland, Christoph W. 1805. *Makrobiotik oder Die Kunst das menschliche Leben zu verlängern.* Berlin: L. W. Wittich.

Husserl, Edmund 1954. »Die Krisis des europäischen Menschentums und die Philosophie«, in *Husserliana* 6, S. 314–354. Den Haag: Haag Nijhoff.

Illouz, Eva 2018. *Warum Liebe endet. Eine Soziologie negativer Beziehungen.* Berlin: Suhrkamp.

Illouz, Eva; Kaplan, Dana 2021. *Was ist sexuelles Kapital?* Berlin: Suhrkamp.

Jankowiak, William R.; Volsche, Shelly L.; Garcia, Justin R. 2015. »Is the romantic-sexual kiss a near human universal?«, in *American anthropologist* 117, 3, S. 535–539.

Kachala, Ivan. *Anklage und Verteidigung.* 3. Aufl. Regensburg: Friedrich Pustet.

Kafka, Franz 1960. *Briefe an Milena. Hrsg.: Willy Haas.* Frankfurt am Main: S. Fischer.

Kang, M.S 2002. *Quantitative Genetics, Genomics and Plant Breeding.* Cambridge: CABI.

Kant, Immanuel 1991. *Schriften zur Anthropologie, Geschichtsphilosophie, Politik und Pädagogik 1. Werkausgabe Band XI.* 9. Aufl. Frankfurt am Main: Suhrkamp.

Kant, Immanuel 1992. *Über den Gemeinspruch: Das mag in der Theorie richtig sein, taugt aber nicht für die Praxis*, hrsg. v. Heiner F. Klemme. Hamburg: Meiner.

Kant, Immanuel 2018. *Metaphysische Anfangsgründe der Rechtslehre. Metaphysik der Sitten. Erster Teil*, hrsg. v. Bernd Ludwig. Hamburg: Meiner.

Kempelen, Wolfgang von 1791. *Mechanismus der menschlichen Sprache nebst Beschreibung einer sprechenden Maschine.* Wien: Degen.

Kierkegaard, Søren 2021. *Entweder-Oder.* 17. Aufl. München: DTV.

Kleine Zeitung 2016. »Legendäres Foto: Die Frau, die den Siegerkuss erhielt, ist tot«. https://www.kleinezeitung.at/kultur/kunst/5083606/BildIkone-des-20-Jahrhunderts_Legendaeres-Foto_Die-Frau-die-den- (Zugriff am 31.08.2023).

Knapp, Mark L. 1972. *Nonverbal communication in human interaction.* New York: Holt Rinehart and Winston.

Knigge, Adolf 1978. *Sämtliche Werke. Bd. 10: Über den Umgang mit Menschen, 1. Teil.* Nendeln / Liechtenstein: KTO Press.

Knoche, Eckart 2022. *Lippen aufspritzen: Der ultimative Ratgeber mit Tipps vom Chirurgen.* https://www.grazia-magazin.de/beauty/lippen-aufspritzen-der-ultimative-ratgeber-mit-tipps-vom-chirurgen-25632.html#25632_c7fe8b_6_Die_Lippen_sollten_sich_fast_wie_vorher_anfuehlen (Zugriff vom 17.08.2023).

Körner, Wolfgang 1994. *Körners endgültige Geschichte der Deutschen. Von der Völkerwanderung bis heute.* Düsseldorf, Wien, New York, Moskau: Econ.

Kraus, Karl 1989. *Untergang der Welt durch schwarze Magie.* Frankfurt am Main: Suhrkamp.

Krell, Maria 2022. *Wie der Mensch aufs Küssen kam.* https://www.spektrum.de/news/kulturtechniken-wie-der-mensch-aufs-kuessen-kam/2084907 (Zugriff vom 31.08.2023).

Krieghofer, Gerald 2017. *»Wenn du zum Weibe gehst, vergiss die Peitsche nicht!« Friedrich Nietzsche (angeblich).* https://falschzitate.blogspot.com/2017/05/wenn-du-zum-weibe-gehst-vergiss-die.html (Zugriff vom 31.08.2023).

Kühlmann, Wilhelm 1982. »Ausgeklammerte Askese. Zur Tradition heitere erotischer Dichtung in Paul Flemings Kußgedicht«, in *Gedichte und Interpretationen. Renaissance und Barock*, hrsg. v. Volker Meid, S. 177–186. Stuttgart: Reclam.

Lacan, Jacques 1975. »Subversion des Subjekts und Dialektik des Begehrens«, in *Schriften II.* Hrsg. von: Norbert Haas. S. 165–204. Olten, Freiburg im Breisgau: Walter.

Lacroix, Alexandre 2013. *Kleiner Versuch über das Küssen.* Berlin: Matthes & Seitz.

Lasker-Schüler, Else 2016. *Sämtliche Gedichte.* Frankfurt am Main: S. Fischer.

Lateiner, Donald 2009. »Greek and Roman Kissing: Occasions, Protocols, Methods, and Mistakes«, in *Amphora* 8, 1, S. 16–17.

Le Breton, Maritza 2011. *Sexarbeit als transnationale Zone der Prekarität.* Wiesbaden: Springer VS.

Leute, Josef 1908. *Das Sexualproblem und die katholische Kirche.* Frankfurt am Main: Neuer Frankfurter Verlag.

Lévi-Strauss, Claude 1968. *Das wilde Denken.* Frankfurt am Main: Suhrkamp.

Librowicz, Siegismund F. 1877. *Der Kuss und das Küssen.* Hamburg: B.S. Berendsohn.

Liebrand, Claudia 2015. »Make-up«, in *Gesichter des Films*, hrsg. v. Barck, Joanna; Löffler, Petra, S. 177–185. Bielefeld: transcript.

Locke, John 1988. *Versuch über den menschlichen Verstand.* Hamburg: Meiner.

Lotman, Jury M. 1990. »Über die Semiosphäre«, in *Zeitschrift für Semiotik* 12, 4, S. 287–305.

Luhmann, Niklas 1984. *Liebe als Passion. Zur Codierung von Intimität.* 5. Aufl. Frankfurt am Main: Suhrkamp.

Makowsky, Arno 2010. Das teuerste Menü der Welt. In Süddeutsche Zeitung. https://www.sueddeutsche.de/leben/essen-in-der-schweiz-das-teuerste-menue-der-welt-1.242174 (Zugriff am 31.08.2023).

Malinowski, Bronislaw 2013. *Das sexuelle Leben von Wilden. Mit 93 Schwarzweiß-Fotografien von den Trobriand-Inseln.* Hamburg: Ed. Contra-Bass.

Mann, Thomas 1974. *Königliche Hoheit. Lotte in Weimar.* Frankfurt am Main: S. Fischer.

Mann, William 2014. *Tinseltown. Murder, morphine, and madness at the birth of Hollywood.* New York: Harper.

Marasescu, Ioana G. 2004. »Le baiser transport dans la fiction en prose de la première moitié du XVIIIe siècle«, in *Les baisers des lumières*, hrsg. v. Montandon, Alain, S. 31–42. Clermont-Ferrand: Presses universitaires Blaise Pascal.

Martialis, Marcus V. 2013. *Epigramme. Lateinisch-deutsch*, hrsg. v. Paul Barié; Winfried Schindler. 3., vollst. überarb. Aufl. Berlin: Akademie-Verlag.

Martin, Karl (Hrsg.) 2008. *Dietrich Bonhoeffer: Herausforderung zu verantwortlichem Glauben, Denken und Handeln. Denkanstöße – Dokumente – Positionen.* Berlin: BWV.

Marx, Karl 1960. »Der achtzehnte Brumaire des Bonaparte (1852)«, in *Werke (MEW). Bd. 8*, S. 111–207. Berlin (DDR): Dietz.

Mayenburg, Ruth von 1991. *Hotel Lux. Das Absteigequartier der Weltrevolution.* München, Zürich: Piper.

Mazenauer, Beat; Perrig, Severin 1998. *Wie Dornröschen seine Unschuld gewann. Archäologie der Märchen.* München: DTV.

McLeod, Donald W. o. J. *A Gay »Kiss-in« and the Quest for Equality, 1976.* https://champlainsociety.utpjournals.press/findings-trouvailles/archive/gay-kiss-in/ (Zugriff vom 31.08.2023).

Montandon, Alain 2006. *Der Kuss. Eine kleine Kulturgeschichte. Dt.: Sonja Finck.* Berlin: Wagenbach.

Mörike, Eduard 1876. *Gedichte.* Gent: Göschen.

Morin, Edgar 1957. *Les Stars.* Paris: Seuil.

Morin, Edgar 1965. *Der Geist der Zeit. Versuch über die Massenkultur.* Köln, Berlin: Kiepenheuer & Witsch.

Morris, Desmond 1970. *Der nackte Affe.* München: Droemer Knaur.

MPPDA Inc. *A Code to Govern the Making Of Motion Pictures.* http://www.artsreformation.com/a001/hays-code.html (Zugriff vom 12.08.2023).

Müller-Lyer, Franz 1913. *Phasen der Liebe. Eine Soziologie des Verhältnisses der Geschlechter.* München: Langen.

Mueller, Klaus (Hrsg.) 1989. *Altrussisches Hausbuch. »Domostroi«.* Darmstadt: WBG.

Murphy, Sandra; Dalton, Catherine 2016. *Out of touch? Visual load induces inattentional numbness.* https://pure.royalholloway.ac.uk/en/publications/out-of-touch-visual-load-induces-inattentional-numbness (Zugriff vom 31.08.2023).

Musser, Charles 2005. »A Cornucopia of Images: Comparison and Judgment across Theater, Film, and the Visual Arts during the Late Nineteenth Century«, in *Moving pictures. American art and early film 1880–1910*, hrsg. v. Mathews, Nancy M., S. 5–38. Manchester, Vt.: Hudson Hills Press.

Nabe, Marc-Édouard 1999. *Oui.* Monaco: Ed. du Rocher.

Neuhaus, Stefan 2023. »Liebe, Erotik und Sexualität«, in *Handbuch Märchen*, hrsg. v. Lothar Bluhm; Stefan Neuhaus, S. 113–120. Berlin: J. B. Metzler.

New York Times 2007, British Troops Begin Withdrawal From Basra. S. 1.

Niefanger, Dirk 2012. *Barock.* 3. Aufl. Stuttgart, Weimar: J. B. Metzler.

Nietzsche, Friedrich 1977. *Werke in drei Bänden. Hrsg.: Karl Schlechta.* München, Wien: Hanser.

Novalis 1820. *Schriften. Zweyter Theil.* Wien: Carl Armbruster.

Novalis 1981. *Schriften in einem Band*, hrsg. v. Mähl, Hans-Joachim; Samuel, Richard. München, Wien: Hanser.

Nyrop, Christopher 2012. *The Kiss and Its History.* London: Forgotten Books.

Odenwald, Andreas; Schöneis, Günter 2006. *Lexikon der Lebensart. Stilvoll leben und genießen mit Geist und Geschmack.* München: Goldmann.

Origenes 1996. *Commentarii in epistulam ad Romanos.* Freiburg im Breisgau: Herder.

Ovidius Naso, Publius 1980. *Liebeskunst. Ars amatoria libri tres.* 14. Aufl. Berlin, Boston: De Gruyter.

Ovidius Naso, Publius 1995. *Tristia*, hrsg. v. John B. Hall, Stuttgart: Teubner.

Ovidius Naso, Publius 2017. *Metamorphosen. Lateinisch-Deutsch*, hrsg. v. Niklas Holzberg. Berlin, Boston: De Gruyter.

Palacio, Jean 1996. »Poétique du crachat«, in *Romantisme* 94, 4, S. 73–88.

Panhuis, Erwin I. 2018. *Die unehrenhafte »Ehrenrettung« von Sappho.* https://www.queer.de/detail.php?article_id=32575 (Zugriff vom 27.08.2023).

Panhuis, Erwin I. 2019. *Fontane, »sexuelle Uncorrectheiten« und der »dankbare Anus«. Deutsche Kulturgeschichte.* https://www.queer.de/detail.php?article_id=35191 (Zugriff vom 18.08.2023).

Patrizi da Cherso, Francesco 1975. »Il Delfino Overo Del Bacio«, in *Lettere er Opuscoli Inediti. Hrsg.: Danilo Aguzzi Barbagli.* S. 133–164. Florenz: Istituto Palazzo Strozzi.

Petersdorff, Dirk von (Hrsg.) 2023. *Der ewige Brunnen. Deutsche Gedichte aus zwölf Jahrhunderten.* München: C. H. Beck.

Pfeifer, David 2013. »Ein guter Ort für den ersten Kuss«, in *Süddeutsche Magazin*. https://sz-magazin.sueddeutsche.de/kino-film-theater/ein-guter-ort-fuer-den-ersten-kuss-79895 (Zugriff am 14.08.2023).

Phillips, Adam 1997. *Vom Küssen, Kitzeln und Gelangweiltsein.* Göttingen: Steidl.

Pirich, Carolin 2009. »Ein Bild von einem Bild«, in *Frankfurter Allgemeine Zeitung* vom 13.08.2009.

Ponciroli, Virginia (Hrsg.) 2010. *1000 Küsse.* Berlin: Parthas.

Propp, Vladimir J. 1975. *Morphologie des Märchens.* Frankfurt am Main: Suhrkamp.

Quine, Willard van Orman 1980. *Wort und Gegenstand (Word and Object).* Stuttgart: Reclam.

Richter, Jean P. 1985. *Sämtliche Werke.* München: Hanser.

Riviere, Joan 1994. »Weiblichkeit als Maskerade«, in *Weiblichkeit als Maskerade*, hrsg. v. Weissberg, Liliane, S. 34–47. Frankfurt am Main: S. Fischer.

Rohrbacher, Stefan; Schmidt, Michael 1991. *Judenbilder. Kulturgeschichte antijüdischer Mythen und antisemitischer Vorurteile.* Reinbek bei Hamburg: Rowohlt.

Röhrich, Lutz 1987. *Wage es, den Frosch zu küssen. Das Grimmsche Märchen Nummer Eins in seinen Wandlungen.* Köln: Diederichs.

Rölleke, Heinz (Hrsg.) 1983. *Märchen aus dem Nachlass der Brüder Grimm.* 3. Aufl. Bonn: Bouvier.
Rosa, Hartmut 2018. *Resonanz. Eine Soziologie der Weltbeziehung.* Berlin: Suhrkamp.
Rousseau, Jean-Jacques 1988. *Julie, oder Die neue Héloïse. Briefe zweier Liebenden aus einer kleinen Stadt am Fusse der Alpen.* München: DTV.
Russia Beyond 2022. *Schmatzer der Freundschaft: Wer noch außer Honecker fiel Breschnews Lippen zum Opfer?* https://de.rbth.com/geschichte/81657-bruderkuss-breschnew-honecker (Zugriff vom 24.08.2023).
Scheffel, Victor von 1890. *Der Trompeter von Säckingen. Ein Sang vom Oberrhein:* W. J. Thieme & Co.
Scheuer, Oskar F. 1928. »Der Kuss«, in *Sittengeschichte der Liebkosung und Strafe. Die Zärtlichkeitsworte, Gesten und Handlungen der Kulturmenschheit u. ihr Gegenpol, die Strenge*, hrsg. v. Schidrowitz, Leo, S. 131–176. Wien: Verlag f. Kulturforschung.
Schiller, Friedrich 1966. *Werke. In drei Bänden*, hrsg. v. Göpfert, Herbert G. München, Wien: Hanser.
Schimmel, Claudia 1998. »Der Sozialistische Bruderkuß«, in *Berliner Osteuropa Info,* 11, S. 81–84.
Schlegel, Friedrich von 1980. *Lucinde.* Frankfurt am Main, Berlin, Wien: Ullstein.
Schneider, Martin 2008. *Georg Matthias Bose.* https://saebi.isgv.de/biografie/Georg_Matthias_Bose_(1710–1761) (Zugriff vom 29.07.2023).
Schöllgen, Georg 1991. *Didache (Zwölf-Apostel-Lehre). Traditio Apostolica.* Freiburg im Breisgau: Herder.
Schöne, Albrecht (Hrsg.) 1988. *Die deutsche Literatur vom Mittelalter bis zum 20. Jahrhundert. Band 3: Barock.* 3. Aufl. München: DTV.
Searle, John R. 2011. *Die Konstruktion der gesellschaftlichen Wirklichkeit. Zur Ontologie sozialer Tatsachen.* Berlin: Suhrkamp.
Sebald, Katja 2022. »Unikate der Natur«, in *Süddeutsche Zeitung.* https://www.sueddeutsche.de/muenchen/starnberg/starnberg-galerie-indi-herbst-busen-1.5695586 (Zugriff vom 31.08.2023).
Seneca 2022. *Lucius Annaeus Seneca: Epistulae morales ad Lucilium / Briefe an Lucilius.* Berlin: De Gruyter.
Shakespeare, William 1986. *Dramen in sieben Bänden.* Augsburg: Weltbild.
Sheldon, William H. 1940. *The varieties of human physique. An introduction to constitutional psychology.* New York: Harper.

Sigusch, Volkmar 2013. *Sexualitäten. Eine kritische Theorie in 99 Fragmenten.* Frankfurt am Main: Campus.

Simmel, Georg 1992. *Soziologie. Untersuchungen zu den Formen der Vergesellschaftung.* Berlin: Suhrkamp.

Spiegel 2005. »155000 Euro für einen Kuss«, in *Der Spiegel.* https://www.spiegel.de/kultur/gesellschaft/foto-versteigerung-155–000-euro-fuer-einen-kuss-a-353451.html (Zugriff vom 31.08.2023).

Stern 2020. *»Lindenstraße« erhält Bombendrohungen – dieser Kuss ist zu viel. Momente der Filmgeschichte.* https://www.stern.de/kultur/tv/-lindenstrasse--erhaelt-nach-schwulem-kuss-bombendrohungen-9405068.html (Zugriff vom 14.08.2023).

Stuhlmann, Andreas 2010. *»Die Literatur – das sind wir und unsere Feinde«. Literarische Polemik bei Heinrich Heine und Karl Kraus.* Würzburg: Königshausen & Neumann.

Taz 2022. »Freie Brust für alle«, in *Die Tageszeitung.* https://taz.de/Bekleidungsregeln-in-Schwimmbaedern/!5861014/ (Zugriff am 31.08.2023).

Thomä, Dieter 2016. »Soziologie mit der Stimmgabel«, in *Die Zeit.* https://www.zeit.de/2016/26/hartmut-rosa-resonanz-sachbuch (Zugriff am 31.08.2023).

Thürmer-Rohr, Christina 2022. »Öffentlichkeit / Privatheit«, in *Arendt-Handbuch. Leben – Werk – Wirkung*, hrsg. v. Heuer, Wolfgang, S. 380–382. 2., aktualisierte und erweiterte Auflage. Heidelberg: J. B. Metzler.

Tolstoj, Lev N. 1981. *Anna Karenina.* 16. Aufl. München: Winkler.

Tönnies, Ferdinand 2018. »Eine Anmerkung über Rousseau«, in *Gesamtausgabe (TG)*, hrsg. v. Carstens, Bärbel; Carstens, Uwe, S. 362–365. Berlin, Boston: De Gruyter.

Trager, George L. 1958. »Paralanguage: A first approximation«, in *Studies in Linguistics*, 13, S. 1–12.

Travelbook o. J. *HIER kann ein Kuss Sie ins Gefängnis bringen!* https://www.travelbook.de/service/skurrile-gesetze-wo-kuessen-gefaengnis-bedeuten-kann (Zugriff vom 31.08.2023).

Vadim, Roger 1987. *Meine drei Frauen. Bardot, Deneuve, Fonda.* München: Heyne.

Vestberg, Nina L. 2011. »Robert Doisneau and the Making of a Universal Cliché«, in *History of Photography* 35, 2, S. 157–165.

Vogl, Nina o. J. *Bussi-Bussi mach' ich nur mit Menschen, die ich nicht mag.* https://muenchen.mitvergnuegen.com/2017/bussi-bussi-schlimmer-als-watschen/ (Zugriff vom 31.08.2023).

Voltaire 1838. *Dictionnaire Philosophique.* Paris: Gaultier-Laguionie.

»Von dem Rechte des Frauenzimmers gegen eine Mannsperson, die es wider seinen Willen küsset« 1773, in *Beyträge zu der juristischen Litteratur in den preußischen Staaten. Eine periodische Schrift*, S. 1125–1147. Berlin: Christian Friedrich Voß.

Warren, Samuel D.; Brandeis, Louis D. 1890. »The Right to Privacy«, in *Harvard Law Review* 4, 5, S. 193–220.

Wellershoff, Dieter 1986. *Die Körper und die Träume. Erzählungen.* Köln: Kiepenheuer und Witsch. Werner, Florian 2023. Die Zunge. Ein Portrait. Berlin: Hanser.

Wernicke, Christian 2014. »Ein Kuss, der viele wütend macht«, in *Süddeutsche Zeitung.* https://www.sueddeutsche.de/panorama/frankreich-ein-kuss-der-viele-wuetend-macht-1.2168070 (Zugriff am 31.08.2023).

Wittgenstein, Ludwig 1990. Tractatus logico-philosophicus, Tagebücher 1914–1916, Philosophische Untersuchungen. Hg.: Joachim Schulte. 7. Aufl. Frankfurt am Main: Suhrkamp (=Werkausgabe; Bd. 1).

Wölfflin, Heinrich 1888. *Renaissance und Barock: eine Untersuchung über Wesen und Entstehung des Barockstils in Italien.* Paderborn: Ackermann.

Zakharine, Dmitri 2005. *Von Angesicht zu Angesicht. Der Wandel direkter Kommunikation in der west- und osteuropäischen Neuzeit.* Konstanz: UVK.

Zink, Manuel 2022. *Musealisierung als wirkungsästhetisches Prinzip.* Göttingen: Wallstein.

Zschirnt, Christiane 2003. *Bücher. Alles, was man lesen muss.* Frankfurt am Main: Lido.

Sachregister

Namenregister

Hektor Haarkötter
Notizzettel
Denken und Schreiben im 21. Jahrhundert

»Ohne die Zettel, also allein durch Nachdenken, würde ich auf solche Ideen nicht kommen.« *Niklas Luhmann*

Der Kommunikations- und Medienwissenschaftler Hektor Haarkötter hat die erste Kulturgeschichte des Notizzettels geschrieben und gleichzeitig eine Philosophie dieses unscheinbaren Mediums verfasst. Denn Notizzettel – Einkaufszettel, Spickzettel, Schmierzettel, Skizzen, Entwürfe, Karteikarten, Haftnotizen, Wandkritzeleien – sind der erste Haltepunkt vom Gedanken zum Geschriebenen: Ich denke, also notiere ich. Wer den Menschen beim Notieren zusieht, der kann ihnen beim Denken zusehen.

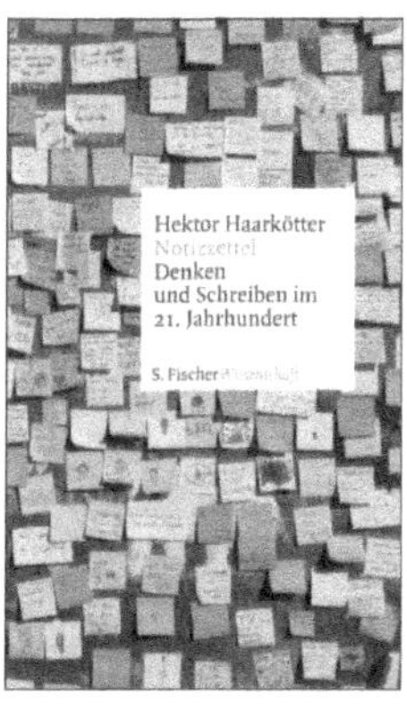

592 Seiten,
978-3-10-397330-3